THINK TANK
智库论策

中国卫生筹资中政府与市场的作用研究

Research on the Roles of Government
and Market in China's Health Financing

周婷 著

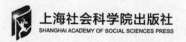

上海社会科学院出版社
SHANGHAI ACADEMY OF SOCIAL SCIENCES PRESS

序

2016年,习近平主席在全国卫生与健康大会上指出,要把人民健康放在优先发展的战略地位,推进健康中国建设,为实现"两个一百年"奋斗目标、实现中华民族伟大复兴的中国梦打下坚实健康基础。推进医药卫生体制改革对于保障人民健康至关重要、意义深远。当前,我国医改已进入深水区,卫生筹资作为医改中的重要内容和环节,受到学者和社会的高度关注。无论从经济学理论还是从世界各国的实践来看,卫生资金如何筹集和使用对于卫生服务机构的激励与绩效都有举足轻重的作用。由于卫生服务所具有的外部性、公益性等特点,需要政府与市场在卫生筹资中共同发挥作用,但是政府与市场的筹资比例如何把握,两者的作用如何互补协调的问题值得深入研究。

周婷博士的这本书从国家与医疗机构两个层面对卫生筹资问题展开研究。一方面,从宏观和全局的角度对我国卫生筹资中的总量、结构、公平性及效率等重大理论与实践问题进行了较为深入的探讨;另一方面,从微观视角对医疗机构的筹资来源与结构进行了分析。本书的创新之处是构建了广义政府卫生支出占比与健康水平之间的二次项非线性模型,对二者的非线性关系进行了刻画,并将中高和中低收入组国家分开讨论,最终得出了最佳政府卫生支出占比数据。本书还利用英、美、德三国的卫生筹资经验,对其共同发展趋势进行了探讨,发现这些国家都朝着混合型的"中间道路"发展,这对于我国具有重要借鉴意义,即在卫生筹资中,政府与市场的力量不宜过强或过弱,应保持两种力量的均衡性。

本书是作者在社会保障领域的一项有意义的重要研究工作成果。我们期待作者在今后的研究中再接再厉,为我国医疗卫生体制改革的理论与实证研究作出新的贡献。

左学金

（上海社会科学院研究员、南通大学经济管理学院特聘院长）

2019 年 7 月 21 日

目　录

图表目录

导　　论

第一节　研究的缘起、目标与意义

一、研究的缘起

世界卫生组织(2010)提出,促进和保护健康对于人类福祉以及经济与社会的持续发展不可或缺[①]。我国 2015 年底出台的"十三五"规划相关建议提出要推进健康中国建设。卫生筹资是国民获得健康保护的重要基础与保障,而其中涉及政府与市场两者如何互补的问题。在我国进入经济发展"新常态"的形势下,卫生筹资中政府与市场作用的问题引起学者和社会各界的广泛关注。

根据经济学原理,医疗卫生领域具有信息不对称、外部性、公共品(public goods)等典型的市场失灵特性,因此需要政府干预,以起到弥补市场失灵并调节收入再分配的作用。与此同时,由于低效、腐败等政府失灵问题的存在,市场也需要对政府的功能进行补充,发挥积极的作用。

中华人民共和国成立以来,我国卫生筹资制度中政府和市场的功能与作用经历了曲折的变迁过程。中华人民共和国成立后,政府在卫生筹资中扮演了主导角色,我国城乡居民的健康水平得到显著提高,这与政府主导的卫生筹资制度密不可分;改革开放以后,政府逐步退出在卫生筹资中的主导地位,个人自付部分在卫生筹资中的比重越来越大,卫生筹资的市场化趋势

---

① 世界卫生组织. 卫生系统筹资——实现全民覆盖的道路分析[R]. 日内瓦,2010.

导致道德风险丛生、个人医疗负担不断加重,带来显著的负面影响;2003年,"非典"的爆发对我国医疗卫生体制造成沉重打击,也充分暴露了我国卫生筹资中政府作用的薄弱。政府开始重视对医疗卫生的投入责任,并最终于2009年出台新医改实施方案,再次确立了政府在卫生筹资中的主导功能与作用。

纵观世界潮流,各国越来越强调政府与市场在医疗卫生领域中共同发挥作用,而非单纯依靠某一方的力量。以政府在卫生筹资中占主导作用而闻名的英国在历次改革中大力引入市场机制,用以取代政府僵化的计划干预手段,借助市场的力量提高政府卫生筹资的效率,达到了很好的效果。而以强调市场机制作为资源配置主要手段的美国近年来却实行了由政府主导的新医改,加强了政府在促进收入再分配、消除信息不对称等方面的作用,突显了政府的相关社会职能。

国内外的实践经验表明,在卫生筹资制度中,政府与市场任何一方力量的过强或过弱都会带来问题,那么,政府和市场作用的最佳比例为何? 政府与市场在国家层面卫生筹资和医疗机构筹资中应分别发挥怎样的作用?

现有文献对我国卫生筹资中政府和市场的作用已有较多研究,有鉴于此,本书尝试基于已有研究成果,运用经济学理论对其中一些尚未被充分讨论和厘清的问题作进一步探讨,并进而对我国完善卫生筹资模式提出相关对策与建议。

二、研究目标与研究意义

本书拟从国家和医疗机构两个层面对我国卫生筹资中政府和市场的作用进行较为全面的研究,包括政府和市场在卫生筹资中的最佳比例、卫生筹资内部的公平性、医疗机构筹资中政府和市场的作用及其对卫生筹资效率的影响等。本研究具有以下理论和现实意义:

首先,本书对政府与市场在卫生筹资领域作用的经济学理论基础进行了较为全面的梳理和分析,运用信息经济学、公共经济学、发展经济学等交叉学科对医疗卫生筹资中的问题与难点进行解释和分析,将各学派之间的内在联系贯通起来,以期为卫生筹资相关政策实践提供理论支撑。

其次,本书尝试对目前我国卫生筹资领域的关键问题进行深入剖析和讨论,从卫生资金筹集情况、公平与效率等角度对我国卫生筹资的多方面内容展开研究,并利用国际相关数据进行计量经济模型分析,寻找在卫生总费用中政府筹资的最佳比例。这对于明确我国卫生筹资的改革方向和优化筹资结构有重要的现实意义。本书运用经济学理论及工具对卫生筹资问题进行分析,有利于理性地思考我国医疗卫生中出现的问题及其解决方案,为我国卫生筹资改革提出相关政策建议。

第二节　相关概念与研究方法

一、相关概念

(一) 医疗卫生及其产品的内涵界定

医疗卫生是较为复杂的特殊领域,医疗卫生产品既包括由于严重市场失灵导致的需要政府大力干预的产品与服务,也包括一些属于私人产品性质的产品和服务。医疗卫生及其产品和服务的常见分类如下:

表 0.1	根据竞争性与排他性对医疗卫生产品和服务的分类	
	排他性程度高	排他性程度低
竞争性程度高	私人物品(如医疗保健、康复服务等)	混合物品(如妇幼保健、体检、早期诊断、预防接种等)
竞争性程度低	—	纯公共物品(如疾控、健康教育、传染病防治研究等)

马斯格罗夫(1996)根据公共和私人的介入程度将其分为三类:公共产品或外部性较强的产品、低成本和高成本的私人产品,这些产品需要政府不同程度的介入:第一类产品理所当然需要政府的干预;第二类产品绝大部分应由市场进行提供;第三类成本极高的私人产品中,政府应予以适当介入[①]。陈共、王俊(2007)将医疗服务的需求弹性和市场的扭曲程度引入对政府介入程度判断的标准,对于那些需求弹性较高且扭曲程度也较高的疾病控制、医疗科学研究、医疗信息提供等产品和服务,以及需求弹性较高且扭曲程度相对较

[①] Musgrove, Philip. Public and Private Roles in Health: Theory and Financing Patterns [R]. Washington DC: The World Bank, 1996: 9 - 14.

低的公共品,应由政府进行介入;对于那些需求弹性较低且扭曲程度较高的急症重症医疗服务,以及需求弹性较低且扭曲程度较低的可知病症的治疗服务,应由市场更多地介入[1]。此外,还有学者从市场的可竞争性[2]和产品(服务)的质量与效率的可测度性的角度对医疗卫生产品进行分类,政府和市场应对不同竞争性和测度性的医疗卫生领域进行不同程度的介入与干预(张鹏,2009)[3]。

(二) 卫生筹资的概念与分类

卫生筹资额常用卫生总费用进行衡量。在传统的概念中,卫生总费用(total health expenditure)是以货币形式作为综合计量手段,全面反映一个国家或地区在一定时期内(通常指一年),全社会用于卫生服务的资金总额。2000年,经济合作与发展组织(OECD)编制卫生费用核算体系 1.0(SHA 1.0),提出卫生费用核算(卫生账户)国际分类标准。

2011年,世界卫生组织、经济合作与发展组织、欧盟统计局制定卫生费用核算体系 2011(SHA2011),将卫生总费用区分经常性卫生费用(支出)(current health expenditure)和资本形成费用,并将资本形成从卫生费用中分离出来,不予统计。在筹资方案收入中,卫生费用核算体系 2011 将其分为政府转移支付、社会保险缴费、强制性预付(除社会保险缴费外)、自愿性预付和其他未区分的支付等 5 类。卫生费用核算体系 2011 统计口径减少了对卫生服务提供支出及对基础设施和设备投资的概念混淆,更有利于从消费的角度追踪卫生资金的流向,更有利于卫生费用的国际比较和卫生系统的监测与分析。

在卫生总费用统计与核算的旧口径下,通常有来源法和机构法等多种统计方法。其中来源法主要反映政府、社会、个人的卫生筹资力度和卫生支出分担情况;机构法则体现卫生资金在不同类型医疗机构间的分配状况(详见图 0.1)。国内和国际口径中的卫生总费用分别按三分法和二分法统计,具体内容见下表:

---

① 陈共,王俊. 论财政与公共卫生[M]. 北京:中国人民大学出版社,2007.

② Baumol, William J.. Markets:An Uprising in the Theory of Industry Structure [J]. The American Economic Review,1982,72(1):1-15.

③ 张鹏. 医疗卫生产品供给及其制度安排研究[D]. 天津:南开大学经济学院,2009.

表 0.2　　　　　国内及国际口径下卫生总费用的分类比较

	卫生总费用			
	政府卫生支出		社会卫生支出		个人卫生支出
国内口径	政府用于医疗卫生服务、卫生行政管理、人口计生支出等经费	政府对医疗保障的补助支出	社会医疗保障支出(不包括政府社会保障支出)、社会捐赠援助、行政事业性收费等支出	商业健康保险费、社会办医支出等	个人现金卫生支出
	广义政府卫生支出			私人卫生支出	
国际口径	狭义政府卫生支出	社会保障卫生支出		个人现金卫生支出、商业健康保险费、社会办医支出等	

资料来源：作者根据文字内容整理。

考虑到在最新实行的卫生费用核算体系 2011 统计口径下,全球卫生费用及相关数据均发生了较大变化。此外,国内在二分法卫生费用统计口径上仍沿用卫生费用核算体系 1.0 标准。因此,本书有关卫生总费用及相关指标数据[①]仍使用旧口径下的统计数据。考虑到数据可得性与可比较性,国际比较部分的大部分卫生费用相关数据仅更新至 2013 年。

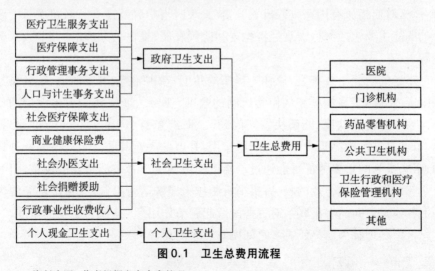

图 0.1　卫生总费用流程

资料来源：作者根据文字内容整理。

---

① 包括卫生总费用占国内生产总值比重、广义政府卫生支出及其占卫生总费用比重、私人卫生支出占卫生总费用比重等指标。

通过对国内外卫生总费用结构的划分标准进行比较,发现二者对于政府和个人卫生支出的定义存在一定的重合与区别,国内统计口径中的个人卫生支出水平被低估,政府卫生支出由于将社会医保基金排除在外,因而也被低估。因此,许多学者强调我国对卫生总费用结构的划分标准应尽快与国际接轨,使用国际通用的两分法,以便更为真实地反映个人支出比例和负担,同时准确评估政府在卫生筹资中承担的责任情况。本书所论及的财政卫生支出或政府卫生支出基于国内统计口径,广义政府卫生支出或公共筹资基于国际口径。

本书对卫生筹资问题的研究拟从国家层面和医疗机构层面两个角度展开。国家层面的卫生筹资主要研究政府与私人卫生支出的合理比例及公平性等问题;医疗机构层面的筹资主要研究不同类型医疗机构筹资方式与筹资来源结构的合理性,及其对卫生筹资效率的影响问题。

(三) 政府和市场作用的含义与界定

政府的起源常常与国家的起源密不可分,霍布斯等人的契约论与莫尔等人的掠夺论成为政治学角度国家起源的代表观点。人们建立政府的目的正是保障个人的自由,防止这样的社会被破坏①。政府有广义政府与狭义政府之分,广义政府指所有国家政权机关等,狭义政府指中央及地方行政机关等。政府的职能主要包括保持宏观经济稳定和协调发展、提供公共产品、调节收入分配等。

市场的内涵十分丰富,从作为场所的角度,在古希腊、罗马时期,市场指某些固定的商品交易场所。从作为机制的角度,亚当·斯密认为自由放任的市场作为一种自然秩序,能解决一切问题②。萨缪尔森(Paul A. Samaelson)提出,市场是某种商品买卖双方之间的作用,并以此决定其数量与价格的一种机制;市场机制的重要特征是能通过价格机制协调生产者和消费者的决策,引导企业有效地生产出合意的物品;市场机制作为经济运行机制,通过市场经济体系中各要素之间的有机联系对资源配置起调节作用③。从作为关系的角度,马克思将市场理解为商品所有者之间所有关系的总和④。

---

① 约翰·洛克.政府论两篇[M].赵伯英译.西安:陕西人民出版社,2004.
② 亚当·斯密.国富论[M].郭大力等译.北京:商务印书馆,2014.
③ 保罗·A.萨缪尔森.经济学[M].北京:首都经济贸易大学出版社,1996:65.
④ 马克思.资本论[M].北京:人民出版社,1955:83.

自欧洲文艺复兴起,政府与市场扮演的角色、介入社会经济的程度与形式成为经济学讨论的永恒话题。本书对政府和市场作用的界定不仅包括二者在卫生筹资方面的投入水平,还包括政府和市场在卫生筹资机制方面所发挥的作用。

在卫生筹资投入方面,从国家层面看,政府的作用可由卫生筹资总额中(广义)政府卫生支出的占比进行衡量,其内容包括政府财政资金对医疗卫生领域各方面的投入以及社会医保支出两方面;市场的作用可由卫生总费用中私人卫生支出的比重来衡量,其内容主要包括个人现金支出、商业医保和社会资本等方面,反映了政府以外的市场资金的作用。从医疗机构层面看,政府的作用表现为各级政府财政资金对医疗机构的投入以及社会医疗保险基金对医疗机构的给付两方面;市场的作用表现为个人及商业医保的相关给付。

在卫生筹资机制方面,政府的作用表现为政府运用一定的手段和力量对卫生经费的筹集与分配进行规划与调控,对其来源与支出进行干预和发挥主导作用,以实现政府在促进卫生筹资公平性与提高效率、改善收入再分配等社会职能方面的目标;市场的作用表现为通过价格、竞争、供求等机制在引导卫生资金的筹集和支出流向方面发挥资源配置和效率改善功能。

政府的主导作用在卫生筹资中意义重大,对于社会事业总体发展水平仍处于欠发达阶段的我国尤其如此。因此,本书将对政府在卫生筹资中的功能与作用进行着重探讨,并结合市场的作用对我国卫生筹资问题进行研究。

二、研究方法

本书以我国医疗卫生体制改革为背景,在国内外已有研究的基础上,运用经济学的原理和方法对政府与市场在卫生筹资中的作用进行研究。全文以定性分析为主并结合定量分析方法,并通过理论研究、实证研究、比较研究等方法的综合运用,努力探索适合我国的卫生筹资改革路径与对策。具体研究方法主要有:

以定性为主、定量为辅的方法:本书在对政府与市场在卫生筹资中作用的趋势进行分析时,既用定性的方法对国内外的实践经验和发展趋势进行了比较和归纳,也运用定量的分析方法对政府在卫生筹资中所占比重的健康绩效进行了刻画,对政府筹资的健康绩效是否存在达到一定规模后下降的边际效应递减进行了描述和总结,从而与定性研究形成了一定对比与呼应。

历史视角分析法：本书对我国 1949 年以来医疗卫生体制发展过程中政府与市场在卫生筹资中的地位和作用变迁进行了回顾，对西方具有代表性国家的卫生筹资模式的演进和变革进行了分析，对其中存在的客观规律和发展趋势进行了探讨。

比较分析方法：本书通过对国内外卫生筹资制度发展的历史与现状进行比较研究，从中寻找异同之处。通过总结其共同点以揭示具有规律性的普遍发展趋势，或发现其发展模式的差异性以提出适应不同对象的因地制宜的政策建议，以寻求我国卫生筹资发展的理论与政策的借鉴依据。

综合系统分析法：本书从系统论的角度对卫生筹资问题的全局进行分析和判断，对我国卫生筹资的总量和结构各方面进行全面考察，以提出相关政策建议。

第三节　本书的结构、创新与不足

一、本书结构

本书结构如下：

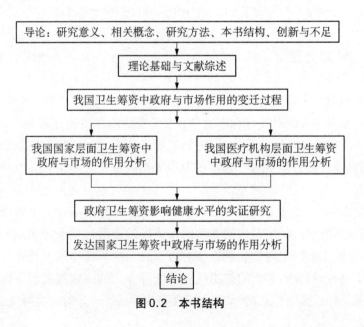

图 0.2　本书结构

首先是导论,从反思我国卫生筹资制度的历程中引出当前存在的一些较为紧迫的问题,接着对本书的研究目标及意义进行阐释,并对相关概念进行说明,对研究方法和创新点及研究不足进行介绍。

第一章对本书所运用的经济学理论、概念以及不同流派及其观点进行归纳和阐述。对与卫生筹资有关的国内外文献进行述评,并提出了其不足和本书的研究方向。

第二章对政府和市场在我国卫生筹资中所发挥的作用的变迁历程进行了分析,具体对中华人民共和国成立后到改革开放、改革开放到非典、后非典时代三个不同阶段的卫生筹资发展过程进行了剖析,比较了其中政府与市场的不同作用,发现我国政府在卫生筹资中的地位经历了由绝对主导向逐步退出,再向重新主导演变发展的过程。从这三个阶段的历史发展过程来看,政府与市场某一方过强或过弱的作用都会带来一定的问题。

第三章从国家层面对我国卫生筹资情况进行了剖析。本章包括三个方面的内容:首先,对我国卫生筹资总量中政府与市场所占比例情况进行了分析,在借鉴世界卫生绩效先进国家及与我国经济发展水平较为接近国家的经验数据的基础上,对我国政府和市场占比的最佳比例进行了探讨,本书认为,未来我国广义政府卫生支出占比以 70% 甚至 80% 为长远政策目标;其次,本章从公平性的角度对城乡之间、地区之间、医保制度之间政府与市场占比的差距进行了比较,并对造成这种差距和不公平的原因进行了剖析,本书认为,主要原因包括现行的财政分权制度、社会医疗保险的碎片化、中央转移支付制度的不完善三方面;最后,本章对神木、宿迁、三明三种具有代表性的我国卫生筹资改革模式进行了比较与总结,对政府与市场如何有效地结合并共同发挥作用提出了一些建议。

第四章从医疗机构层面对政府和市场在我国卫生筹资中所发挥的作用进行了分析。本章主要从三个方面展开,首先,对政府对医疗机构投入的“补供方”财政拨款模式和“补需方”医疗服务购买模式的利弊进行了分析,对相关争论进行了探讨。接下来,对政府和市场在基层和三级医疗机构筹资中的作用进行了比较与分析,本书认为,政府应在基层医疗机构的筹资中发挥更大的功能,而三级医疗机构的筹资应更多地引入市场的作用。此外,通过从理论和实践层面对不同所有制医疗机构的政府投入进行对比与剖析,本书提出,政府的筹资对象不应仅限于公立医院,而应面向所有医疗机构,以促进竞争。其次,本书通过研究发现,医保的支付方式也直接影响了筹资效率,而预付制模式是世界发展主流,应成为我国的发展方向。同时,还应对扭曲的医疗卫生服务价格进行矫正,以确保包括医保在内的广义政府卫生支出的有效性。最后,本章对我国医疗机构所得到的不当激励展开了分析,政府按服务付费的后付制支付方式以及对预防性医疗服务激励不足等方面导致了我国政府卫生筹资总体效率欠佳。本章对从医疗机构层面提高我国卫生筹资效率进行了研究。

第五章使用 1995—2013 年全世界 203 个国家的面板数据,以广义政府卫生支出在卫生筹资总额中的占比衡量政府在一国卫生筹资中的作用,以平均预期寿命衡量一国健康水平的高低,通过构建一次线性和二次非线性模型考察政府在卫生筹资中的作用对健康水平的影响,结果发现,对于中低收入国家,线性模型的拟合更佳。而对于中高收入国家,非线性模型的拟合效果较佳,即可由倒 U 型曲线对二者关系进行刻画。这表明,对于中低收入国家,健康水平对政府在卫生筹资中的干预作用较为敏感,随着政府卫生投入的加大,健康水平保持上升趋势。而对中高收入国家来说,随着政府在卫生筹资中的比重加大,其对健康的正向影响逐渐减弱,甚至产生负面影响。当政府投入达到一定高度后,其作用则逐步下降,此时,更需要市场力量的介入。我国目前处于中高收入发展阶段,此定量研究的结论对于我国未来制定卫生筹资的发展战略与政策目标有十分重要的意义。通过对中高收入国家的二次模型的拐点进行分析,发现广义政府卫生支出占比在达到 80% 左右开始出现对健康水平由正向影响向负向影响的转变。因此,从长远来看,我们拟将 75%—80% 作为我国广义政府卫生支出占比的发展目标。从政策层面看,我们在大力倡导政府承担卫生筹资主要责任的同时,也应注意给市场留出相应空间,二者应成为卫生筹资中互相补充、共同发展的有机构成部分,而非对立矛盾的关系。

第六章对英、美、德三国的卫生筹资体制中政府与市场作用的变化和相关改革措施进行了分析和比较,发现西方国家近年来医疗卫生改革的共同趋势是政府与市场在卫生筹资中的作用向混合方向发展,原来以政府为主导的英国更多地引入市场机制以提高其卫生资金的使用效率;而以前崇尚市场机制的美国则在奥巴马新医改中发挥了政府的主导力量与积极作用,对市场机制的失灵与不足进行了纠偏与弥补;德国则巧妙地综合运用了政府与市场的作用,促进了卫生筹资的公平与效率的提高。通过对这三个国家的卫生筹资模式特征及近年来的改革路径进行剖析,本书认为,各国的医改应在充分尊重本国传统制度模式的基础上进行分阶段分步骤的渐进式改革,而不宜采取过于激进的方式,政府在医疗卫生中市场失灵和收入再分配等特殊领域应发挥主导作用,而同时也应充分利用市场的机制对政府的低效和不足予以弥补。

最后提出了相关结论及政策建议。

二、创新与不足

本书创新之处有:

第一,我国目前的卫生筹资三分法统计口径与二分法的国际标准存在一定出入,我国当前对卫生筹资的研究大都以政府财政卫生支出为研究对象,而较少将社会医疗保险涵盖到讨论范围中,从而影响了研究与探讨的对象完整性。本书在定性分析时将讨论范围拓展至国际统计口径下的广义政府卫生支出,试图在研究视角上与国际研究接轨,弥补目前大部分研究在讨论范畴上的局限性。另一方面,本书在进行定量分析时,使用国际统计年鉴中的广义政府卫生支出数据对其健康绩效进行回归分析,更好地反映了国际口径下政府在卫生筹资中的作用,为准确地提出相关政策建议提供了实证基础。

第二,国内外关于广义政府卫生支出影响健康的定量研究一般采用(双)对数模型对二者的非线性关系进行刻画,而较少使用二次项非线性模型。本书尝试通过构建广义政府卫生支出占比与健康水平之间的一次项和二次项模型,并将中高和中低收入组国家分开进行讨论。实证分析的结果体现了中高收入与中低收入国家之间的差异,印证了中高收入国家的广义政府卫生支出占比在达到一定高度后将出现绩效降低的理论预期和已有文献的相关研究结论。本书在实证研究方法上实现了一定的推进,加深了该问题研究结论的可信度。

第三,关于不同层级医疗机构的筹资来源,现有文献的研究大多集中于基层医疗机构,绝大部分学者都赞同政府应对基层医疗机构的筹资发挥更多的主导作用。但是,较少有学者以经济学理论为依据对三级医疗机构的筹资结构提出明确的建议和主张。本书从三级医疗机构所承担的医疗服务所具有的经济学性质出发,提出市场应在其筹资来源中扮演更重要的角色。

第四,关于我国卫生筹资的研究文献十分丰富,但尚缺乏针对政府与市场作用问题的全面性讨论。本书试图从国家层面和医疗机构层面两个维度对该领域进行较为宏观和全局的深入探讨与全面分析,努力厘清困扰我国卫生筹资战略中的总量、公平性及效率等重大理论与实践问题。

鉴于作者知识范围的有限性和数据可得性,本书的研究仍然相当粗浅,在

理论和实证分析等方面存在一些欠缺与不足,今后需进一步改进的方向主要包括:

第一,世界卫生组织等已制定并实施卫生筹资的卫生费用核算体系 2011 标准,将卫生总费用中的资本形成剥离出来,仅保留经常性卫生支出。出于数据的可得性、连贯性、可比性等因素考虑,本书仍沿用改革前的统计口径和方法。在以后的研究中,可根据卫生费用核算体系 2011 标准对卫生费用相关数据进行更新,展开跟踪研究。

第二,由于我国缺乏按国际口径统计的分省卫生筹资数据,因此无法对其地区差距进行实证研究。随着我国卫生数据统计工作的不断完善及统计口径逐步与国际接轨,可对国际统计标准下的相关数据展开研究。

第三,由于受世界银行所提供数据范围的约束,本书对世界各国广义政府卫生支出健康绩效的实证研究部分所采用的控制变量较为粗略,今后可进一步收集和利用经济合作与发展组织等国际机构的数据对世界各国,尤其是中高收入国家的相关情况展进一步的对比研究。

第四,可将卫生筹资问题置于更宏观的社会经济背景中进行深入探讨,将医疗领域作为我国社会事业的缩影,通过研究总结出更一般的规律,引申出对包括教育在内的其他社会事业发展的启示意义,对此问题的研究应用范畴进行拓展。

第一章 理论基础与文献综述

第一节 经济学相关理论基础

一、相关经济学理论及概念

美国著名经济学家阿罗(Kenneth J. Arrow)1963 年发表经典论文,对医疗卫生行业的特殊性质,特别是信息不对称和不确定性等问题进行了开创性研究,这篇论文成为卫生经济学的奠基性文献[①]。

政府对医疗卫生领域的干预主要基于市场失灵理论,该理论认为,完全竞争的市场结构仅为理论假设,在现实经济中无法得到满足,因此会导致市场失灵,从而需要政府的介入。原始的市场失灵与外部性、公共品等因素相联系,新的市场失灵则以信息的不完全或有偿性、市场的不完备等为基础。

(一) 外部性理论

外部性理论由著名经济学家庇古(Arthur C. Pigou)于 1920 年提出,是指企业或个体向市场以外的其他主体所强加的效益或成本。外部性有正负之分:负外部性会给他人和社会带来损害,由于物品的边际个人成本小于边际社会成本,市场往往过度供给,导致社会福利损失,例如环境污染等;具有正外部性的物品所带来的社会效益大于其个人收益,市场又常常对此类产品供应不足,比

---

① Arrow, Kenneth J.. Uncertainty and the Welfare Economics of Medical Care [J]. The American Economic Review, 1963.

如教育、基础研究、免疫接种等。在外部性影响下,市场不能达到帕累托最优,经济学通常把是否具有外部性作为判断是否属于准公共品的标准之一①。

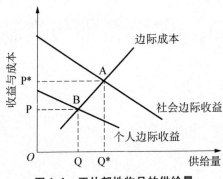

图 1.1　正外部性物品的供给量

随着慢性非传染性疾病日趋成为居民死亡的主因,传统的外部性强度减弱。保利(1971)提出"慈善的外部性"(philanthropic externalities),即人们从确认患病的他人获得医疗服务的提供中获取效用,由于自愿性的慈善低于最优水平,因此需要政府项目介入的强制性慈善②。

斯蒂格利茨认为,医疗服务等在本质上属于私人产品,排他性容易做到,而且服务的边际成本是相当显著的,但由于它们具有很大的公共利益,即具有很强的正外部性,因此需要市场以外的政府或第三方进行提供③。

(二) 公共品理论

美国经济学家萨缪尔森 1954 年将公共品定义为"每个个体对该物品的消费,将不会使其他个体对这种物品的消费随之减少",提出了消费的非竞争性④;1959 年马斯格雷夫提出了消费的非排他性,即不能排除使用者对该物品

① Pigou, Arthur Cecil. The Economics of Welfare [M]. London: Macmillan and Co., 1920.

② Pauly, Mark V.. Medical Care at Public Expense: A Study in Applied Welfare Economics [M]. New York: Praeger Publishers, 1971.

③ Stiglitz, Joseph E.. Economics of the Public Sector (2nd Edition) [M]. New York: W. W. Norton & Company, 1988: 293 - 294.

④ Samuelson, Paul A.. The Pure Theory of Public Expenditure [J]. The Review of Economics and Statistics, 1954, 36(4): 387 - 389.

的消费,这两种特性共同组成了界定公共品的标准①。由于公共品由社会成员共同获益,因而无法分割,也不能遵守谁付费、谁受益的原则,故竞争的市场环境供给公共品是无效的。

美国经济学家韦斯布罗德认为,由于存在"搭便车"等行为,公共品供给存在市场失灵;且个人对公共品的需求存在一定差异性,而政府提供的公共品往往只能满足大多数中间状态消费者的需求,因此,非营利性私营机构成为公共品提供的第三部门②。

表 1.1　　　　私人品、公共品、公有资源以及自然垄断物品的划分

	竞争性	非竞争性
排他性	私人物品	自然垄断
非排他性	公有资源	纯公共品

奥斯特罗姆对公共资源进行了深入研究,她指出,关于(准)公共品的供给与生产方式,政府虽应发挥产品供给的主导地位,然而不意味着要亲自进行生产,可指定相关企业进行生产,也可采取招标或者签订合同的竞争方式进行生产③。汉斯曼(1980)认为公共品如由非营利组织生产,因其非逐利性,不会有损服务质量④。

此外,还有一种类似产品——"公益品",其个人效益小于社会效益,个人对其消费能使个人和社会同时受益。因此,市场机制下以消费者个人决策为基础的消费量往往低于社会的最优消费水平。某些医疗服务属于纯公共品,如卫生宣传、健康教育、免疫接种等,其他一些医疗服务则属于准公共品、公益品或私人物品,政府应根据医疗服务的不同种类和性质进行不同程度的干预和提供。

---

① Musgrave, Richard A.. The Theory of Public Finance: A Study in Public Economy [M]. New York: McGraw Hill, 1959.

② Weisbrod, Burton A.. Toward a Theory of the Voluntary Nonprofit Sector in a Three-Sector Economy [A]. in Phelps, E. ed.. Altruism Morality and Economic Theory [M]. New York: Russel Sage, 1974.

③ Ostrom, Elinor, Schroeder, Larry, Wynne, Susan. Institutional Incentives and Sustainable Development: Infrastructure Polices in Perspective [M]. Boulder: Westview Press, 1993.

④ Hansmann, Henry B.. The Role of Nonprofit Enterprise [J]. The Yale Law Journal, 1980, 89(5): 835 - 901.

(三) 信息不对称理论

信息不对称理论指信息在不同个体间的分布状态是不对称的,交易双方在有关交易的信息方面存在差别,容易带来逆向选择(adverse selection)和道德风险问题,从而阻碍市场效率的提高。医疗卫生市场不是完全竞争的市场,市场中的各方对于各自的信息都拥有不同的优势,患者对自身的健康状况拥有最充分的信息,但往往缺少对医疗机构及其服务的信息。阿罗(1963)认为,由于医疗的复杂性,卫生保健市场的信息不完全可能比其他任何商品都严重[1]。

(四) 逆向选择理论

阿克洛夫(George A. Akerlof)于1970年以二手车市场为案例提出了逆向选择理论,他认为,逆向选择导致了私人保险市场的低效,该理论的核心思想是处于信息不对称中优势地位的那方可能通过这种优势采取利己而不利他的行动[2]。

在保险市场上,买方比卖方拥有更多信息,导致了逆选择的发生和市场的失灵[3]。在医保市场中,参保者往往对自己的健康情况更为了解,并可能刻意隐瞒相关信息,因而导致医保机构不得不对全体参保者调高费用以规避风险,此举会导致更多健康的人退出保险,最终形成只有健康水平较低人群参保的恶性循环。信息不对称削弱了私人保险市场(Feldstein,2005)[4],因此,政府可以通过建立税收制或社会医疗保险制卫生筹资模式进行应对,强制一定范围内的全部国民参加,以防发生逆选择行为。保利(1974)[5]、威尔森(1977)[6]、

---

[1] Arrow, Kenneth J.. Uncertainty and the Welfare Economics of Medical Care [J]. The American Economic Review, 1963,(53): 941-973.

[2] Akerlof, George A.. The Market for "Lemons": Quality Uncertainty and the Market Mechanism [J]. The Quarterly Journal of Economics, 1970, 84(3): 488-500.

[3] Rothschild, Michael, Stiglitz, Joseph. Equilibrium in Competitive Insurance Markets: An Essay on the Economics of Imperfect Information [J]. The Quarterly Journal of Economics, 1976, 90(4): 629-649.

[4] Feldstein, Martin. Rethinking Social Insurance [R]. National Bureau of Economic Research, Working Paper No. 11250, 2005(3). http://www.nber.org/papers/w11250.

[5] Pauly, Mark V.. Overinsurance and Public Provision of Insurance: The Roles of Moral Hazard and Adverse Selection [J]. Quarterly Journal of Economics, 1974, 88(1): 44-62.

[6] Wilson, Charles. A Model of Insurance Markets with Incomplete Information [J]. Journal of Economic Theory, 1977, 16(2): 167-207.

达尔比(1981)[1]等人发现,某种形式的社会医疗保险可以有效地规避逆选择。

(五) 道德风险理论

道德风险的思想渊源可追溯至 20 世纪初期,其相关研究在 20 世纪 60—70 年代进入黄金期,米尔利斯奠定了道德风险理论的基础,该理论指由于存在信息不对称和监管不力等因素,代理人的付出小于其回报,其在追求自身相关利益时可能有损于委托方的相关利益,但不对其后果负责[2]。

在医疗卫生领域,道德风险指由于医保使个体患者诊疗的边际成本下降,医疗服务的利用程度上升[3],主要包括三层委托代理关系。第一层关系发生在医患之间,由于供方往往拥有更多信息,其可能利用专业优势诱导需求,引发道德风险,埃文斯提出"价格刚性模型",他指出,由于医疗服务存在价格刚性,医生因而具有过度医疗的动机[4],因此需要依赖于专业规范和政府规制[5]。第二层关系发生在患者与医保部门之间,参保人在投保后,由于得到医疗保障,其医疗费用自付水平较投保前低,因而可能过度利用医疗卫生服务。为纠正这种行为倾向,医疗保险机构通过设置"起付线""共付比例"等方式进行激励,或通过监督的方式对其进行约束。卡特勒和泽克豪泽认为医疗保险改变了医疗服务的价格、被保险人的收入和患病的时间成本,因此对医疗需求有重大影响[6];第三层关系发生在医保部门与医疗机构之间,作为委托人的医保部门对于医疗服务的数量和质量处于信息劣势一方,因此需要对医疗机构加强监督管理。

---

① Dahlby, B. G.. Measuring the Effect on a Consumer of Stabilizing the Price of a Commodity [J]. The Canadian Journal of Economics, 1981, 14(3): 440—449.

② Mirrlees, James A.. Notes on Welfare Economics, Information and Uncertainty [A]. in Balch M., McFadden, D., Wu, S. eds.. Essays on Economic Behavior under Uncertainty [C]. Amsterdam: North Holland, 1974.

③ Pauly, Mark V.. The Economics of Moral Hazard [J]. American Economic Review, 1968, (58): 531 - 536.

④ Evans, Robert G.. Supplier-induced Demand: Some Empirical Evidence and Implications [A]. in Perlman, M. ed.. The Economics of Health and Medical Care [M]. Macmillan, 1974.

⑤ Arrow, Kenneth J.. Uncertainty and the Welfare Economics of Medical Care [J]. American Economic Review, 1963, (53): 941 - 973.

⑥ Cutler, David M., Zeckhauser, Richard J.. Chapter 11 the Anatomy of Health Insurance [A]. in Handbook of Health Economics [M]. 2000, 1(Part A): 563 - 643.

（六）委托-代理理论

20 世纪 30 年代，来自美国的经济学家伯利等人提出委托-代理理论，建议经营权与所有权相分离①。该理论建立在非对称信息博弈论的基础上，指某些主体指定其他主体提供服务，且给予其一定权利，并根据其提供服务的情况支付报酬。由于委托双方的利益容易产生矛盾，必然产生利益冲突，若缺乏合理制度，则委托人的利益可能受损。

在医疗领域，存在着诸多委托-代理问题，如在医患关系之中，患者将治疗的权利委托给医生，医生作为患者的代理人为其提供医疗服务，由于二者的利益冲突难以消除，德兰诺夫等人提出应该让医生从患者健康水平的改善中获得补偿，二者之间还应当形成长期依赖的持续性关系，以防止提供者背离其作为代理人的责任（Dranove & White，1987）②。此外，患者与医保机构之间、医保机构与医院之间、政府与医院之间也存在着委托-代理关系，都可运用相关理论分析。

（七）收入再分配理论

市场失灵不是导致政府对医疗卫生进行干预必要性的唯一原因，政府收入再分配的宏观目标也是其重要理论依据之一（Poterba，1996）③。20 世纪后，随着资本主义的社会矛盾逐步突出，经济学家对政府在调节收入分配差距方面的作用给予更多关注与研究。收入再分配是以财政收支的方式调节收入分配的过程。在收入分配的两个层面中，初次分配更注重效率，而政府的再分配则通过包括社会保障在内的各种政策工具使分配格局更为合理，彰显社会公平。

庇古（1920）认为，政府应对富人实施强制性收入转移，使其达到社会所需的规模，具体转移方式分为两类：一是兴办社会保障及相关设施的直接性转移；二是政府对穷人给予补助的间接性转移④；凯恩斯（1936）认为应通过加强

① Berle，Adolph A.，Jr.，Means，Gardiner C.. The Modern Corporation and Private Property [M]. Chicago：Commerce Clearing House Inc.，1932.

② Dranove，David，White，William D.. Agency and the Organization of Health Care Delivery [J]. Inquiry，1987，24(4)：405 – 415.

③ Poterba，James M.. Government Intervention in the Markets for Education and Health Care：How and Why? [A]. in Fuchs，Victor R.，Individual and Social Responsibility：Child Care，Education，Medical Care and Long-Term Care in America [M]. Chicago：University of Chicago Press，1996.

④ Pigou，Arthur Cecil. The Economics of Welfare [M]. London：Macmillan and Co.，1920.

向富人直接征税的方式对收入进行再分配,以提高社会福利、抑制经济危机[1];米德(1964)认为应通过扩大和改进社会保障来促进公平分配[2]。

(八) 政府失灵理论

正如前文所提到的,政府能对市场失灵进行纠偏,弥补其不足。与此同时,政府本身可能也会产生失灵,出现损害市场效率的行为[3]。政府失灵的概念由新凯恩斯主义的代表人物萨缪尔森提出,其含义是指政府的行为无法使效率有所增加或者政府将收入转移至不恰当的群体[4]。此外,沃尔夫阐释了非市场失灵理论,对市场失灵和非市场失灵进行了对比,从理论上加深了对政府和市场之间的比较与选择研究[5]。公共选择学派认为,政府的作用原本是对市场缺陷予以弥补,以提高社会效益,而政府的干预往往使其下降而非提升。

政府失灵主要表现在政府机构及其决策的低效、自我扩张以及腐败寻租等方面[6]。政府失灵在医疗卫生领域突出表现在政府主导的医疗卫生福利制度常常产生医疗服务提供不足的结果(世界卫生组织,1999)[7]。政府卫生筹资还可能让富人得到更大的益处,因为穷人由于面临地域可及性问题或时间成本问题而倾向于更少地利用服务(世界卫生组织,2000)[8],这样则违背了政府促进社会公平的本来目的[9]。政府对医疗市场的干预可能产生贪腐行为,当政府机构、医院管理者、医生等相关方成为信息不对称的优势方并能通过一定的

---

① Keynes, John Maynard. The General Theory of Employment, Interest and Money [M]. New York and London: Harcourt Brace and Co., 1936.

② Meade, James E.. Efficiency, Equality and the Ownership of Private Property [M]. London: George Allen and Unwin, 1964.

③ 戴维·L. 韦默,艾丹·R. 维宁. 政策分析——理论与实践[M]. 戴星翼,董骁,张宏艳译. 上海:上海译文出版社,2003.

④ Samuelson, Paul A.. The Pure Theory of Public Expenditure [J]. The Review of Economics and Statistics, 1954, 36(4): 387-389.

⑤ 沃尔夫. 市场或政府——权衡两种不完善的选择[M]. 谢旭译. 中国发展出版社,1994.

⑥ Buchanan, James M.. An Economic Theory of Clubs [J]. Economica New Series, 1965, 32(125).

⑦ World Health Organization. The World Health Report 1999—Making a Difference [R]. Geneva, Switzerland: World Health Organization, 1999.

⑧ World Health Organization. The World Health Report 2000—Health Systems: Improving Performance [R]. Geneva, Switzerland: World Health Organization, 2000.

⑨ Buauchamp, Tom L., Childress, James F.. Principles of Biomedical Ethics [M]. New York: Oxford University Press, 1983.

途径对信息进行控制时,腐败则不可避免①。政府的干预还可能加大交易成本,信息披露制度的建立与管理不仅需要花费大量资金,而且提高了与医生缔结合约的成本②。此外,由于医疗产品的特殊性,政府直接提供医疗产品与服务可能形成垄断和低效③。

二、经济学流派关于政府与市场角色和定位的主要观点

经济学理论关于政府和市场在医疗卫生等社会保障领域的作用向来存在争辩。从历史上看,经济学流派大致可分为主张政府占主导的干预主义流派、主张市场占主导的自由主义流派以及主张政府与市场相结合的理论流派等不同派别。近代以来,这些不同的经济学流派在不同的历史时期占据了社会观点的主流地位,为各国社会保障发展战略和政策的形成提供了重要理论依据。

(一) 主张政府干预社会保障的经济学理论流派

马克思和恩格斯认为政府应通过社会保障降低劳动者的劳动风险,以确保持续的社会再生产。应通过国民收入的分配与再分配建立社会保障基金,用以弥补消费资料分配中的不平等及解决贫困差距④。

19世纪下半叶,德国新历史学派开始盛行,该学派建议通过推行社会保障、实施政府救济等方式改善社会福利和劳资关系,达到维护社会稳定的目的。该学派强调国家对社会生活的直接干预,其政策观点被俾斯麦(Bismarck)政府采纳,并成为德国推行社会保障相关制度的重要依据。

1920年,庇古对福利的概念及政策应用作出系统论述,从理论上阐述了社会福利为何应由政府兴办,他主张通过社会保障等方面的均等化政

---

① Preker, Alexander S., Harding, April. The Economics of Public and Private Roles in Health Care: Insights from Institutional Economics and Organizational Theory [EB/OL]. http://siteresources. worldbank. org/DEC/Resources/84797-1251813753820/6415739-1251814028691/preker _ harding. pdf.

② Bennett, S., McPake, B., Mills, A.. The Public/Private Mix Debate in Health Care [A]. in Private Health Providers in Developing Countries: Serving the Public Interest [C]. London: Zed Books, 1997: 1 - 18.

③ 曾祥炎. 国外医疗保障政府失灵问题研究综述[J]. 发展研究,2009,(1): 54—57.

④ 马克思,恩格斯. 马克思恩格斯全集(第二十一卷)[M]. 北京: 人民出版社,1972: 30.

策促进社会公平①。庇古提出，政府应通过税收与支出的方式实现收入由高收入向低收入人群的转移。其理论成为英国建立福利国家模式的理论来源。

20世纪20年代末至30年代初，资本主义世界范围内的经济危机爆发，并引发全球经济大萧条。在这一背景下，英国经济学家凯恩斯于1936年提出，资本主义制度下常常存在消费和投资等"有效需求"的不足，并最终导致生产过剩和失业的发生②。然而市场机制无法使经济自动达到充分均衡，因此，政府应实施社会保障措施，刺激有效需求，平抑经济危机。其国家干预经济的思想成为"二战"以后各国政府对社会保障制度进行大力干预的重要根据。

"二战"后期，英国政府开始考虑英国在战后的社会和经济重建问题，以贝弗里奇（Beveridge）爵士领衔的研究团队1942年提出了《贝弗里奇报告》，该报告所包含的社会保障计划涵盖了疾病、残疾、养老等七大保障项目，其中国家社会保险计划的原则包括社会待遇标准统一、缴费率统一、待遇标准适当、广泛保障等方面③。《贝弗里奇报告》首次表达了建立福利国家的思想，并成为英国制定国家医疗服务体系（NHS）的重要依据。根据此报告的精神，英国建成了世界上第一个福利国家，并为部分西方发达国家福利制度的建立树立了范例。

"二战"后，许多英美知名经济学家发展出了新福利经济学，该学派的代表人物有萨缪尔森、希克斯、鲍莫尔和阿罗等人。他们认为，政府能对"市场失灵"予以纠偏，实现帕累托改善。

森对福利经济学的发展作出了新的贡献，他认为人的能力而非财富可以促进社会福利水平的提高。因此，他建议经济学家更多地研究如何提高居民的社会生活能力，包括改善其接受医疗保健的条件④。

---

① Pigou，Arthur Cecil. The Economics of Welfare [M]. London：Macmillan and Co.，1920.

② Keynes，John Maynard. The General Theory of Employment，Interest and Money [M]. New York and London：Harcourt Brace and Co.，1936.

③ 贝弗里奇. 贝弗里奇报告——社会保险和相关服务[M]. 社会保险研究所译. 北京：中国劳动社会保障出版社，2008.

④ Sen，Amartya Kumar. Development as Freedom [M]. New York and Toronto：Knopf and Random House，1999.

(二) 主张由市场主导社会保障领域的自由主义经济学流派

哈耶克批判了国家干预理论,他认为,市场是维护社会稳定的最佳主体,应将国家干预的程度降到最低,采取政府补助而非直接供给福利的方式。新右派指出,国家福利存在低效、浪费等诸多弊端[①]。

20 世纪 50—70 年代后期,新自由主义流派兴起,其代表人物包括弗里德曼、拉弗、费尔德斯坦等人,他们不赞成凯恩斯主义的国家干预理论,主张积极发挥市场的调节功能。

货币学派认为凯恩斯主义的财政和货币政策加剧了经济的不平稳,应该积极发挥市场的调节功能。国家对医疗等相关领域的干预会造成低效、贪腐、懈怠等负面影响。

20 世纪 70 年代,供给学派兴起于美国。其观点为,政府会对市场调节生产供需的功能造成负面影响。因此,应当消除阻碍市场调节的因素,削减政府支出,取消非必要的社保项目,削减社保补贴水平。

公共选择学派以布坎南为主要代表人物。该学派认为,公共品具有消费的非竞争性、非排他性和外部性等特征,由此决定了其供给曲线是"虚拟"的,即不存在价格信息和稀缺性的信息传递过程。因此,需要市场以外的力量对公共品的提供与定价进行介入,并在供给者(国家)与消费者(选民)之间加入一个技术媒介即选举制度,以便对公共品相关供给等问题予以决定。

新自由主义理论指出,随着社会保险规模和偿付能力的逐步提高,国民的要求难以得到满足。因此,政府除对能力受限社会成员提供社会保障外,其余人群应由个人及其家庭自我承担。

(三) 主张政府与市场机制相结合的理论流派

经济学界一直寻求政府和市场有效的结合方式,以使其共同在医疗卫生等社会保障领域发挥积极作用。20 世纪 90 年代以来,西方社会兴起"第三条道路",即同时吸取凯恩斯和新自由主义的思想,摒弃完全依靠政府或市场的思路,而是实行二者的有机结合。在英国,以时任首相布莱尔为代表的工党政府推行的"积极的福利社会"即"第三条道路",其主张国家与个人共同承担责任,强调"有予有取""不承担责任就没有权利"。

[①] 林毓铭. 中国社会保障的改革探索[M]. 南昌:江西人民出版社,2004:5.

第二节　国内外文献综述

自 1963 年阿罗奠定卫生经济学的研究基础以来，国内外经济学者们对医疗卫生领域的问题开展了大量研究。用经济学的思路与方法对医疗卫生筹资问题进行研究成为卫生经济学领域一个备受瞩目的分支，经济学的发展、卫生筹资体制的革新与卫生筹资问题研究的推进之间存在着彼此影响的互动关系。在卫生筹资问题的经济学研究中，始终贯穿着一条重要的主线，即政府和市场的作用问题。国内外学者围绕卫生筹资中政府与市场的角色定位、作用比例等议题展开了内容丰富的研究。卫生筹资主要包含国家和医疗机构两个层面，以下主要从这两方面对国内外文献进行归纳与总结。

一、国外文献综述

在各国卫生筹资制度的发展历程中，政府与市场的作用经历着此消彼长的变迁。国外学者从经济学原理出发，探寻卫生筹资制度隐含的理论逻辑，通过深入的理论分析与实证研究对国家和医疗机构两个层面卫生筹资的相关问题进行层层剖析，引领了该领域的研究潮流，为我国学者研究国内相关问题提供了经济学理论基础与研究方法的借鉴，开拓了我们对该领域的研究视野。

(一) 国家层面卫生筹资研究

1. 政府与市场在卫生筹资中的作用

关于政府与市场在卫生筹资中的功能及定位，众多经济学家认为由于医疗卫生具有不同于一般经济学领域的特殊性质（如外部性、信息不对称等），政府应发挥更多的职能与作用，以应对市场缺陷与不足。由于医疗服务供方相较于需方具有明显的专业化信息优势，卫生筹资的过度市场化并不能起到提高效率、控制医疗成本的目的。

1963 年，美国经济学家阿罗开创了卫生经济学的研究，他对医疗卫生行业的特殊性进行了剖析，指出医疗卫生需求具有不稳定、不规则、不可预测等特点，不存在公开的价格竞争，医生应以患者的福利为导向，其治疗方案建议应与自身利益无关等；正是医疗卫生行业存在这些有别于一般行业的特点，导致了市场失灵的发生,因此政府需要对其进行干预,包括提供大范围的强制性医疗保险计划等[1]。

福克斯(1974)主张医疗保险的全覆盖,并认为覆盖全体国民的医疗保险计划将社会大规模人群纳入同一制度,从而成为国家对贫困人群承担责任的最好方式[2]。福克斯(1996)更倾向于基于一般税收制的全民医保制度,而非强制性缴费的医保制度,这是因为后者的管理费用极其高昂,且存在严重的激励扭曲[3]。

2003年,科尔奈与翁笙和重点对东欧转型社会主义国家的卫生筹资等问题进行了内容详实的研究。他们将卫生筹资按其所对应服务的性质分为基本医疗保健和辅助医疗服务融资。基本医疗保健服务融资应遵循平均主义原则,使人们能普遍而平等地获得这些基本利益,且其融资水平应符合现在和未来纳税人的承受能力。辅助医疗服务则不存在普遍与平等的原则,其在社会成员间的分配是不平衡的,且与收入和财富有很强的相关性[4]。

克鲁格曼等人(2006)也是主张政府公共筹资发挥主导作用的经济学家之一,他认为美国医疗费用高涨的根本原因并非医疗保险太多,而是其现有体制更多地依赖私人健康保险。而不是公共健康保险。公共健康保险拥有两个成本优势:第一,管理费用更低,无须对逆选择行为进行甄别,也避免了分散性的私人保险体制造成的复杂管理;第二,公共健康保险机构更具有与供应商进行谈判的能力,因而可获得更优惠的价格。单一支付(single payer)体制具有诸多优势,如果美国采用标准化的、全民统一的健康保险体制来代替现有的复杂的混合式健康保险体制,则其节约下来的成本足以覆盖目前所有无医保人群[5]。

萧庆伦(1995)主张在卫生筹资中发挥政府与市场的共同作用,他指出,社会主义国家计划经济的崩溃使人们从直觉上认为自由市场是构建医疗卫生领

[1] Arrow, Kenneth J.. Uncertainty and the Welfare Economics of Medical Care [J]. American Economic Review, 1963, (53): 942-973.

[2] Fuchs, Victor R.. Who Shall Live [M]. New York: Basic Books, 1974.

[3] Fuchs, Victor R.. Economics, Values and Health Care Reform [J]. American Economic Review, 1996, 86(1): 1-24.

[4] 雅诺什·科尔奈,翁笙和. 转轨中的福利、选择和一致性:东欧国家卫生部门改革[M].罗淑锦译. 北京:中信出版社,2003:147—165.

[5] 保罗·克鲁格曼,罗温·威尔斯. 美国医疗保障体制的危机及其对策[J]. 比较,2006,(24):99—117.

域的最好方式,然而由于市场往往只关心效率,而不考虑公平,因此,不能仅依靠市场,还需要政府予以引导、纠偏和补充①。萧庆伦(1994)对新加坡、韩国、智利、菲律宾进行比较,发现市场化战略并没有提升医疗卫生服务的效率,私人健康保险导致低收入者、非正规就业者等人群被排斥在外,因而其长期负面效应较为严重;但政府也具有效率较低、官僚主义等弊端。因此,二者应混合运行②。

还有很多经济学家认同政府对卫生筹资进行适当干预的观点,他们认为,由于医疗卫生市场是多重不完全市场,因此需要政府对市场的不足进行干预(Pauly,1978③;Gaynor,1994④)。斯蒂格利茨(1988)也从信息不对称视角对医疗保健市场做了深入研究,他指出,医疗保健市场存在不确定性,且表现为有限的信息与竞争,必然导致无效率,因此需要国家的介入⑤。

但是,也有一些经济学家认为社会医疗保险对于改善收入再分配的效果有限,而且过度的医疗保险将引起道德风险的发生,从而提高医疗费用水平。因此,应增加卫生筹资中的个人自付水平,以约束其过度医疗行为,增加社会福利。

费尔德斯坦(1973)是主张市场在卫生筹资中发挥主要作用的代表人物,他对美国家庭过度医疗保险引起的福利损失问题进行了研究,并指出,由于信息不对称和卫生服务需求的内生性,服务的价格和复杂性被提高。他的研究表明,若通过逐渐提高个人共付比例等措施来减少过度医疗保险,则可使福利收益增加⑥。费尔德斯坦(2005)的研究还表明,社会保险在美国并没有起到提高贫困人口医疗卫生服务可及性的目标,即其在政府改善收入再分配的政治

---

① Hsiao, William C.. Abnormal Economics in the Health Sector [J]. Health Policy, 1995, (32): 125-139.

② Hsiao, William C.. "Marketization"——The Illusory Magic Pill [J]. Health Economics, 1994, (3): 351-357.

③ Pauly, Mark V.. Medical Staff Characteristics and Hospital Costs [J]. The Journal of Human Resources, 1978, 13, Supplement: National Bureau of Economic Research Conference on the Economics of Physician and Patient Behavior: 77-111.

④ Gaynor, Martin, Polachek, Solomon W.. Measuring Information in the Market: An Application to Physician Services [J]. Southern Economic Journal, 1994, 60(4): 815-831.

⑤ Stiglitz, Joseph E.. Economics of the Public Sector (2nd Edition) [M]. New York: W. W. Norton & Company, 1988: 293-294.

⑥ Feldstein, Martin S.. The Welfare Loss of Excess Health Insurance [J]. Journal of Political Economy, 1973, 81(2): 251-258.

原则方面效果并不显著①。

此外,哈伯德等在《健康的、富有的和明智的》一书中提出了降低医疗卫生制度成本,改善其质量的建议,包括将所有个人直接医疗支出列入免税项目使个人在医疗费用中承担更大的比例,政府应解除对医疗保险市场的管制,加强信息的可获得性和质量,增加竞争性程度等政策措施②。

可见,国外经济学家对国家层面卫生筹资问题一般都从经济学理论出发,将卫生筹资中的相关主体视为具有独立经济利益的理性人,根据筹资行为中的一系列激励机制,对其中政府与市场的作用进行较为深入和规范的经济学分析。较为纯粹的经济学研究可以使对卫生筹资问题的认识上升到一定的理论高度,从而避免陷入缺乏理论依据的政策研究中。

2. 政府卫生支出与私人卫生支出的作用与特性

经济学界对于卫生筹资中政府卫生支出的重要意义与作用进行了丰富的理论与实证研究,主要包括提高居民健康水平、改善收入再分配以促进社会公平、刺激消费进而促进经济增长等方面的内容。

首先,政府卫生支出水平的提高对健康的改善有重要影响。从理论层面,世界上许多权威机构和著名经济学家对政府卫生筹资改善健康水平的重要作用进行了阐释和分析。舒尔茨(1960)提出,人力资本的提高对经济发展的促进作用大大高于物质资本,正因为如此,各国政府往往将提高卫生投入作为提升本国居民人力资本的重要手段和途径,努力增强政府筹资的作用③。世界银行(1993)认为,卫生支出作为生产性投资可提高收入(尤其对低收入者而言)④。森(2002)认为,健康的不平等可能会削弱人的能力,因此,政府应对"赋能型"人力资本投资性质的卫生投入给予更多的关注⑤。世界卫生组织(2008)指出,公共筹资具有强制性、规模性等许多优于私人筹资的特性,因此具有对医疗服务价格和质量更强的控制能力、更低的管理成本、更强的规模等优势。政府卫生支出能被更有效地投入到基层及公共卫生以获得更高的健康回报。

① Feldstein, Martin S.. Rethinking Social Insurance [R]. National Bureau of Economic Research, Working Paper 11250, 2005(3).

② Hubbard, R. Glenn, Cogan, John F., Kessler, Daniel P.. Healthy, Wealthy and Wise [M]. Washington: American Enterprise Press, 2005.

③ Schultz, Theodore W.. Capital Formation by Education [J]. Journal of Political Economy, 1960, 68 (6): 571 – 583.

④ 世界银行. 1993 年世界发展报告——投资于健康[M]. 北京:中国财政经济出版社,1993.

⑤ Sen, Amartya Kumar. Why Health Equity? [J] Health Economics, 2002, (8): 659 – 666.

许多中东欧国家的预期寿命在经历经济转轨之后大幅下降是政府突然减少卫生投入,退出在医疗卫生领域中所担任的主要角色所致[1]。

此外,许多学者对此问题进行了实证研究。有文献显示,政府作用的提高能促进健康,且政府投入对低收入国家和人群的影响更强烈;也有学者持不同观点。本书第六章将就相关研究现状展开阐述。

其次,政府卫生支出还有利于促进收入再分配、提高社会公平。道斯莱尔和瓦格斯塔夫等人(1999)的实证分析发现公共筹资对收入再分配有轻微的正向作用,而私人筹资具有强烈的负向作用[2]。尽管个人卫生支出具有累进性,但是不利于社会公平(Mingsheng Chen,2012)[3]。布朗(2014)等人利用2003—2008年土耳其家庭预算调查数据进行实证分析,发现贫困与遭受灾难性医疗支出之间具有强烈的相关性,他们的研究结果支持政府进行医疗制度改革,扩大医保覆盖率[4]。

社会医疗保险不仅不对健康和经济状况较差的个体进行歧视性收费,相反这些弱势群体能从政府财政处获得不同程度的补贴,从而实现收入再分配功能。社会医疗保险制度设计中的收入累进性缴费机制能帮助低收入者维护身心健康、减轻医疗费用负担,从而促进社会公平与稳定。社会医疗保险通过发挥收入再分配功能,可达到增进社会互助,维护社会稳定与和谐的效果(Greene,1976[5];Esping-Anderson,1990[6];科尔奈、翁笙和,2003[7])。

---

① World Health Organization. The World Health Report 2008—Primary Health Care Now More than Ever [R]. Geneva, Switzerland: World Health Organization, 2008.

② Doorslaer, Eddy van, Wagstaff, Adam, Burg, Hattem van der et al.. The Redistributive Effect of Health Care Finance in Twelve OECD Countries [J]. Journal of Health Economics, 1999, 18(3): 291 – 313.

③ Chen, Mingsheng, Chen, Wen, Zhao, Yuxin. New Evidence on Financing Equity in China's Health—A Case Study on Gansu Province, China [J]. BMC Health Services Research, 2012, 12 (1): 466.

④ Brown, Sarah, Hole, Arne Risa, Kilic, Dilek. Out-of Pocket Health Care Expenditure in Turkey: Analysis of the 2003 – 2008 Household Budget Surveys [J]. Economic Modelling, 2014, 41: 211 – 218.

⑤ Greene, Mark R.. The Government as an Insurer [J]. The Journal of Risk and Insurance, 1976, 43 (3): 393 – 407.

⑥ Esping-Anderson, G.. The Three Worlds of Welfare Capitalism, Cambridge [M]. UK: Polity Press, 1990.

⑦ 雅诺什·科尔奈,翁笙和. 转轨中的福利、选择和一致性:东欧国家卫生部门改革[M]. 罗淑锦译. 北京:中信出版社,2003.

再次,政府卫生支出还能刺激消费,从而有利于经济发展。预防性储蓄动机在解释政府卫生支出对家庭储蓄和消费行为方面具有重要影响,在医疗支出自付比例较高的国家,人们需要储备积蓄以防不时之需,如中国具有较高医疗支出风险的家庭比无风险家庭的储蓄率高 20%(Chamon & Prasad,2008)[1]。鲍尔达奇等人(Baldacci et al.,2010)的研究发现,中国每提高国内生产总值的 1%用于公共卫生筹资,消费就上涨 1.3%[2],巴内特和布鲁克斯(Barnett & Brooks,2010)的研究表明此比例还要更高[3]。政府卫生支出能通过降低居民储蓄意愿,促进其积极消费,从而与经济增长建立一种正向的关联。可见,加大政府卫生支出的力度不是对其他部门经济资源的"挤占",反而有利于促进经济发展水平的提升。

与政府卫生支出相比,私人筹资促进健康、改善收入再分配等功能要弱得多。世界卫生组织(2000)指出,个人自付方式是非常落后的,且常常阻碍医疗的获得[4]。虽然每个人往往会做出理性选择,但每个人面临的约束条件不一定公正合理(姚洋,2004)[5]。卫生费用的现金支付存在垂直不公平问题,现金支付常常使人们推迟就诊,从而影响其医疗负担和健康。

此外,私人医保对于提高健康水平和促进社会公正的功能也较弱。原因在于,私人健康保险是具有极度累退性的筹资形式,基于风险收取医疗保险费意味着健康状况更差的弱势群体需要支付的保费却更多,导致与社会医疗保险相比,私人健康保险缺乏社会公平性(科尔奈、翁笙和,2003)[6]。与此同时,受利益驱动所致,私人健康保险的保费较高,不利于减轻参保人的经济负担

---

[1] Chamon, M., Prasad, E.. Why are Saving Rates of Urban Households in China Rising? [J]. American Economic Journal, 2008, 2(1): 93-130.

[2] Baldacci, Emanuele, Callegari, Giovanni, Coady, David et al.. Public Expenditures on Social Programs and Household Consumption in China [R]. IMF Working Paper No. 10/69, 2010, Washington: International Monetary Fund.

[3] Barnett, S., Brooks, R.. China: Does Government Health and Education Spending Boost Consumption? [R]. IMF Working Paper No. 10/16, 2010, Washington: International Monetary Fund.

[4] World Health Organization. The World Health Report 2000—Health Systems: Improving Performance [R]. Geneva, Switzerland: World Health Organization, 2000.

[5] 姚洋. 转轨中国:审视社会公正和平等[M]. 北京:中国人民大学出版社,2004.

[6] 雅诺什·科尔奈,翁笙和. 转轨中的福利、选择和一致性:东欧国家卫生部门改革[M]. 罗淑锦译. 北京:中信出版社,2003: 66—73.

(Fuchs，1996)[1]。

由此可见，作为公共筹资代表的政府卫生支出在提升健康水平、改善收入分配格局、促进社会公平等方面具有天然优势，这些优势恰好与政府职能相契合。当然，政府卫生支出也有其缺点，如由于卫生系统的资金主要来源于政府预算，容易受政治压力或外部冲击的影响，卫生部需要同其他部门竞争同一资源，因此，政府卫生筹资具有不稳定性；另外，政府卫生筹资可能让富人得到更大的益处，因为穷人由于面临地域可及性问题或时间成本问题而倾向于更少地利用服务（世界卫生组织，2000）。

而私人卫生支出也具有其自身的功能和意义，对政府的作用起到了补充和替代。以商业医疗保险为例，其可扮演全民医保制度"减压阀"的角色，其良性发展在一定程度上有助于政府用较低成本实现社会保险项目的广覆盖，在医疗可及性、医疗成本、医疗质量等方面具有一定优势。纽德克等人（1996）的研究也表明，强制性社会保险加上补充性商业保险可以有效地化解由逆向选择所带来的负面影响[2]。

国外学者对政府与私人卫生支出的作用与特性进行了广泛的研究，这为本书研究政府与市场在卫生筹资中的功能与作用提供了基础和借鉴。

3. 政府与市场在卫生筹资中的占比

关于世界各国政府与市场在卫生筹资中占比的变化趋势，许多学者进行了比较研究。阿贝尔·史密斯（1963）开拓了卫生总费用的国际比较研究，他发现，一国卫生费用在国内生产总值中的占比与该国经济发展水平正相关[3]。翁笙和等人（2008）通过对我国医疗卫生领域由计划向市场的转变发展过程进行剖析，指出世界各国的发展趋势是卫生筹资的公共化和医疗服务提供的多元化，而我国改革开放后的实践却在相反的方向上行进——更少的公共筹资和公立医院的持续主导，未来应向世界趋势靠拢[4]。

考迪等人（2012）的研究发现，1970—2007 年间，发达国家公共卫生支出在

① Fuchs，Victor R.. Economics，Values and Health Care Reform [J]. American Economic Review，1996，86(1)：1－24.

② Neudeck，Werner，Podczeck，Konarad. Adverse Selection and Regulation in Health Insurance Markets [J]. Journal of Health Economics，1996，15：387－408.

③ Brian，Abel-Smith. Paying for Health Service [R]. Geneva：WHO，1963 Public Health Paper No. 17.

④ Eggleston，Karen，Wang，Jian，Rao，Keqin. From Plan to Market in the Health Sector? China's Experience [J]. Journal of Asian Economics，2008，19：400－412.

国内生产总值中占比的增长速度快于新兴经济体国家；发达国家公共卫生支出占比的发展出现趋同性现象，即原来初始比重较低的国家发展速度较快，如美国、葡萄牙、新西兰等国；而初始占比较高的国家则发展速度放缓，如瑞典、爱尔兰、丹麦等国[1]。

大量理论与实证研究表明，纯粹的政府或市场都无法使卫生筹资达到预期效果，只有充分发挥二者的混合作用，才能彼此互补。因此，许多经济学家尝试对政府和市场的最佳比例进行研究与探讨。所有国家面临的一个重要问题即医疗支出的适当水平（Savedoff，2007）[2]，这不仅是政策制定者最关心的公共问题之一，而且也引发经济学家纷纷从理论上寻找最佳答案。如果最优规模存在，那么，一旦政府投入水平小于该规模，则将导致私人支出的过高，损害个人利益；反之，则会对资金的利用效率等造成不利影响。

然而，许多学者的研究发现，对这一比例的探寻存在一定难度。不同国家间卫生筹资途径的差异以及公共医疗支出水平的差异反映了国家偏好和条件约束，世界上没有一种唯一的完美的政府卫生筹资作用的模式，没有独一无二的为所有国家提供参照的公共医疗支出"最优"水平（Gupta et al.，2012）[3]。

（二）医疗机构层面筹资问题研究

1. 不同所有制医疗机构的效率与筹资来源比较

国外学术界对不同所有制性质医疗机构展开了丰富的研究。许多研究表明，非营利医疗机构拥有更大优势。有学者从信息不对称导致的对服务质量鉴别困难的角度阐述了非营利医疗机构盛行的原理（Arrow，1963）[4]；有学者从所得盈余无法分配的机制引起的违约动机较小的视角解释了非营利医疗机

---

[1] Coady, David, Kashiwase, Kenichiro. Public Health Care Spending: Past Trends [A]. in Clements, Benedict, Coady, David, Gupta, Sanjeev eds.. The Economics of Public Health Care Reform in Advanced and Emerging Economics [M]. Washington DC: International Monetary Fund, 2012.

[2] Savedoff, W.. What Should a Country Spend on Health Care? [J]. Health Affairs, 2007, 26(4): 962-970.

[3] Gupta, Sanjeev, Clements, Benedict, Coady, David. The Challenge of Health Care Reform in Advanced and Emerging Economies [A]. The Economics of Public Health Care Reform in Advanced and Emerging Economics [M]. Washington DC: International Monetary Fund, 2012.

[4] Arrow, K. J.. Uncertainty and the Welfare Economics of Medical Care [J]. The American Economic Review, 1963, (53): 942-973.

构效率更高的原因(Hansmann，1980)[1]；还有学者将该类机构对服务品质和声誉的重视归因于其利润激励机制的缺乏(Newhouse，1970[2]；Weisbrod，1988[3])；有学者认为，对于私人市场未能完全提供的公共品，非营利机构可予以补充(Weisbrod，1974)[4]。此外，有学者通过对美国、中国台湾地区、意大利的具体案例进行实证研究，发现非营利医院的成本更低、效率更高(Ettner & Hermann，2001[5]；Lien H. et al.，2008[6]；Daidone & D'Amico，2009[7])。但也有研究通过对美国、德国等国不同性质医院进行比较研究，发现营利性医疗机构的成本更低，效率更高(Wilson & Jadlow，1982[8]；Kessler & McClellan，2001[9]；Werblow & Robra，2006[10])。同时，还有学者对美国、意大利等国进行调查研究发现，公立医院更具优势，如其费用更低(Sloan et al.，2011)[11]，承担了更多社会责任(Picone，2002)[12]，且效率更高(Daidone &

① Hansmann，Henry B.. The Role of Nonprofit Enterprise [J]. The Yale Law Journal，1980，89(5)：835 - 901.

② Newhouse，Jorsphe P.. Toward a Theory of Nonprofit Institutions：An Economic Model of a Hospital [J]. American Economic Review，1970，60(1)：64 - 74.

③ Weisbord，B. A.. The Nonprofit Economy [M]. Cambridge：Harvard University Press，1988.

④ Weisbord，B. A.. Toward a Theory of the Voluntary Nonprofit Sector in a Three-Sector Economy [A]. in Phelps，E. ed.. Altruism Morality and Economic Theory [M]. New York：Russel Sage，1974.

⑤ Ettner，S. L.，Hermann，R. C.. The Role of Profit Status Under Imperfect Information：Evidence from the Treatment Patterns of Elderly Medicare Beneficiaries Hospitalized for Psychiatric Diagnoses [J]. Journal of Health Economics，2001，(20)：23 - 49.

⑥ Lien，H.，Chou，S.，Liu，J.. Hospital Ownership and Performance：Evidence from Stroke and Cardiac Treatment in Taiwan [J]. Journal of Health Economics，2008，27(5)：1208 - 1223.

⑦ Daidone，S.，D'Amico，F.. Technical Efficiency，Specialization and Ownership Form：Evidences from a Pooling of Italian Hospitals [J]. Journal of Productivity Analysis，2009，32(3)：203 - 216.

⑧ Wilson，George W.，Jadlow J. M.. Competition，Profit Incentives and Technical Efficiency in the Provision of Nuclear Medicine Services [J]. Bell Journal of Economics，1982，13(2)：472 - 482.

⑨ Kessler，D. P.，McClellan，M. B.. The Effects of Hospital Ownership on Medical Productivity [J]. RAND Journal of Economics，2002，33(3)：488 - 506.

⑩ Werblow，A.，Robra，B. P.. Einsparpotenziale im Medizinfernen Bereich Deutscher Krankenhauser-eine Regionale Effizienzfront-Anayse [A]. in Klauber，J.，Robra，B. P.，Schellschmidt，H. eds.. Krankenhausreport 2006-Schwerpunkt：Krankenhausmarkt im Umbruch [M]. Stuttgart：Schattauer，2006.

⑪ Sloan，F. A.，Picone，G. A.，Taylor，D. H.. Hospital Ownership and Cost and Quality of Care：Is There a Dime's Worth of Difference? [J]. Health Economics，2011，20(1)：1 - 21.

⑫ Picone，G.，Chou，S.，Sloan，F.. Are For-profit Hospital Conversions Harmful to Patients and to Medicare? [J]. RAND Journal of Economics，2002，33(3)：507 - 523.

D'Amico，2009①；Burgess，1996②；Ozcan，1992③；Brown，2003④）。此外，还有很多实证研究发现，非营利和营利性医院的效率之间并无显著差异（Burgess & Wilson，1998⑤；Staat，2006⑥；Rosenau & Linder，2003⑦；Shen et al.，2006⑧）。可见，学术界关于医院所有制的优劣并没有定论。

2. 医保机构对医疗机构的支付方式

众多经济学家都认为，对医疗机构进行预付制支付方式比按服务付费等后付制方式对于控制成本更有效。阿罗(1963)提出，在预付制计划中，医疗保险和医疗服务由同一组对象提供，故将成本控制在最低水平的激励也最强⑨。福克斯(1974)认为，按人头付费方式的运用与实践证明该支付方式对患者而言比较方便，易于管理，在不损害健康的情况下有效地降低了医疗成本⑩。萧庆伦(1994)通过国际比较发现，对医疗机构的价格管制本身并不足以控制医疗成本的快速上升和其垄断利润的产生，医疗机构及其医务人员能通过诱导需求以弥补价格下降带来的损失，因此，需要同时引入总额预算等方式⑪。科尔奈和翁笙和(2003)认为，按服务付费的支付方式鼓励过度使用和诱导需求行为，而按人头付费则可能导致服务的减少和风险的选择，在这两者之间的支

① Daidone, S., D'Amico, F.. Technical Efficiency, Specialization and Ownership Form: Evidences from a Pooling of Italian Hospitals [J]. Journal of Productivity Analysis, 2009, 32(3): 203 – 216.

② Burgess, J. F., Jr.. Wilson, P. W.. Hospital Ownership and Technical Inefficiency [J]. Management Science, 1996, 42(1): 110 – 123.

③ Ozcan, Y. A., Luke, R. D., Haksever, G.. Ownership and Organizational Performance: A Comparison of Technical Efficiency across Hospital Types [J]. Medical Care, 1992, 30(9): 781 – 794.

④ Brown, H. Shelton. Managed Care and Technical Efficiency [J]. Health Economics, 2003, 12(2): 149 – 158.

⑤ Burgess, James F., Wilson, Paul W.. Variation in Inefficiency among US Hospitals [J]. Information Systems and Operational Research, 1998, 36(3): 84 – 102.

⑥ Staat, M.. Efficiency of Hospitals in Germany: A DEA-bootstrap Approach [J]. Applied Economics, 2006, 38(9): 2255 – 2263.

⑦ Rosenau, P., Linder, S.. Two Decades of Research Comparing for Profit versus Non-profit Performance in the US [J]. Social Science Quarterly, 2003, 84(2): 219 – 241.

⑧ Shen, Y., Eggleston, K., Lau, J. et al.. National Bureau of Economic Research Working Paper [R]. 2006.

⑨ Arrow, Kenneth J.. Uncertainty and the Welfare Economics of Medical Care [J]. American Economics Review, 1963, (53): 962.

⑩ Fuchs, Victor R.. Who Shall Live [M]. New York: Basic Books, 1974: 150.

⑪ Hsiao, William C.. "Marketization"——The Illusory Magic Pill [J]. Health Economics, 1994, (3): 355.

付方式成为较理想的选择①。叶志敏和翁笙和(2004)对我国海南省1997年引入的供方支付方式改革进行评估,发现改革前的按服务付费方式产生了价格扭曲,而预付制使药品(尤其是昂贵药品)价格的增速放缓②。因此,现有研究表明,支付方式改革是纠正市场失灵和政府干预卫生领域所引致负面效应的有效政策工具。

(三) 小结

整体来看,国外学者的研究成果十分丰富,从不同视角对国家和医疗机构两个层面的卫生筹资展开了研究,为本书提供了具有价值的参考。从研究方法来看,国外文献所采用的分析框架大都遵循经济学理论的基本脉络和范式,具有一定的理论高度与创新,且将医疗卫生筹资问题纳入经济学理论范畴进行规范研究,而不再停留在社会政策改良的角度进行讨论。

从研究的对象来看,国外文献一般从研究者所在国的具体问题出发进行分析,或对世界范围内的情况进行比较。由于这些国家所处的人口与社会背景、经济发展阶段、医疗卫生制度都具有较大差异,且各国的卫生筹资制度都处于不断的动态发展变化过程中,因此,国外文献的一些研究结论及其提炼出的规律与逻辑可能不太适合我国,在借鉴国外研究成果时应注意结合国情。

二、国内文献综述

中华人民共和国成立以来,我国卫生筹资结构经历了曲折的变化过程,尤其在改革开放后,政府大幅减少在卫生筹资中的责任,造成了诸多负面影响,引起了学术界对卫生筹资相关问题的广泛讨论。政府与市场在卫生筹资中究竟应该发挥怎样的功能与作用? 这一问题引发越来越多学者的关注。围绕着对中华人民共和国成立后卫生筹资战略的总结与反思,以及未来卫生筹资政策的趋势与走向,国内学者展开了大量研究,积累了丰富的学

① 雅诺什·科尔奈,翁笙和. 转轨中的福利、选择和一致性:东欧国家卫生部门改革[M]. 罗淑锦译. 北京:中信出版社,2003:66—73.
② Yip, Winnie, Eggleston, Karen. Addressing Government and Market Failures with Payment Incentives:Hospital Reimbursement Reform in Hainan, China [J]. Social Science & Medicine, 2004,58:267-277.

术成果。

(一) 国家层面卫生筹资问题研究

1. 我国政府与市场在卫生筹资中的作用

关于在我国的卫生筹资中,政府和市场如何定位,国内学者进行了大量研究。一些学者认为,我国过去用很少的资源取得了较大的卫生成就,即归功于政府主导作用的充分发挥。还有学者认为,我国医疗卫生领域出现诸多矛盾与问题的主要原因在于政府与市场的角色定位不清晰。

许多学者认为,改革开放以来,我国医疗卫生领域出现种种弊端的根源是医疗的过度市场化,因此,要重新回归政府,纠正过去走市场化的道路(葛延风,2005[1];郝海等,2005[2];李玲,2006[3];马进,2006[4] 等)。葛延风(2004,2005)指出,不能将经济领域的做法直接套用到医疗行业[5],而应加强政府在卫生筹资中的相应责任[6]。李玲(2006,2010,2015)认为,医疗领域诸多无法避免的市场失灵问题需要政府进行干预,政府的主导可实现医疗资源的有效配置,克服市场缺陷[7][8][9]。

有学者将医疗卫生服务按是否为基本医疗或是否具有公共品性质进行划分,论述政府与市场在其筹资中所承担的不同角色与功能。饶克勤(2002)提出,医疗卫生服务按属性可分为基本与非基本需求产品。对于具有基本需求性的公共品应由政府购买或提供补贴;对于非基本需求的医疗服务,应由居民自行购买[10]。顾昕(2005,2006,2008,2009)认为,公共财政的基本职能之一即弥补市场不足,而基本医疗卫生、公共卫生、农村卫生都属于市场不足的领域,因此政府应加大对此类领域的投入,同时,特需医疗服务等具有私人品性质的

---

① 葛延风,王晓明. 中国医疗服务体系改革反思[J]. 中国卫生产业,2005,(9):19—21.

② 郝海,张双德,张庆云. 我国公立医疗机构激励与约束机制研究[J]. 卫生软科学,2005,19(3):161—163.

③⑦ 李玲. 医改方向:政府主导下市场补充[J]. 中国医疗前沿,2006,(1):33—36.

④ 马进. 卫生系统问题诊断与改革政策建议[J]. 中国卫生资源,2006,(2):54—56.

⑤ 葛延风. 对我国医疗卫生体制改革的几点看法[J]. 中国卫生经济,2004,(8):5—6.

⑥ 葛延风. 医改前路在三岔口上做选择[J]. 中国社会导刊,2005,(9):17—19.

⑧ 李玲. 健康强国——李玲话医改[M]. 北京:北京大学出版社,2010:157—160.

⑨ 李玲. 制度设计更要注重宏观效率[J]. 中国机构改革与管理,2015,(9):37.

⑩ 饶克勤. 转型经济与卫生改革——深化卫生改革的几点思考[J]. 卫生经济研究,2002,(12):3—5.

卫生领域应充分向市场开放①②③④。

有学者将我国改革开放后医疗卫生改革带来的问题与其过度市场化联系起来，主张政府应在公共卫生和基本医疗等方面重新发挥主导作用。刘军民（2005）指出，我国的医改复制了国企市场化改革的模式，卫生领域的过度市场化和分权化导致矛盾日益突出，公共卫生体系逐渐薄弱，公平性恶化⑤。

实际上，学者们在强调政府在卫生筹资中的主导功能时，也对市场的积极作用予以了充分肯定与认可。宋晓梧（2006）提出，我国政府对基本医疗提供保障的同时大力发展商业医保的改革思路是基本正确的⑥。刘国恩（2014）指出，应积极动员社会力量提供更为多样化的医疗服务，共同推进医保制度建设⑦。

许多学者主张在卫生筹资中应发挥政府与市场的混合作用，发挥二者在市场失灵和政府失灵等方面的不同功能，以提高卫生筹资的公平性和效率。左学金和胡苏云（2001）指出，政府的主要职能之一是通过干预市场失灵来消除其缺陷，以及帮助弱势人群，提高医保及服务的公平性，而非将资金一般地补贴给供方，同时，应大力发挥市场资金和机制在筹资中的重要功能⑧。杜乐勋（2001，2005）指出，医疗卫生体系既应由政府来主导，而又离不开市场机制，对政府或市场单方面的过度依赖都可能产生不利影响⑨⑩。

众多学者对改革开放以来我国的卫生筹资改革及政府在其中所发挥的作用进行了评价与反思，并提出了相应的政策思路与建议。蔡江南、胡苏云等人（2007）认为，改革开放后，我国卫生筹资中政府的功能明显减弱，这对处于弱

---

① 顾昕. 走向有管理的市场化：中国医疗体制改革的战略性选择[J]. 经济社会体制比较，2005，(6)：18—29.

② 顾昕. 医疗卫生资源的合理配置——矫正政府与市场双失灵[J]. 国家行政学院学报，2006，(3)：39—43.

③ 顾昕. 走向全民医保——中国新医改的战略与战术[M]. 北京：中国劳动社会保障出版社，2008：167—168.

④ 顾昕. 新医改的新方向与新挑战(上)[J]. 中国卫生产业，2009，(8)：30—33.

⑤ 刘军民. 过度市场化与分权化——中国医疗卫生改革的双重误区[J]. 卫生经济研究，2005，(12)：3—10.

⑥ 宋晓梧. 正确评价医疗改革[R]. 中国宏观经济与改革走势座谈会内容，2006：82—84.

⑦ 刘国恩. 经济增长与国家医改——关于"中国梦"的实质[J]. 卫生经济研究，2014，(1)：4—7.

⑧ 左学金，胡苏云. 城镇医疗保险制度改革：政府与市场的作用[J]. 中国社会科学，2001，(5)：102—111.

⑨ 杜乐勋. 公共财政职能转变对卫生发展的机遇和挑战[J]. 卫生经济研究，2001，(5)：6—8.

⑩ 杜乐勋. 探讨我国医改的成功和失误[J]. 中国医院院长，2005，(15)：36—38.

势的患者造成极其不利的影响,因此,应重点强调公共筹资①。封进(2008)则认为不能将我国医改中的问题全部归因于市场化改革,我国政府在医疗卫生改革中的主要作用应由服务提供转向卫生筹资②。王虎峰(2009)通过对我国医疗卫生部门供需双方的情况和近年来的改革转型及其中政府角色的定位进行探讨,指出我国医疗卫生的首要问题并不是市场失灵,而应重新检视长期以来我国政府在医疗领域模糊和不准确的角色定位③。

现有国内文献大多从既有经济学理论的逻辑起点出发,伴随着我国医疗卫生筹资改革中政府与市场作用的强弱变化,对我国卫生筹资结构的发展趋势进行政策性分析和较为宏观的论述与评价。大部分文献都围绕当下我国医疗卫生体制的发展状况与存在的问题进行研究,与我国的具体国情结合得较为紧密,因而具有较强的时代感与政策性,这也是国内文献区别于国外文献的显著特征之一。

2. 我国政府与市场在卫生筹资中的占比

在卫生筹资中,政府与市场都发挥着重要的作用,二者须保持一定比例的均衡发展。在我国的卫生筹资结构构成中,政府与市场作用的最佳比例究竟为何? 学者们进行了大量的理论与实证研究,对这一问题展开了内容丰富的讨论。

关于对政府卫生支出水平的衡量与评价问题,很多学者展开了较为深入的比较研究。许多学者通过比较国际数据发现,我国卫生总费用和其中政府筹资水平都低于世界平均水平(代英姿,2004④;孙健夫、要敬辉,2005⑤;毛晖、姬艳飞,2008⑥)。雷海潮、刘新亮(2008)对政府卫生支出水平展开了国际比较研究,结果表明我国公共卫生筹资占比过低⑦,张仲芳(2008)的研究也得出了

---

① 蔡江南,胡苏云,黄丞等. 社会市场合作模式:中国医疗卫生体制改革的新思路[J]. 世界经济文汇,2007,(1):1—9.
② 封进,余央央. 医疗卫生体制改革:市场化、激励机制与政府的作用[J]. 世界经济文汇,2008,(1):1—13.
③ Wang, Hufeng. Dilemma of Chinese Healthcare Reform: How to Redefine Government Roles? [J]. China Economic Review, 2009, 20(4): 598 - 604.
④ 代英姿. 公共卫生支出:规模与配置[J]. 财政研究,2004,(6):30—32.
⑤ 孙健夫,要敬辉. 公共财政视角下中国医疗卫生支出分析[J]. 河北大学学报(哲学社会科学版),2005,30(3):67—71.
⑥ 毛晖,姬艳飞. 中国公共卫生财政投入状况分析[J]. 山东经济,2008,(2):82—87.
⑦ 雷海潮,刘新亮. 政府卫生支出的中外比较研究[J]. 中国卫生政策研究,2008,1(1):9—12.

相似结论①。杜乐勋、赵郁馨等(2009)通过对中华人民共和国成立60年来的情况进行回顾,发现2006年我国政府卫生支出占财政总支出的比例竟然低于1982年以前的水平②。张仲芳(2011)的研究发现相同收入组国家的占比具有一定规律,即收入越高国家的政府卫生筹资占比越高③。张倩、应晓华等(2011)通过对中国和泰国的卫生总费用及结构进行比较,发现我国政府卫生支出占比低于泰国,这与我国卫生支出责任主要由地方政府承担有关④。

还有学者对我国省内政府卫生支出水平进行了探讨。张明敏等人(2013)通过对江苏省的数据进行分析,发现政府卫生投入水平总体不足,不仅低于全国平均值,且其增长速度低于财政支出⑤。王莹等(2014)对湖南省跨年度卫生总费用的结构进行分析,发现政府卫生支出水平偏低,建议加大公共筹资力度,扩大社会医保的覆盖范围⑥。

通过对我国三分法卫生总费用的结构进行分析,有学者发现其结构不甚合理,并进而提出了卫生筹资总量中政府与个人卫生支出的理想占比水平。蔡江南等人(2007)提出,我国卫生总费用的结构应由以个人现金支出为主的金字塔结构向"两头小、中间大"的橄榄型结构过渡,未来较为理想的卫生筹资结构应为政府、社会以及个人卫生支出分别占32%、48%、20%⑦。

有学者曾对我国卫生筹资中公共与个人筹资比例的发展趋势进行了预测,发现我国通过逐步提高公共筹资的比例,相应地降低居民个人筹资比例是完全可行的。左学金、金彩红(2007)假定我国国内生产总值年均增速保持9%,财政支出按每年16%增长,财政用于卫生的支出比例每年增长1%。在此假设前提下,到2010年我国城乡居民个人卫生支出比重均降至33%完全可

① 张仲芳.国内外政府卫生支出测算方法、口径及结果的比较研究[J].统计研究,2008,25(4):16—19.
② 杜乐勋,赵郁馨,刘国祥.中华人民共和国成立60年政府卫生投入和卫生总费用核算的回顾与展望[J].中国卫生政策研究,2009,(10):15—20.
③ 张仲芳.卫生筹资结构的国际比较与计量分析[J].统计与决策,2011,(2):78—81.
④ 张倩,应晓华,王群.对中泰两国政府卫生投入差异的思考[J].中国卫生资源,2011,14(2):129—131.
⑤ 张明敏,李古州,冷明祥.从政府卫生投入适宜性谈医药费用控制[J].卫生经济研究,2013,(2):13—15.
⑥ 王莹,周良荣,杜颖等.湖南省卫生总费用结构及增量升级路径研究[J].中国卫生质量管理,2014,21(2):77—79.
⑦ 蔡江南,胡苏云,黄丞等.社会市场合作模式:中国医疗卫生体制改革的新思路[J].世界经济文汇,2007,(1):5—6.

行,即政府筹资的比例可提高至67%;而且随着我国经济实力的增长,公共筹资的比例还可进一步提升,甚至达到80%左右,这对于城乡个人、医保及财政而言都是可以承受的①。

还有学者通过借鉴国际数据对我国卫生筹资中个人占比进行估计与预测。李松光等人(2011)利用世界卫生组织成员国数据对我国卫生筹资结构进行预测,他们认为,2020年我国个人卫生支出占比可能的区间为27%—30%②。

国内学者大多通过趋势预测、国际比较等多种方式对我国卫生筹资中政府与私人卫生支出占比的发展目标进行了研究与探讨,为我们探寻二者的最佳比例提供了参考,但较少有学者通过实证研究的方法对此问题进行较为深入的研究。

3. 我国卫生筹资的公平性

许多学者对我国卫生筹资中存在的地区、城乡和人群差距等公平性问题展开了相关研究。关于地区差距,王俊(2007)的研究显示,我国的政府卫生支出在规模上表现出显著的地区差异,他指出,应针对这种情况安排合理的财政政策,平衡区域间的卫生资源配置能力③。孟庆跃(2008)对我国政府对卫生领域进行投入的总体水平及不同地区和医疗机构的投入情况进行了比较,他建议对中央及地方政府的卫生支出范围予以清晰界定,并改革卫生转移支付制度④。顾昕(2009)指出,我国的卫生资源都涌向城市地区和经济较为发达的地区,而农村的医疗专业力量和机构数量较为欠缺⑤。杨玲、时秒(2013)研究发现,我国各省政府卫生支出绩效的差异显著,所以应优化支出结构,提升卫生支出效率⑥。

关于卫生筹资的城乡不公平性问题,解垩(2009)的实证研究表明,在20世纪90年代后的20多年间,我国城乡人口之间健康水平不均衡的程度在加深⑦。俞卫(2009)认为造成我国医疗卫生城乡差异的原因是医疗保障的筹资

---

① 左学金,金彩红.我国卫生筹资目标的可行性与筹资能力[J].改革,2007,(8):105—111.

② 李松光,王颖,吕军等.适宜的中国卫生筹资构成探讨[J].中国卫生资源,2011,14(1):67—68.

③ 王俊.中国政府卫生支出规模研究——三个误区及经验证据[J].管理世界,2007,(2):27—36.

④ 孟庆跃.政府卫生投入分析和政策建议[J].中国卫生政策研究,2008,1(1):5—8.

⑤ 顾昕.政府转型与中国医疗服务体系的改革取向[J].中国卫生资源,2009,(2):38—46.

⑥ 杨玲,时秒.中国政府卫生支出健康绩效实证研究——基于2010年省际数据分析[J].中国地质大学学报(社会科学版),2013,13(3):127—133.

⑦ 解垩.与收入相关的健康及医疗服务利用不平等研究[J].经济研究,2009,(2):92—105.

水平和资源配置不均衡,政府的转移支付可缩小城乡差距[1]。解垩(2010)的研究发现,我国的卫生筹资机制加剧了收入分配的不平等,且农村地区的筹资体制更具有累退性[2]。周超(2011)的研究发现我国城镇和农村地区卫生筹资水平的差距造成了居民在医疗费用个人负担水平上的差异[3]。刘吕吉、李桥(2015)的研究表明,我国政府卫生支出存在明显的城市偏向,进一步加剧了城乡之间的收入不平等[4]。随着我国医保制度城乡整合步伐的加快,对卫生筹资城乡不均衡问题的研究更多地集中在城乡医保整合问题上(朱恒鹏,2017[5];熊先军,2016[6];彭浩然,2015[7];王超群等,2015[8] 等)。

实际上,城乡差距与地区差距不是截然分开的,存在一定内在联系和相互影响关系。魏众等人研究发现,我国城乡居民间支出的差异主要是由地区差距造成的,因此,政府应对地区补贴予以重新分配,引导资金向农村,尤其是向西部地区流动[9]。刘民权等人(2007)提出政府在加大医疗卫生整体投入力度的同时应更加注重对农村等经济发展落后地区的投入,提高卫生服务的公平性[10]。李玉娇(2013)、孙璧珍(2013)提出要加大政府投入力度,改革财政分权制度并加强中央转移支付制度以缩小地区和城乡之间的差距[11][12]。

关于我国不同省市之间卫生筹资结构的差异性,有学者进行了横向比较研究。金春林、李芬等人(2012)对上海等四省市的卫生筹资公平性进行横向比较,结果显示,上海卫生筹资的公平性颇佳,灾难性医疗支出率更低,但卫生筹资表现出明显的累退性[13]。实际上,我国卫生筹资结构的地区差异处于不断

① 俞卫. 医疗卫生服务均等化与地区经济发展[J]. 中国卫生政策研究,2009,2(6):1—7.
② 解垩. 中国卫生筹资的再分配效应[J]. 人口与发展,2010,16(4):38—46.
③ 周超,任苒. 城乡卫生费用与医疗保障筹资差异分析[J]. 中国卫生经济,2011,30(1):24—26.
④ 刘吕吉,李桥. 政府卫生支出城市偏向与中国城乡收入差距——理论分析与实证检验[J]. 贵州财经大学学报,2015,(1):99—108.
⑤ 朱恒鹏. 中国城乡居民基本医疗保险制度整合研究[M]. 北京:中国社会科学出版社,2017:32—40.
⑥ 熊先军. 整合城乡居民医保意在公平[N]. 人民政协报,2016-2-25(1).
⑦ 彭浩然. 我国社会医疗保险制度整合的关键问题[J]. 中国医疗保险,2015,(6):20—22.
⑧ 王超群等. 中国医疗保险制度整合研究[J]. 中州学刊,2015,(10):69—74.
⑨ 魏众,B. 古斯塔夫森. 中国居民医疗支出不公平性分析[J]. 经济研究,2005(12):26—34.
⑩ 刘民权,李晓飞,俞建拖. 我国政府卫生支出及其公平性探讨[J]. 南京大学学报(哲学·人文科学·社会科学版),2007,(3):23—33.
⑪ 李玉娇. 转型期公共财政对中国医疗卫生事业的投入问题及优化策略研究——对新医改的政策效果评估以及未来展望[J]. 财政监督,2013,(8):58—64.
⑫ 孙璧珍. 人均财政卫生支出比较分析[J]. 北京市工会干部学院学报,2013,28(4):36—41.
⑬ 金春林,李芬,王力男等. 从公平的视角看上海市卫生筹资[J]. 卫生经济研究,2012,(5):79—82.

发展和变化之中,有学者运用实证研究手段对这种变化趋势进行了考察。潘杰、刘国恩(2011)采用我国地区数据进行考察,发现全国各地政府卫生支出在短期内不存在绝对收敛,但在长期呈现明显的"赶超"特征[①]。

还有学者对我国不同人群医疗负担情况展开了研究。金春林、李芬等人(2013)的研究发现,虽然上海市个人筹资占比偏低(仅26.2%),但医保目录外的个人自付水平较高,且不同群体的负担差异较大,因而仍造成部分人群的医疗支出负担较为沉重,他们建议对部分人群进行有针对性的减负,以加强对个人自付水平的控制[②]。

关于我国卫生筹资公平性问题,国内学者的研究大多聚焦于对地区和城乡差距等方面的比较与分析,而较少对其背后的原因进行深入的挖掘与剖析,以及对引起筹资公平性的各种原因进行较为全面的归纳与总结,这也阻碍了对改善公平性问题有关建议的形成。

(二) 医疗机构层面筹资问题研究

1. 我国医疗保险对医疗机构支付方式的选择

许多学者对不同付费模式进行了比较研究。左学金,胡苏云(2001)指出,按服务付费可能导致医疗机构提供不必要的服务,按病种付费和按人头付费具有较强的成本制约作用,但可能激励医疗机构降低服务质量以节约成本,对此可通过适当的措施加以防范[③]。王保真(2007)指出,各种单独的支付方式各有利弊和优劣,组合式的支付方式较为理想,是未来我国支付方式的发展方向[④]。谢春艳、胡善联等学者(2010)对我国多地医保支付制度改革的情况进行了归纳比较,并建议对不同类型医疗服务逐步实施分类支付[⑤]。王峦、荆丽梅(2013)提出,按人头、病种付费等方式无法避免医疗机构利用专业优势提升服务价格,应在总额控制的基础上利用计算点数等方式控制医疗机构的不当

---

① 潘杰,刘国恩,李晨赵.我国政府卫生支出地区差异收敛性研究[J].财政研究,2011,(10):17—19.

② 金春林,李芬,王力男等.居民卫生筹资与医疗费用负担实证分析:以上海为例[J].中国卫生政策研究,2013,6(5):32—36.

③ 左学金,胡苏云.城镇医疗保险制度改革:政府与市场的作用[J].中国社会科学,2001,(5):108—109.

④ 王保真.多元化支付方式是未来改革方向[J].中国医疗前沿月刊,2007,(5):45—46.

⑤ 谢春艳,胡善联.我国医疗保险费用支付方式改革的探索与经验[J].中国卫生经济,2010,29(5):27—29.

行为[①]。

国内学者对医疗机构补偿方式问题展开了丰富的研究,对一些问题已达成了基本共识,如预付制更有效率,能激励医疗机构自发地节约医疗成本;各类支付方式各有利弊,没有完美的模式,应将不同模式组合起来加以运用。但学界仍就某些问题存在分歧,如对公立医疗机构的补偿方式究竟应该采取政府购买服务还是政府财政预算拨款的方式。对这些问题的研究需要建立在对经济学基本理论的认识基础上,也离不开对各国各地实践经验的借鉴。

2. 我国不同层级医疗机构筹资来源

众多学者对于政府给予基层医疗机构大力投入表示了高度的认同。顾昕(2006)提出,我国卫生总费用主要来自非公共筹资渠道,这使得医疗资源的配置由市场力量所主导,其结果必然导致基层卫生筹资不足[②]。左学金、金彩红(2008)提出整合不同医保资金,对城乡基层医疗机构采取人员经费预付和固定资产补偿等形式的投入,使城乡居民平等地利用基本医疗服务[③]。有学者认为,政府应重点为中低收入人群提供低价有效的医疗服务,政府的投入应更多流向基层医疗领域(李玲,2009[④];顾昕,2009[⑤] 等)。周其仁(2011)指出,国家财政应集中对公共卫生和社区医疗机构等部门进行投入,管好基层医疗服务体系,顶层部分由市场化服务体系予以解决[⑥]。

关于我国 2009 年新医改以来在"强基层"方面所取得的成效,学者们进行了相关分析与评价。李玲(2012)指出,新医改方案实施以来,我国基层医疗服务体系发生了根本变革,财政和医保等公共筹资对基层医疗卫生机构的补偿比例大为提高,使其角色定位向公益性回归[⑦]。顾昕(2012)认为新医改方案实施以来,我国基层医疗机构的筹资来源中,政府占比有较为明显的上升,这与社会医保在政策上对基层医疗机构倾斜分不开[⑧]。

① 王峦,荆丽梅等. 医保支付方式影响医疗机构经济运行的机理探讨[J]. 中国卫生经济,2013,32(5):39—42.
② 顾昕. 医疗卫生资源的合理配置——矫正政府与市场双失灵[J]. 国家行政学院学报,2006,(3):39—43.
③ 左学金,金彩红. 新医改怎么"整"? [N]. 社会科学报,2008 - 11 - 13(2).
④ 李玲. 让公立医院回归社会公益的轨道[J]. 资治文摘(管理版),2009,(1):64.
⑤ 顾昕. 中国商业健康保险的现状与发展战略[J]. 保险研究,2009,(11):26—33.
⑥ 周其仁. 公医改革、抓小放大[J]. 中国医院院长,2011,(17):92.
⑦ 李玲. 基层医改探索出中国医改道路[N]. 中国社会科学报,2012 - 10 - 15(6).
⑧ 顾昕. 政府巨额投入,基层依然堪忧[J]. 中国医院院长,2012,(4):58—60.

许多学者一致认为,政府应对基层医疗机构的筹资承担主要责任,以充分发挥其公益性。然而,关于三级医疗机构的筹资来源问题,已有文献的研究明显不足,关于其究竟应充分向市场开放,还是应类似基层医疗机构,由政府肩负起筹资的主体责任,仍没有普遍的共识与定论,需要更多深入的研究以进一步明晰。

3. 我国不同所有制医疗机构筹资来源

对于不同所有制医疗机构的筹资来源问题,许多学者进行了大量的研究。有学者认为,由于公立医院具有明显的公益性,政府应以其为主要投入对象。李玲(2010)认为,公立医院是医疗领域公益性的集中体现,应在医疗服务系统中起主导作用,政府应侧重对其投入[1]。然而,许多学者提出,包括政府财政在内的公共卫生筹资不应仅对公立医院进行投入,也可对非公有制医院进行补贴,国家干预医疗卫生不意味着需要直接生产(顾昕、高梦滔、姚洋,2006)[2]。左学金,胡苏云(2001)提出,应促进不同所有制医疗机构的竞争,若营利性医疗机构有服务意愿,就不应对它们实行歧视政策[3]。朱恒鹏(2010)主张不同性质的医院应通过公平竞争手段获得财政补贴[4]。朱恒鹏(2015)提出不再对我国公立医院进行直接补贴的设想,而使其通过竞争获取医保收入,同时对个别老少边穷地区采取财政直接投资[5]。可见,学术界对此问题仍然存在争议,因而有待于进一步深入的探讨,以对政策的完善提供理论支持。

(三) 小结

随着我国医疗卫生制度改革的不断推进,国内关于卫生筹资问题的研究也逐步深入,为本书的研究提供了宝贵的借鉴。国内文献以政策研究居多,较少从经济学理论的角度进行深入的阐释,也较少从国家和医疗机构两个层面对我国政府与市场在卫生筹资中的作用进行较为全面的讨论,具体有几个方面的内容研究不足:第一,对计量模型缺乏一定的修正,对卫生筹资总额中政府与私人卫生支出最佳比例问题的实证研究不足;第二,对我国卫生筹资的地

---

[1] 李玲. 健康强国——李玲话医改[M]. 北京:北京大学出版社,2010:174—178.

[2] 顾昕,高梦滔,姚洋. 诊断与处方——直面中国医疗体制改革[M]. 北京:社会科学文献出版社,2006:18.

[3] 左学金,胡苏云. 城镇医疗保险制度改革:政府与市场的作用[J]. 中国社会科学,2001,(5):108—109.

[4] 朱恒鹏. 医疗财政投入为何只能面向公立机构[N]. 中国医药报,2010-11-1.

[5] 朱恒鹏. 政府不再直补公立医院,如何?[N]. 健康报,2015-03-30.

区、城乡以及医保制度差距等公平性问题的根源缺乏全面总结与归纳;第三,大部分对不同层级医疗机构筹资问题的研究集中在对基层医疗机构的讨论上,并一致认为政府应发挥主导作用,但对于医疗机构中高层级医疗机构的筹资问题讨论不足,且缺乏定论。

第二章 我国政府与市场在卫生筹资中作用的变迁

制度变迁是新制度产生、替代或改变旧制度的动态过程。诺思认为,制度变迁决定了人类历史中的社会演化方式,因而是理解历史变迁的关键,历史表明,人们过去作出的选择决定了现在可能的选择①。经济和社会的变迁不是偶然发生的,而是许多因素长期累积的结果。因此,要理解当前的制度,必须对过去的历史发展有深刻的理解与认识。

中华人民共和国成立以后,我国卫生筹资制度的发展历经了政府主导、市场化导向和政府重归主导三个时期。不同时期的医疗卫生制度既反映了当时的社会经济背景与条件,也显现出对以往制度的传承与改良。本章通过具体考察分析这三个时期卫生筹资体制的发展过程,及其带来的社会经济影响,以期对我国卫生筹资制度中政府与市场作用的发展脉络进行梳理,明晰未来筹资制度的发展走向。

第一节 中华人民共和国成立以后政府占主导的卫生筹资体制(1949—1979)

中华人民共和国成立后,我国的卫生筹资体制在计划经济宏观背景下形成了以政府为绝对主导的模式,在城镇地区建立了公费和劳保医疗,其筹资来源主要由政府和企业(国有和集体)承担,广大公务员、职员及其家属可享受廉价甚至免费的医疗服务。在农村地区,政府大力推动由农民自发形成的合作医疗制度,在农民、村医、集体共同筹资下,农村合作医疗为数量庞大的农民提供了低成本的基本医疗保障。我国在中华人民共和国成立初期的医疗卫生筹

---

① 道格拉斯·C.诺斯.经济史的结构与变迁[M].上海:上海三联书店,上海人民出版社,1994.

资制度得到了包括世界卫生组织在内的国际社会的高度评价与认同,但同时也存在着一些不足与问题。

一、城镇地区政府主导下的卫生筹资体制

中华人民共和国成立后,受苏联医疗卫生体制的影响,为大力改善工人社会保障状况、充分体现社会主义优越性,我国在城镇医疗领域实行政府绝对主导的筹资模式。政府以苏联的劳动保险体制为范本,针对城镇居民建立公费和劳保医疗制度,为广大机关事业单位和企业员工提供了十分慷慨的医疗保障,政府和国有企业几乎肩负了城市地区所有医疗卫生筹资责任。

始建于1951年的劳保医疗制度在中华人民共和国成立后较长时期内为广大工人、职员及其家属提供了廉价甚至免费的医疗保障,对于保障其健康水平与劳动力再生产能力奠定了制度基础。1952年建立的公费医疗制度为公务员及事业单位人群提供了优厚的医疗保障待遇,该制度在部分地区一直沿用至近年才逐渐取消,对我国医疗卫生制度产生了深远的影响。

公费和劳保医疗制度是政府和企业承担全部筹资责任,个人责任几乎为零的典型的社会主义模式。这种模式以国家承诺的方式为广大城镇地区劳动者提供了优厚的医疗保障,凸显了我国社会主义制度的优越性,激发了劳动者的工作积极性,在很长一段时间内起到了提高生产力、促进经济发展的正面作用。政府主导的卫生筹资制度为提升我国居民健康水平、改善医疗保障状况提供了制度保证,在提高平均预期寿命、降低孕产妇与婴儿死亡率、减少患病风险等方面取得了显著成绩。

任何一种制度都不可能是完美无缺的,中华人民共和国成立后城镇地区由政府承担主要筹资责任的高福利模式也存在一定缺陷。计划经济体制下,我国卫生筹资体制由政府和企业承担主体责任,福利制度与国家和单位紧密联系,这阻碍了劳动力的充分流动,且这种福利模式增强了人们对单位的依赖性,导致公众习惯于政府的悉心照料而缺少对自己的生活和选择予以负责的态度,加大了社会保障领域市场化改革的难度①。此外,政府对公费医疗的财政托底面临较大的不可持续性,劳保医疗也对企业造成经济负担,尤其在1969

---

① 雅诺什·科尔奈,翁笙和. 转轨中的福利、选择和一致性:东欧国家卫生部门改革[M]. 罗淑锦译. 北京:中信出版社,2003:15.

年取消企业间保险基金互济后,不同财力和年龄结构单位的医保负担畸轻畸重问题严重,疾病风险被限制在小范围内,无法在更大的风险池中得到稀释与分散。但总的来说,中华人民共和国成立后我国用低廉的卫生支出成本解决了广大城乡居民的基本健康保障问题,从当时的社会经济约束条件来看,取得了很大的成功。

从医疗机构层面看,中华人民共和国成立后至改革开放前,公立医院的政府补贴经历了不同阶段:1949—1960年间实行"统收统支"管理;1960—1978年间,公立医院开始可以留用收支结余,但结余可用的范围被严格限定,与此同时,受财政状况影响,政府对医院进行补偿的范围也大幅缩小,在1949年后的30年间,政府对公立医院的财政补助始终保持了较高的水平,保证其社会功能不偏离既定目标[①]。政府对公立医院的补助政策由中华人民共和国成立初期的大包大揽、完全托底逐步向局部范围内有选择性投入转变,这一方面是由于受到不断攀升的医疗费用的财政压力所致,另一方面也与中华人民共和国成立后我国经济发展的曲折过程和财力不支有关。

二、农村地区政府推动下的卫生筹资体制

中华人民共和国成立后至改革开放前,农村合作医疗制度逐渐发展成为向农村居民提供低成本基本医疗保障的重要制度。合作医疗以农村集体经济为基础,农民就诊时免除诊疗费或药费。因该制度的低廉和高效,受到世界银行和世界卫生组织高度评价[②]。

农村合作医疗制度经历了萌芽期(1954年以前)、兴起期(1955—1968)和普及期(1969—1978),该制度的产生作为一种新的实践虽然源自农民,而不是决策者与专家,但在其发展尤其推广普及过程中,政府起着至关重要的作用:在我国的历次改革过程中,通常由地方政府根据本地实情进行因地制宜的实践活动,创造出解决问题的各种不同方式,而后在中央政府的肯定和支持下进行分权式横向推广和集中式纵向推广;在农村合作医疗的建立和发展过程中,各级政府表现出的面对不确定性和新挑战时尝试新方法、改进制度运作,通过比较不同制度选择寻找适宜改革方案的适应能力以及在不同时期

---

① 公立医院改革的历史回顾[EB/OL]. http://www.healthpolicy.cn/rdfx/glyygg/lshg/.
② 世界银行.中国卫生模式转变中的长远问题与对策[M].北京:中国财政经济出版社,1994.

从不同地方实践中进行学习的能力在一定程度上解释了合作医疗制度的成功①。

中华人民共和国成立后,我国的农村三级医疗网络不断得到完善。1958年基层医疗诊所纳入公社管理,起到了乡镇卫生院的功能。1960年中央发文规定,农村地区需酌情由当地政府或中央开办卫生院。1965年政府卫生投资向农村倾斜,农村地区三级医疗网络初现雏形。此外,政府还通过派遣城市医疗队下乡、培训赤脚医生、对农村各级医疗机构进行财政拨款等方式在农村卫生筹资来源方面给予支持,尤其对边远贫困地区体现了政府的责任与担当,为中华人民共和国成立后广大农民群体得到最为基本的医疗服务供给提供了保障。

三、对中华人民共和国成立后我国城乡卫生筹资体制的评价

中华人民共和国成立初期,我国的医疗卫生制度用很少的医疗资源为广大国民提供了基本的医疗福利,保障了城乡居民的健康水平,维护了社会的稳定。1949—1978年,我国居民的预期寿命从35岁上升至68岁,达到当时发达国家平均水平②。1978年,世界卫生组织提出"到2000年人人享有医疗保健"的目标,并将中国的医疗模式作为典范向世界推荐。森也对毛泽东时代中国的医疗体系表示高度称赞,他认为,中国在医疗资源(包括农村的医疗服务)分配方面比印度公平得多,避免了持续的营养不良和普遍的不健康状况③。

在计划经济时代,整个经济体系的价格都是由国家决定的,市场的微观基础不复存在,国营和集体经济成为国民经济体系的主导,计划指令成为配置资源的唯一方式。在卫生领域,经典社会主义制度的家长制作风得到凸显,即政府将对国民进行照顾,使其获得免费的医疗保健(科尔奈、翁笙和,2003)④。正是在政府强有力的干预与调控下,我国在中华人民共和国成立以后经济尚处

① 王绍光.学习机制与适应能力——中国农村合作医疗体制变迁的启示[J].中国社会科学,2008,(6):114.

② 李玲.健康强国——李玲话医改[M].北京:北京大学出版社,2010:83.

③ 王绍光.巨人的瘸腿:从城镇医疗不平等谈起[J].读书,2005,(11):4.

④ 雅诺什·科尔奈,翁笙和.转轨中的福利、选择和一致性:东欧国家卫生部门改革[M].罗淑锦译.北京:中信出版社,2003.

于恢复阶段的情况下,用较低的卫生筹资成本实现了城乡居民健康水平质的飞跃和医疗保障水平显著的提高。

第二节 改革开放后市场化导向的卫生筹资体制(1979—2003)

改革开放后,随着我国由计划经济向市场经济的转变,医疗卫生筹资制度也走上市场化的道路,政府不再担当在卫生筹资领域的主导角色,城镇地区医疗机构的筹资来源由政府投入为主向市场资金为主转变。随着我国农村集体经济的消弭,合作医疗制度逐渐解体,广大农民陷入丧失医保的处境。如果改革开放前的政府绝对主导型卫生筹资模式是一个极端,那么改革开放后卫生筹资的市场化改革则走向了另一个极端。

一、政府对城镇地区卫生筹资的逐步退出

1978年,我国走上了改革开放的道路。在改革开放和市场经济的大背景下,政府逐步退出对公立医院的筹资责任,医疗服务收费逐渐成为医院收入的主要来源。在20世纪70年代末—20世纪90年代初,我国借鉴企业改革"放权让利"的思路,对公立医院进行管理改革,1979年,根据卫生部等部门的相关规定,财政对公立医院的投入模式由原来的按工资全额拨付向按床位定额补助转变[1]。1988年,政府提出对医院实行"承包制"管理,允许医院通过差异化收费机制及药品加成收入留用制度弥补其收支缺口[2]。2000年起,政府对公立医院的补贴不再覆盖在职人员,而只涉及离退休员工经费、发展建设支出、政策亏损等项目[3]。改革开放后的二十多年里,政府通过出台一系列政策文件逐步减少对医院的财政投入力度,使医院的筹资结构由政府主导向业务收入为主逐渐转变。

在改革过程中,医院获得较大自主权,具体包括对收支结余的使用权、对

---

① 卫生部,财政部,国家劳动总局.关于加强医院经济管理试点工作的意见.1979-4-28.
② 卫生部,财政部,人事部,国家物价局,国家税务总局.关于扩大医疗卫生服务有关问题的意见.1988-11-9.
③ 财政部,国家计划委员会,卫生部.关于卫生事业补助政策的意见(财社[2000]17号).

一定范围内人员的收入分配权、人事管理权、业务建设决策权等。为克服公立医院"大锅饭"的弊端并解决政府日渐不支的财政卫生支出问题,政府允许有条件的医院在确保社会效益的前提下通过有偿医疗服务获取收入。在公立医院"以药补医"模式日渐盛行的情况下,医疗卫生领域逐步出现"乱象丛生"的局面,由"药价虚高"引发的看病贵等医患矛盾日益突出并引起社会广泛关注和担忧,学界和政府围绕卫生筹资应由政府还是市场主导产生了激烈争论。

由于医院的收入来源逐渐以"自主创收"为主,医院在一定程度上被推向了市场,因而很多人将改革开放以后对公立医院的筹资改革定义为"市场化"改革。实际上,从改革伊始,就有人提出医疗卫生作为公益性领域,"不给钱给政策"的做法实际上是把医疗负担转嫁给患者[1]。1993年,时任卫生部领导也公开反对医疗行业的市场化[2]。显然,政府用管理市场经济中一般企业的思路和手段来管理医疗机构有所偏颇,"放权让利"等市场手段因其内在局限性,容易导致医疗领域短期行为的发生以及政府和市场的失衡[3]。

随着公立医院改革的推进,在逐利机制的作用下,医生诱导需求和过度医疗行为逐渐盛行,医疗费用上涨之势日趋严重。在这一背景下,尚未改革的公费和劳保医疗制度日渐捉襟见肘,政府和企业都无力应对高额的医疗费用,改革迫在眉睫。20世纪80—90年代,卫生部等相关部门积极探索医保改革方案,首先在辽宁、湖北等地开展医保改革试点工作,其后在镇江和九江两地试行社会医保制度,并逐步推广至其他省市。改革后的社会医保制度更多地体现了个人在卫生筹资中的责任分担,不仅减轻了政府与企业的筹资压力,也对医疗服务需方的行为起到了一定的约束作用[4]。

1998年,在各类医保改革试点的基础上,政府建立城镇职工医疗保险制度[5]。该制度综合考虑相关利益方的承受能力,不再实行财政的软预算约束。医疗保险费由单位和个人按一定比例共同分担,有利于形成费用节约机制。医保制度实行属地管理,从而打破了之前无法在不同财力和风险特征单位间

① 杜乐勋."不给钱给政策"之误[J].中国医疗前沿,2006,(1):12.
② 黎燕珍.中国医改:20年再回首[J].中国改革,2005,(10):31.
③ 夏冕,罗五金.我国医疗体制改革的路径分析[J].卫生经济研究,2009,(9):12.
④ 顾昕,高梦滔,姚洋.诊断与处方——直面中国医疗体制改革[M].北京:社会科学文献出版社,2006:79.
⑤ 国务院.关于建立城镇职工基本医疗保险制度的决定(国发[1998]44号).1998-12-4.

进行风险分摊的局限性①。

随着我国 2001 年成功加入世界贸易组织,政府为实践自身承诺和满足其规定,继续加大了深化国有企业改革的力度,造成众多国有企业职工下岗失业,导致我国以单位为依托的劳动保险体系的崩溃。国企改革的去社会职能化加速了由"单位保障"向"社会保障"的转型②。

城镇职工医疗保险的建立逐渐取代了公费和劳保医疗,但由于员工家属被排除在外,其覆盖率十分有限,到 2000 年底,仅覆盖 4 300 多万人,不到全国人口的 4%③。城镇职工医疗保险作为当时我国唯一的社会医疗保险所覆盖的人群极为有限,且覆盖的对象为具有稳定收入来源的社会中上阶层,广大没有固定职业的城镇居民和农村居民没有任何医疗保障,因此,改革开放后我国卫生筹资的公平性较低;从卫生筹资的效率来看,20 世纪 90 年代中期,新加坡、英国、日本和我国台湾地区用占国内生产总值总量 5%—7.4%的卫生经费实现了全民医保,而同期我国在医保水平极低的情况下,该比重却高达 4%④。无论从公平性还是效率来看,改革开放后的二十多年间,我国以市场为导向的卫生筹资制度引发较多矛盾与问题,亟须对改革方向进行扭转,使政府重新发挥其应有的职责。

伴随着改革开放的推进和市场经济的发展,商业健康保险逐渐发展起来,但是由于受诸多条件的限制,其发展空间受到较大制约。同样,由于我国公立医院仍占主导,非公所有制医院发展缓慢,市场力量尚未真正形成。部分地区由于财力不支,大力推动卫生筹资和服务的市场化改革,出现了全盘市场化的极端案例,如江苏省宿迁市从 2000 年开始对公立医院实行"产权变卖",政府从对公立医院的投入中几乎完全退出。这一时期我国医疗卫生制度的发展历程反映了在市场经济发展的宏观背景下,政府从改革开放前对公立医院实行大包大揽的责任定位中逐步解脱出来,减小其投入力度的同时向市场释放更多的筹资空间。

---

①④ 左学金,胡苏云. 城镇医疗保险制度改革:政府与市场的作用[J]. 中国社会科学,2001,(5):102—103.

② 陈泽群,彭宅文. 全球化与中国劳动保障[A]. 莫道明,祁冬涛,刘骥. 社会发展与社会政策:国际经验与中国改革[M]. 北京:东方出版社,2014:315.

③ 我国医疗保险制度改革稳步推行[EB/OL]. [2001-04-04]. http://www.drcnet.com.cn/www/int/.

二、农村合作医疗制度的瓦解

农村合作医疗制度瓦解后,政府又开始尝试恢复该制度,恢复阶段的合作医疗投入以个人来源为主,集体和政府为辅。各地的合作医疗模式也更加多元化,包括风险型、福利型以及初级保障水平等多种形式[①]。合作医疗在历经曲折变迁后逐渐名存实亡,1993—1998 年,农村地区自费医疗人员比例由84%上升至87%,众多农民丧失医疗保障。直至 2003 年新农合建立后,该局面才得以改变。

改革开放后的医疗体制改革沿袭了中华人民共和国成立后重城轻乡的传统路径,甚至表现出比之前更强的城市偏向[②]。例如,在改革过程中,政府于2000 年提出公务员的医保待遇需随经济发展上升而不能降低[③]。而在农村地区,政府没有采取强势干预的措施对卫生筹资承担主导责任,使广大农民在长时期内处于没有任何医疗保障的境地。农村医疗保障制度的缺失也导致疾病开始成为农村贫困的重要因素之一(刘远立、饶克勤、胡善联,2002)[④]。

三、对改革开放后城乡卫生筹资体制的评价

改革开放后,随着我国经济体制向市场化的过渡,我国卫生筹资体制从原来重点强调政府的责任向加强个人对自身负责逐渐转变,政府在卫生筹资总额中的占比逐步下滑,到 2000 年前后达到最低值[⑤]。与此同时,我国卫生费用总量大幅攀升[⑥],加重了个人和社会的负担。2000 年,我国在世界卫生组织关于国家卫生绩效与费用负担公平方面的排名均靠后[⑦]。

我国在 1978—1993 年实行财政包干体制,1994 年推行分税制改革,形成财政收入向上集中、社会事业支出事权向下转移的局面。在地方政府官

---

① 俞卫,郑春荣. 国际社会保障动态[M]. 上海:上海人民出版社,2013:255—256.

② 左学金,胡苏云. 城镇医疗保险制度改革:政府与市场的作用[J]. 中国社会科学,2001,(5):103.

③ 劳动保障部,财政部. 关于实行国家公务员医疗补助的意见(国办发[2000]37 号).

④ 刘远立,饶克勤,胡善联. 农村健康保障制度与卫生服务[J]. 中国卫生经济,2002a,(5):7—10.

⑤ 参见本书图 3.1.

⑥ 参见本书图 3.2.

⑦ World Health Organization. The World Health Report 2000—Health Systems: Improving Performance [R]. Geneva, Switzerland: World Health Organization, 2000.

员考核以国内生产总值为导向的背景下,地方政府可能为追求经济发展而牺牲医疗卫生等社会保障领域的建设和投入,从而造成政府对卫生筹资的大幅退出。

改革开放以后,在城镇地区,政府对公立医疗机构补偿力度下降,其筹资来源过度依赖药品收入,导致过度医疗盛行,医疗费用上升态势因供方内在节约机制的缺失而无法得到控制。为了追求业务收入,本应以提供预防性服务为主的基层医疗机构争相提供有偿治疗服务,而由于大量无医保人群的需求受到抑制,医务人员的工作负荷和医疗设施利用率也出现过剩现象。而在农村地区,由于合作医疗的瓦解,其医疗资源的不足也制约了农民获得有效的初级医疗服务(左学金、胡苏云、谢白羚,1999[①];左学金、胡苏云,2001[②])。

政府在市场经济蓬勃发展的时代背景下对卫生筹资责任的退出并没有给医疗行业带来发展活力的释放,反而造成卫生领域公平与效率的恶化,这场市场化改革的后果值得我们反思。改革开放伊始,我国处于经济转型的特殊时期,社会和个人都经历着经济体制变革带来的巨大冲击,政府在此转型期内本应对社会成员给予更多的保护,但反观改革开放后政府的表现,其过早过快地退出在卫生筹资中的担当,将医疗卫生的沉重负担抛向社会和个人,造成了一系列不良社会后果。

与东亚其他发达经济体相比,我国在改革开放后创造经济奇迹的同时并没有创造社会奇迹,医疗卫生等社会事业的发展与改革落后于经济发展。国家在经济领域推行新自由主义的同时,让市场化和商品化侵入医疗卫生等社会领域,削弱了社会基础,并留下了社会政策领域三个鲜明的制度遗产,即国家对社会政策的有限参与、以市场为基础的福利供给、高水平的社会自力更生(郑永年,2014)[③]。以个人自付为主要来源的卫生筹资结构必然是不可持续的,落后的卫生筹资模式与日益发展的经济水平之间的张力终将带来卫生筹资领域新的变革,政府责任的回归势在必行。

---

① 左学金,胡苏云,谢白羚. 建立和加强医疗服务机构的内部成本制约机制——关于深化中国城市医疗保险体制改革的思考[J]. 上海社会科学院学术季刊,1999,(2):147—155.
② 左学金,胡苏云. 城镇医疗保险制度改革——政府与市场的作用[J]. 中国社会科学,2001,(5):102—111.
③ 郑永年. 国家与市场之间:中国社会政策改革的政治逻辑[A]. 莫道明,祁冬涛,刘骥. 社会发展与社会政策:国际经验与中国改革[M]. 北京:东方出版社,2014:248—265.

第三节　新时期政府加强作用的
卫生筹资体制(2003年至今)

2003年,"非典"的蔓延对我国医疗卫生体制造成沉重打击,也充分暴露了我国卫生筹资中政府作用的薄弱给医疗体制带来的严重后果。政府开始重视对医疗卫生事业的投入与责任,逐步加大了在卫生筹资中的支出力度,并推动了社会医疗保险的建立与覆盖。伴随着我国经济发展水平的不断提高,卫生筹资中市场的力量也日趋强大,政府与市场进入共同快速发展时期。

一、政府在卫生筹资中主导地位的重新发挥

我国在经历改革开放后卫生筹资的市场化和政府大幅退出的自由放任式发展之后,医疗卫生领域遭遇较大的发展困境,医疗制度存在的诸多弊端和隐患逐步显现出来。首先,除城镇职工外,数量庞大的城乡居民在传统医疗保障制度瓦解后无法得到任何医疗保障。1998年城镇职工医疗保险建立以后,也仅有一小部分城镇拥有正式职业的员工可通过该医保获得医疗保障,而数量庞大的城乡居民没有任何医保。其次,城乡和地区之间医疗卫生发展不平衡。第三,随着政府对卫生投入的不断下降,医疗服务提供方在缺乏政府投入的情况下受到不当激励,同时缺乏有效的约束机制,导致过度医疗盛行、医疗费用高企、患者负担日趋加重。

2003年"非典"的爆发使以上矛盾得以集中暴露,政府开始反思其改革开放以来在卫生筹资中的"退出战略"。2005年,国务院发展研究中心的研究认为,我国医疗卫生体制的市场化趋势不符合卫生事业的基本规律,医改是失败的[①]。政府对医改市场化取向的重新认识使其坚定了对医改方向的扭转,加速了新医改的启动。

2006年,我国确立医疗卫生由"政府主导"的基本原则,此后广义政府卫生支出水平出现非常显著的提升。2007年,我国新医改方案在全球范围内公开征集相关意见建议,最终于2009年正式启动新一轮医改,确立了政府在医疗

---

① 国务院发展研究中心课题组. 中国医疗卫生改革的挑战[J]. 财经界,2005(10):107—113.

领域的主导作用与地位,强调了政府的卫生筹资责任,并将政府投入的重点向公共和基层医保等方面倾斜①。从近几年新医改的实施情况来看,政府在外部性和公共品性质较强的公共卫生和基本医疗服务等方面干预力度较大,成效也颇为显著,较好地将理论层面政府的职责定位运用到政策实践中。

政府同时注重对医疗服务供需双方的投入,包括对医保筹资、公共卫生、基层医疗机构等方面加大了投入力度。卫生总费用的结构也出现变化:2000—2017 年,三分法中政府卫生支出的份额从 15.5% 提高到 28.91%,个人的占比也相应由 59% 降低为 28.77%②。2000—2017 年,以国际口径统计的广义政府卫生支出占比由 38.3% 上升至 54.2%,私人占比相应由 61.7% 下降至 45.8%③。政府在卫生筹资中又重新开始发挥主导作用,提高了城乡居民的健康水平,降低了其医疗负担,改善了我国卫生筹资制度的公平性和效率。

这一时期,政府不断出台政策措施,支持市场力量更多地参与到卫生筹资中,社会办医资本和商业健康保险发展规模上升迅速,2002—2017 年,商业健康保险费总额由 121 亿元上涨至 4 389 亿元,涨幅高达 35 倍;社会办医规模由 330 亿元上涨至 4 481 亿元,涨幅近 13 倍④。市场力量的参与对政府的作用起到了有益的补充,不仅在资金上充实了卫生经费,而且在服务提供上满足了不同层次的需求,将先进的专业技术和管理经验引入传统医疗行业,为我国医疗卫生的多元化发展注入了活力。

二、政府对社会医疗保险的大力推动

经济学家曾运用信息不对称理论分析了商业医保的逆选择问题(Arrow,1963⑤; Rothschild & Stiglitz,1976⑥),依此为政府介入医疗保险领域提供了

---

① 中共中央、国务院关于深化医药卫生体制改革的意见[EB/OL]. [2009]. http://www.sda.gov.cn/WS01/CL0611/41193.html.
② 国家卫生健康委员会. 2018 年中国卫生健康统计年鉴[M]. 北京:中国协和医科大学出版社,2018:91.
③ 2018 年中国卫生总费用研究报告[R]. 北京:国家卫生计生委卫生发展研究中心,2018:21.
④ 2018 年中国卫生总费用研究报告[R]. 北京:国家卫生计生委卫生发展研究中心,2018:17—18.
⑤ Arrow, K. J.. Uncertainty and the Welfare Economics of Medical Care [J]. American Economic Review, 1963, (53):942-973.
⑥ Rothschild, Michael, Stiglitz, Joseph. Equilibrium in Competitive Insurance Markets: An Essay on the Economics of Imperfect Information [J]. The Quarterly Journal of Economics, 1976, 90(4):629-649.

理论支持。社会医疗保险作为有较强代表性的政府干预卫生筹资的模式，可以实现风险在人的一生以及不同年龄、健康状况人口之间的分散，从而解决商业健康保险的逆选择问题。福克斯(1976)的研究发现，政府主导设立社会医保制度主要是受到社会、个人、家庭等诸多因素的影响①。

"非典"以来，随着我国财政支出水平和居民缴费能力的日益提高，政府加快了社会医保制度的建立与覆盖进程，于 2003 年、2007 年先后建立了新农合和城镇居民医保，使医保覆盖面由城镇职工向更广大城乡居民扩展，使绝大部分国民受到抵抗疾病风险的保护，改善了医保的公平性。

2003 年，新农合制度在政府的主导下建立起来，由政府和农民等多方共同筹资，主要以重疾风险为保障重点。它与中华人民共和国成立后农村合作医疗的主要区别在于政府财政参与了筹资，并成为医保资金的主要来源，各级财政的补助标准逐步提高，2003—2017 年，人均年补助额由 20 元增加至 450元②。政府对医保缴费的补助体现了在经济发展水平更高的时期政府对国民社会保障的责任担当。此外，传统的合作医疗只能以最低的成本对一些常见病等最为基本的卫生服务需求进行保障，而新农合则具有保障大病的功能，从制度上重点防范农民因病致贫的风险。2016 年，中央政府出台文件，要求各地将新农合与城镇居民医疗保险整合为城乡医疗保险制度，实施统一的缴费和待遇标准，大部分省市陆续实施城乡医保整合，使新农合的保障水平得到实质性提高。

"非典"以后，政府开始酝酿重新建立覆盖广大城镇居民的医疗保险，最终于 2007 年推出城镇居民医保，参保对象为城镇地区无固定职业的居民及未成年人等人群。政府财政对居民医保也给予了缴费补助，各级财政对居民医保的补助标准由试点初期的年人均 40 元提高到 2017 年的450 元，其中个人缴费不低于 180 元③，体现了通过共付机制对个人道德风险的防范。居民医保的缴费制度明确缴费责任首先由个人和家庭予以承担；各级政府对弱势群体成员给予参保补助；有条件的地区，地方政府还可参照新农合给予适当的普惠型补贴。政府对于城镇居民中的弱势群体

---

① 如医疗服务的外部性、社会对公平的渴望、家庭和宗教影响力的下降、个人及家庭抗风险能力的减弱等(见 Fuchs, Victor R.. From Bismarck to Woodcock: The "Irrational" Pursuit of National Health Insurance [J]. Journal of Law and Economics, 1976, 19(2): 347 - 359)。

② 详见 2017 年卫计委和财政部颁发的《关于做好 2017 年新型农村合作医疗工作的通知》。

③ 详见 2017 年人社部和财政部颁发的《关于做好 2017 年城镇居民基本医疗保险工作的通知》。

给予特别补助体现了政府收入再分配职能的运用,这也是社会医保有别于商业医保的优势之一,将优势人群的利益再分配给劣势人群,代表了风险的一致性(Van de Ven & Ellis, 2000)[1]。参加新农合和城镇居民医保的居民通常是收入相对较低、筹资能力较弱的群体,政府对他们的补助降低了其经济负担,缩小了收入差距,维护了社会稳定。城乡医保的整合进一步缩小了医保间的差距,弥合了制度鸿沟,有利于医保制度的广覆盖和均等化发展。

政府在推动社会医疗保险覆盖的过程中,采取了一些巧妙而灵活的政策,如对新农合采取自愿性参保,但原则上以家庭为参保单位,这样既避免了农民对参保的抵触情绪,又加快了覆盖进程。政府以自愿参保为前提,努力提高财政补贴的力度并降低个人缴费比例[2],这种以经济手段吸引人们参保而非以行政手段强制参保的策略取得了较好的效果。有研究表明,社会动员和政府经济激励是中国提高社会医疗保险覆盖率的重要手段(Licheng Zhang & Hong Wang, 2006)[3]。在短短 10 多年间,我国实现了社会医疗保险的几乎全覆盖,社会医保制度所覆盖的人数和基金收入规模不断增加,2017 年城镇职工医保、城乡居民医保和新农合参保人数分别为 3.03 亿人、8.74 亿人、1.33 亿人,共计 13.1 亿人,该年我国总人口为 13.9 亿人[4],基本覆盖我国城乡全体居民;同年,我国城镇职工医保基金总收入为 12 278.3 亿元,城乡居民基本医保基金收入 5 653.3 亿元[5],新农合年度筹资总额 816.53 亿元[6],共计约 18 748 亿元。庞大的社会医疗保险基金规模为保障城乡居民的健康水平提供了有利条件,也为在此基础上进一步提高各类人群的医疗保障水平奠定了基础。

---

① Van de Ven, Wynand P. M. M.. Ellis, Randall P.. Risk Adjustment in Competitive Health Plan Markets [A]. in Culyer, Anthony J., Newhouse, Joseph P. eds.. Handbook of Health Economics vols. 1A and 1B [M]. Amsterdam: Elsevier Science BV(North-Holland), 2000: 755 - 845.

② 2017 年,新农合和城镇居民医保中各级政府补助和个人缴费的最低标准为 450 元和 180 元,个人缴费的最低水平远低于政府补贴水平。

③ Zhang, Licheng, Wang, Hong et al.. Social Capital and Farmer's Willingness-to-join a Newly Established Community-based Health Insurance in Rural China [J]. Health Policy, 2006,(76): 233 -242.

④⑥ 国家卫生健康委员会. 2018 中国卫生健康统计年鉴[M]. 北京:中国协和医科大学出版社,2018.

⑤ 国家统计局,人力资源和社会保障部. 2018 年中国劳动统计年鉴[M]. 北京:中国统计出版社,2018.

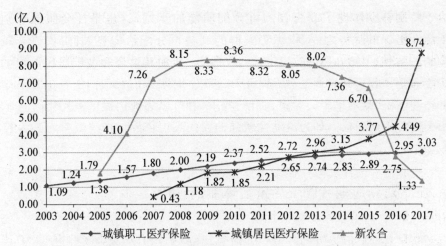

图 2.1 2003—2017 年我国城保、居保、新农合参保人数变化趋势

注：2016 年城镇居民医保的统计口径可能包括合并至城乡居民医保的新农合人口；2017 年城镇居民医保统计数据实际为整合后的城乡居民医保数据。

资料来源：国家卫计委. 中国卫生和计划生育统计年鉴[M]. 北京：中国协和医科大学出版社，2004—2017；国家卫生健康委员会. 2018 中国卫生健康统计年鉴[M]. 北京：中国协和医科大学出版社，2018.

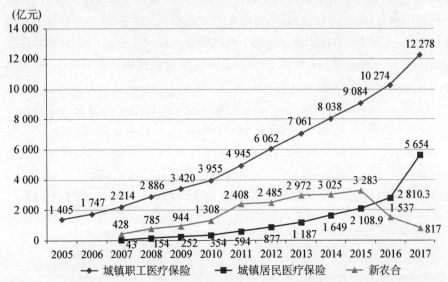

图 2.2 2005—2017 年我国城保、居保、新农合基金收入变化情况

注：2016 年城镇居民医保的统计口径可能包括合并至城乡居民医保的新农合；2017 年城镇居民医保统计数据实际为整合后的城乡居民医保数据。

资料来源：国家卫计委. 中国卫生和计划生育统计年鉴[M]. 北京：中国协和医科大学出版社，2004—2017；国家卫生健康委员会. 中国卫生健康统计年鉴[M]. 北京：中国协和医科大学出版社，2018；国家统计局，人力资源和社会保障部. 中国劳动统计年鉴[M]. 北京：中国统计出版社，2016—2018.

费尔德斯坦(2005)指出,由于个人的偏好不同,建立社会保险项目的三个政治原则之一即给予个人充分的选择权①。科尔奈等学者(2003)也表达了类似的观点,他们认为,医改所应遵循的原则之一即必须扩大个人的决策范围②。因此,政府不仅应强调通过对参保者予以缴费补助等经济支持,还应在医保制度设计中更多地考虑不同参保人群的政策偏好,以为他们提供多元化的医疗保障服务和政策选择,如为流动性较强的农民工提供异地报销等更为灵活的医保政策。

三、对新时期我国卫生筹资体制的评价

现代社会保障制度的突出特征是政府在其运作中处于主导地位,医疗卫生领域由于其技术的垄断性、消费的被动性、需求的稳定性,需要政府更多的干预。然而,东亚福利国家和地区由于受"以家庭为中心"观念的影响,家庭长期以来扮演福利提供的主要角色,而政府的角色则较为次要(Croissant,2004)③,我国改革开放后医疗卫生筹资的发展路径印证了这一提法。近几十年间,东亚诸多国家和地区通过在社会保障领域加强政府的作用,使居民获得更广泛的教育、医疗等社会福利,将阶层分化和收入差距控制在合意范围。进入新时期,尤其在"非典"以后,我国中央政府在医疗卫生领域的筹资理念逐步由自由主义向凯恩斯主义转变,更多地发挥在医疗保障中的政府职能,承担起在卫生筹资中的责任。

实际上,这种政府职能的转变在其他国家也常发生,如凯恩斯主义观点在五六十年代的西方国家一直占支配地位,到了70年代后半期,自由放任主义占据上风,到"华盛顿共识"问世达到顶峰,2008年全球金融危机的爆发使凯恩斯的观点又重新受到重视。另一个类似的例子是北欧地区,20世纪30年代,北欧国家仍由坚定的自由放任主义学说主导(Myrdal,1954),到了50年代,在经济学家等群体的推动下,北欧各国迫于压力,启动了公共计划,并在随后

---

① Feldstein, Martin. Rethinking Social Insurance [R]. National Bureau of Economic Research Working Paper No. 11250, 2005(3). http://www.nber.org/papers/w11250.
② 雅诺什·科尔奈,翁笙和.转轨中的福利、选择和一致性:东欧国家卫生部门改革[M].罗淑锦泽.北京:中信出版社,2003:33.
③ Croissant, A.. Changing Welfare Regimes in East and Southeast Asia: Crisis, Change and Challenge [J]. Social Policy and Administration, 2004, 38(5): 504-524.

数年内成为世界上最发达的"福利国家"①。

近十年来,我国政府努力化解改革开放以来卫生筹资领域过度市场化所引发的矛盾与问题,将改善民生作为经济发展的根本目的,通过加快完善医保体系,加大财政投入,重新发挥政府主导作用,从而达到去商品化、实现更高程度公平正义的目标。

2009年新医改方案由中央政府基于国内外专家意见和国际经验最终制定而成,尽管该方案存在诸多不完善之处,但彰显了政府对卫生筹资重新担负主导责任的决心。方案实施以来,政府注重对具有强烈外部性的公共卫生、具有公共品性质的基本医疗卫生服务等领域的投入,并通过重点对农民、无业人员等弱势人群进行医保缴费补助缓解人群之间的筹资不公平,体现了政府对市场失灵和收入再分配领域的大力干预,这种选择性投入体现了政府对社会政策的理论依据的更加重视,也反映政府在对社会保障领域进行干预时保持了有限边界,明晰了与市场的职责范畴划分。

本章小结

中华人民共和国成立以来,我国卫生筹资制度的变迁过程反映出政府与市场作用的此消彼长,是新制度不断替代旧制度的过程,其变迁的轨迹既具有一定的路径依赖性(path dependence),反映了过去的政府理念、价值观念及社会共识的发展脉络,同时也体现了旧制度对新形势的不断适应及相应调整。中华人民共和国成立以来,我国卫生筹资制度的演变可划分为三个时期——政府占绝对主导的计划经济时期、政府逐步退出卫生筹资责任的进入市场经济时期和政府重新担负起筹资责任的新时期,这三个时期中政府与市场所发挥的作用具有鲜明的特征,体现了我国在矫正筹资机制的市场失灵和政府失灵之间的不断探索。

中华人民共和国成立后,以政府为主导的卫生筹资模式用较低的医疗卫生成本为广大城乡居民提供了基本医疗保障,使国民的健康水平得到大幅度提高,也因而得到了国内外的高度评价。改革开放以后,政府打破其绝对主导的局面,更多地引入市场的因素,试图以"退出"的方式减轻财政负担,让市场

---

① 维托·坦茨.政府与市场:变革中的政府职能[M].王宇等译.北京:商务印书馆,2014:152.

在资源配置中起决定性作用，以达到提高效率的效果。然而，理论和实践表明，当政府卫生投入水平较低时，其对居民健康水平和医疗负担有着关键性的作用。改革开放后，我国的市场经济改革刚起步，各方面制度和配套措施还不完善，政府过快地全面退出战略使卫生筹资制度从一个极端走向另一个极端，给社会带来一系列负面影响。进入新世纪，随着我国经济发展迈上新台阶，政府对医疗卫生所具有的保障国民健康、提升人力资本的重要功能再次给予高度重视，对政府在卫生筹资中所肩负的重大职责有了重新认识，加大了政府卫生投入的力度，推进了社会医保制度建设与完善的步伐。政府角色的转变体现了对过去市场化改革方向的"矫正"，使卫生筹资朝着更加公平有序的方向发展，促进了我国在转型期的社会稳定与团结。

我国卫生筹资制度不同的发展阶段反映了一定历史条件下国家的社会发展水平、财政支出能力、政府执政理念等多方面的内容。医疗卫生改革的方向既反映了政府的改革意愿，也体现了政府所拥有的汲取能力。我国政府在近十多年来对卫生筹资领域加大投入的改革正是建立在这段时期我国高速发展的经济基础之上的，社会医保体系的推广也离不开社会与个人普遍缴费能力的提升，任何脱离经济发展阶段的改革都将成为无本之源①。

---

① 王绍光. 政策导向、汲取能力与卫生公平[J]. 中国社会科学,2005,(6)：105.

第三章 我国国家层面卫生筹资中政府和市场的作用分析

卫生筹资可划分为国家层面和医疗机构层面的筹资,国家层面卫生筹资主要是从宏观层面,基于卫生总费用资金筹措与集中的角度进行考察;而医疗机构层面卫生筹资是从微观层次,基于医疗机构资金来源的视角进行考察。本章拟从这两个层面进行分析,主要包含以下三方面内容:首先,通过对我国政府与市场在卫生筹资中的占比进行分析,并借鉴国际经验与规律,对其最佳比例进行探讨;其次,通过比较卫生筹资结构中政府与私人占比的城乡、地区和医保制度差距,对筹资公平性及其形成原因进行剖析;最后,对我国近年来出现的几种具有代表性的卫生筹资改革案例进行比较与总结,提出相关启示与建议。

第一节 我国政府与市场在卫生筹资中的最佳比例分析

从经济学的视角观察,政府对卫生领域的干预基于其所具有的有别于一般经济领域的诸多特性,是对市场不足甚至失灵的弥补。近年来,随着学界和社会各界对于政府加大投入、承担卫生投入责任的呼声不断高涨,我国政府在卫生筹资中的作用不断加强。然而,随着我国经济发展进入"新常态",政府财政收入增速大幅下降,各级政府财政支出压力不断增大,政府对医疗卫生投入的能力受到一定制约。在此背景下,政府提出应大力发展社会办医资本,鼓励市场在卫生筹资中发挥更多的作用。

显然,政府与市场在卫生筹资中共同发挥作用是未来的发展趋势。当我们同时强调政府与市场在卫生筹资中的重要性时,随之而来的问题是二者的最佳比例为何,是否政府的作用越大越好,较高的政府支出导致的高税收会减少纳税人的可支配收入,从而限制他们的经济自由,以及直接从市场购买产品和服务的能力(Tanzi,1997)[1]。但由于医保支出的分配相对较为均衡,毕竟私人部门很难提供穷人负担得起的医疗市场,大家对政府的医保支出还是比较认同的(Davoodi,Tiongson & Asawanuchit,2003)[2]。但是,实际上很多国家的政府根本不需要如此高的支出就能实现其帮助贫困人群的职能,政府支出作为一种"中介"行为,会对税收征收和税收使用两方面的效率和激励机制产生负面影响,造成税收搅动(Tanzi,2015)[3]。因此,探寻卫生筹资中政府和市场的最佳比例变得十分重要,本节通过考察政府与私人卫生支出在卫生筹资总额中的占比,试图探寻其最佳比例。

一、政府卫生支出水平的影响因素

在厘清卫生筹资总量中政府与市场的最佳比例之前,本书首先对影响一国政府卫生支出水平的因素进行分析,这有利于就此问题提出更为合理化的建议。国内外学者的大量研究表明,影响一国政府卫生支出水平的因素包含很多方面,如经济发展水平、政府职能定位、社会发展特征以及全球化趋势等,这些社会、政治、经济等因素从各个角度产生着重要影响。

(一) 经济发展水平对政府卫生支出水平的影响

大量学者的研究表明,决定一国政府卫生支出水平的主要因素之一是其经济发展水平。克莱曼(1974)和纽豪斯(1977)首次对人均公共卫生筹资与人均国内生产总值之间的关系进行了研究,他们认为后者是影响前者的重要因素[4][5]。史密斯(1967)对人口、汇率和通胀等因素予以调整后也发现,国内生

① Tanzi, V., Schuknecht, L.. Reconsidering the Fiscal Role of Government: The International Perspective [J]. American Economic Review, 1997, (2): 164 – 168.

② Davoodi, Hamid R., Tiongson, Erwin R., Asawanuchit, Sawitree S.. How Useful are Benefit Incidence Analyses of Public Education and Health Spending? [R]. IMF Working Paper, WP/03/227, 2003.

③ 维托·坦茨. 政府与市场:变革中的政府职能[M]. 王宇等译. 北京:商务印书馆,2014:262—263.

④ Kleiman, E.. The Determinants of National Outlay on Health [A]. in Perlman, M.. The Economics of Health and Medical Care [M], New York: 1974.

⑤ Newhouse, Joseph P.. Medical Care Expenditure: A Cross-National Survey [J]. Journal of Human Resources, 1977, 12(1): 115 – 125.

产总值是公共卫生筹资的决定因素①。巴特等人（Ramesh Bhat & Nishant Jain）对印度各邦 1990—2002 年公共卫生筹资进行分析，发现地方国内生产总值变化 1%，公共卫生筹资变化 0.68%，二者呈正向关系②。希特维斯和普斯奈特（Hitvis & Posnett，1992）通过研究经济合作与发展组织国家的面板数据，发现人均公共卫生筹资与国内生产总值之间有强烈的关联性③。宋志华（2009）利用我国分地区面板数据，研究发现人均国内生产总值对政府卫生支出水平有显著正面影响④。例如，2013 年广义政府卫生支出占比的世界平均水平为 59.6%，高收入国家平均为 61.1%，欧盟地区为 77.3%⑤，可见，经济越发达的地区拥有更高的政府卫生支出占比。

使政府卫生支出保持与经济发展水平的适当平衡非常关键，这意味着，政府应在自身的经济能力范围内进行恰当规模卫生筹资的干预。一方面，当经济发展较快时，政府应加大卫生支出力度，以减轻私人在卫生筹资中的经济负担，否则或将出现卫生领域的发展公平性落后于其所处经济发展阶段的情形。例如，在许多新兴经济体国家，财政在医疗支出方面仍有上涨的空间，亚洲和拉丁美洲的许多国家目前面临的主要任务是如何用财政可持续发展的方式继续扩大医疗保险的覆盖率⑥；另一方面，政府的卫生支出不应过度超前，国家预算必须有能力为履行国家义务而提供持续融资（Kornai，2003）⑦。当经济发展水平尚未达到一定的高度时，政府若举债实施超前规模的卫生支出，一旦遇到经济的不平稳和波动则可能会遭遇较大的财政收支困境，希腊在欧债危机期间的表现则是极好的例证。对于经济实力尚不雄厚的我国而言，建立与经

① Abel-Smith，Brian，World Health Organization. An International Study of Health Expenditure and its Relevance for Health Planning [R]. Geneva：World Health Organization，1967.

② Bhat，Ramesh，Jain，Nishant. Analysis of Public Expenditure on Health Using State Level Data [EB/OL]. https：//ideas. repec. org/p/iim/iimawp/wp01831. html.

③ Posnett，Hitiris T.. The Determinants and Effects of Health Expenditure in Developed Countries [J]. Journal of Health Economics，1992，11(2)：171 - 181.

④ 宋志华. 中国政府卫生支出的规模、结构与绩效研究[D]. 沈阳：东北大学，2009.

⑤ 世界银行网站数据[EB/OL]. http：//data. worldbank. org/indicator/SH. XPD. PUBL. ZS? order＝wbapi_data_value 2011＋wbapi_data_value＋wbapi_data_value-last&sort＝desc.

⑥ Coady，David，Kashiwase，Kenichiro. Public Health Care Spending：Past Trends [A]. in Clements，Benedict，Coady，David，Gupta，Sanjeev eds.. The Economics of Public Health Care Reform in Advanced and Emerging Economics [M]. Washington DC：International Monetary Fund，2012：27.

⑦ 雅诺什·科尔奈，翁笙和. 转轨中的福利、选择和一致性：东欧国家卫生部门改革[M]. 罗淑锦译. 北京：中信出版社，2003：33.

济发展水平和阶段相适应的广义政府卫生支出规模非常重要。我们既应充分利用经济发展的成果,为医疗卫生事业提供尽可能多的资金支持,同时也要注意将卫生支出水平控制在财力可承受的范围内。

(二) 政府职能定位对政府卫生支出水平的影响

政府对自身职能的定位及对医疗卫生的重视程度对政府卫生支出水平有着重要影响。马斯格雷夫将 18 世纪至今的政府分为四类:服务型(service state)、福利型(welfare state)、公社型(communal state)和缺陷型(flawed state)[①]。服务型政府的职能是纠正与弥补市场失灵与不足,类似于亚当・斯密提出的"最小但必要"的政府;福利型政府主要关注收入分配问题,与服务型政府相比,更加关注外部性、公平和稳定;公社型政府与意大利学派的家长式政府相似,该社会是以非正式规范而非法规为基础的;缺陷型政府则通常体现为政府在公共领域的失灵。政府在医疗领域中不同的角色定位决定了其不同的卫生筹资干预模式。

考迪等人(2012)的研究发现,1995—2007 年间,亚洲新兴经济体公共卫生筹资占国内生产总值比重的增速明显低于欧洲和拉丁美洲新兴经济体,其比重只是微弱的上涨,反映出这些国家给予卫生部门相对于其他部门更低的优先考虑。这些国家在放松财政收入占比限制的同时却长期将公共卫生筹资保持在较低水平增长[②],2000—2007 年间,亚洲新兴经济体(除土耳其外)的财政收入占国内生产总值比重上涨了 3.5%,而公共卫生筹资比重只上涨了 0.5% (Arze del Granado, Gupta & Hajdenberg, 2010)[③]。

在过去很长时期内,我国将对医疗卫生的投入视作消费性支出、甚至消耗性项目,没有认识到对人的投资是有利于经济持续增长的。在政府的财政项目中,卫生支出常常作为福利支出被削减。近年来,我国政府对于弥补市场在卫生筹资中的不足、促进卫生资金更公平的分配等方面逐步承担起责任,尤其

---

① Musgrave, Richard A.. The Role of the State in Fiscal Theory [J]. International Tax and Public Finance, 1996, 3(3): 247 - 258.

② Coady, David, Kashiwase, Kenichiro. Public Health Care Spending: Past Trends [A]. in Clements, Benedict, Coady, David, Gupta, Sanjeev eds.. The Economics of Public Health Care Reform in Advanced and Emerging Economics [M]. Washington DC: International Monetary Fund, 2012.

③ Arze del Granado, J., Gupta, S., Hajdenberg, A.. Is Social Spending Procyclical? [R]. IMF Working Paper No. 10/234. Washington: International Monetary Fund.

加大了对外部性较强的公共卫生、基本医疗服务,以及处于弱势地位的低收入人群、农村地区卫生筹资的投入力度,体现了政府对其社会职能的重新定位。

(三) 发展中国家的社会特征对政府卫生支出水平的影响

除经济发展水平、政府职能定位等因素外,发展中国家公共卫生筹资偏低还与这些国家的社会特征有关。发展中国家的年龄结构比发达国家年轻,而且许多国家还没有完成由传染性疾病向慢性非传染性疾病的疾病谱转变,因此来自需求方的医疗费用压力较小,使公共卫生筹资得以长期维持在较低水平。

按国际标准,我国已进入人口老龄化社会行列和慢性非传染性疾病高负担期,目前我国城乡居民慢性病患病率达 151.1‰,心血管疾病、癌症等慢性非传染性疾病已列居我国居民主要疾病之首[①]。由于慢性病通常需要长期而系统的治疗,医疗费用有可能会出现加速上涨的趋势,政府应保持对医疗卫生领域较高水平的持续投入以应对人口结构的老龄化趋势以及疾病谱的转变所构成的巨大挑战。因此,我国政府不断提高卫生投入的力度可能是未来较长时期内不可避免的趋势。

(四) 全球化与国际对标对政府卫生支出水平的影响

全球化也逐渐成为促进政府卫生支出提高的原因之一。罗德里克(1998)在其著作中指出,全球化会使一国的对外贸易更易受到外部环境影响,其经济的外部风险因而增加[②]。为此,政府可通过增加财政支出帮助个人应对风险,发挥风险减震器的功能,其中包括提供抵御外部风险的社会保险。因此,全球化可能导致政府卫生支出的上升。

全球化还可能引起国家之间的相互对标与模仿,由此促进政府卫生支出偏低的国家对此加以提升。考迪等人(2012)对 27 个发达国家和 23 个新兴经济体国家 1980—2008 年公共卫生筹资占国内生产总值比重的变化情况进行了分析,结果发现在控制了收入和人口因素后,公共卫生筹资占国内生产总值的份额比平均水平更低的国家具有较高的支出增幅表现。这意味着各国在公共卫生筹资水平上的趋同可能是由"模仿"效应所驱动,借鉴他国经验似乎颇

---

① 王洪国,陈红敬等.我国慢性病流行趋势及应对策略[J].中国健康教育,2011,(5):390.
② 维托·坦茨.政府与市场:变革中的政府职能[M].王宇等译.北京:商务印书馆,2014:156—157.

具吸引力，当然，这种模仿要求各国内部卫生机制和相关政策的调整变化，包括技术扩散决定因素的变化[①]。

以国内生产总值作为衡量标准，2014 年我国已赶超美国，位居世界第一大经济体，我国也越来越多地参与到国际经济分工与贸易合作的全球化进程之中。作为世界人口和经济总量最多的国家，我国的社会与经济等各方面的政策都备受瞩目。作为国家软实力的体现，政府对医疗卫生等社会民生事业的重视与投入直接影响着我国的政府形象和国际地位。政府在卫生筹资领域的责任担当不仅关系本国福祉，还对其他发展中国家具有强烈的示范效应。由此，我国政府应在医疗卫生领域发挥更为积极的作用，减缓全球化浪潮给国民带来的冲击，为他国作出良好的示范。

二、我国政府与市场在卫生筹资总量中的占比

中华人民共和国成立以后，我国政府与市场在卫生筹资中的作用经历了此消彼长的变化过程，这可直接体现于卫生总费用结构的变化情况。由于数据可得性，我们只能对改革开放以后的卫生总费用结构进行相关分析。从图3.1 可见，改革开放后，我国政府与社会卫生支出之和在卫生筹资中的比重经历了大幅下滑的过程，从 1978 年的 80％左右逐步下降至 2001 年的 40％。2003 年"非典"爆发以后，由于我国政府对其在医疗卫生中的主导作用有了重新认识，改变了过去将卫生筹资的责任推向市场的做法，不断强化自身在卫生筹资中的责任，逐步加大了对医疗卫生的支出力度，使我国政府支出在卫生支出总额中的占比逐步提高。2003—2017 年间，我国政府与社会卫生支出同步增长，其总和在卫生筹资中的占比从 2003 年的 44％逐年上涨至 2017 年的71.2％。图 3.2 和图 3.3 显示，在此期间，卫生总费用的总量与人均水平都保持了持续增长态势，尤其自 2006 年我国确立政府主导的医改方向及 2009 年新医改方案出台以来，涨势尤为明显。直至 2017 年，我国卫生总费用的规模达到 5.26 万亿元，卫生总费用在国内生产总值中的占比达 6.36％，人均卫生总费用达 3 784 元，均创历史新高。

[①] Coady, David, Kashiwase, Kenichiro. Public Health Care Spending: Past Trends [A]. in Clements, Benedict, Coady, David, Gupta, Sanjeev eds.. The Economics of Public Health Care Reform in Advanced and Emerging Economics [M]. Washington DC: International Monetary Fund, 2012.

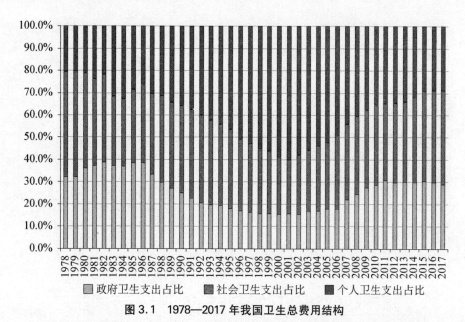

图 3.1　1978—2017 年我国卫生总费用结构

资料来源：国家卫生健康委员会. 2018 中国卫生健康统计年鉴[M]. 北京：中国协和医科大学出版社，2018.

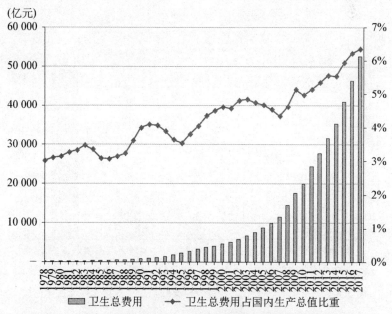

图 3.2　1978—2017 年我国卫生总费用水平及占国内生产总值比重

资料来源：国家卫生健康委员会. 2018 中国卫生健康统计年鉴[M]. 北京：中国协和医科大学出版社，2018.

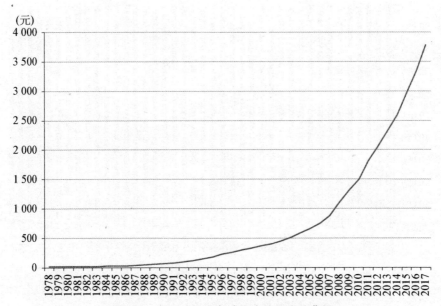

图 3.3 1978—2017 年我国人均卫生总费用

资料来源：国家卫生健康委员会. 2018 中国卫生健康统计年鉴[M]. 北京：中国协和医科大学出版社，2018.

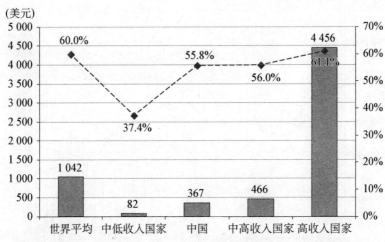

图 3.4 2013 年世界分收入组国家广义政府卫生支出水平及占比比较

资料来源：世界银行网站数据[EB/OL]. http://data. worldbank. org/indicator/
SH. XPD. PUBL. ZS? order＝wbapi_data_value 2011＋wbapi_data_value＋wbapi_data_
value-last&.sort＝desc.

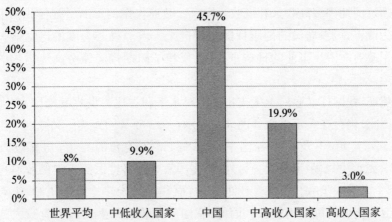

图 3.5　2000—2013 年世界分收入组国家广义政府卫生支出占卫生总费用比重的增长率比较

资料来源：同图 3.4。

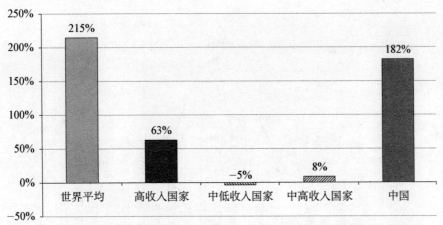

图 3.6　2000—2013 年世界分收入组国家人均广义政府卫生支出增长率比较

资料来源：同图 3.4。

图 3.4 显示，从国际比较的角度来看，2013 年我国广义政府卫生支出占比为 55.8％，与 60％的世界平均水平及 61.1％的高收入组国家水平存在一定差距[①]。图 3.5 和图 3.6 显示，从 2000—2013 年的增长速度看，我国的人均广义政府卫生支出水平以及广义政府卫生支出占卫生筹资总额比重的增长速度都

———————

① 世界银行网站数据［EB/OL］．http：//data. worldbank. org/indicator/SH. XPD. PUBL. ZS？order＝wbapi_data_value 2011＋wbapi_data_value＋wbapi_data_value-last&sort＝desc．

大大超过同期许多高收入和低收入国家。政府作用的不断增强使我国卫生绩
效大为改善,城乡居民的健康保障更为健全。政府投入力度的迅猛增长不仅
体现了政府对卫生事业的日益重视,也反映了同期我国经济高速增长的支撑
与保障。

然而,我国广义政府卫生支出的绝对水平和占比与世界其他国家(尤其高
收入国家)仍存在一定差距。图 3.4 显示,2013 年我国人均广义政府卫生支出
仅为 367 美元,不及世界各国平均水平 1 042 美元的一半,与高收入国家
(4 456 美元)的差距则更大。另外,许多国家有灾难性医疗支出的政府托底机
制,为个人进一步减轻卫生支出的压力,而我国尚未建立类似机制,个人承担
医疗卫生支出的风险仍较大。因此,我国广义政府卫生支出仍有较大的提升
空间,在未来相当长的时期内,我国仍应继续强调政府对卫生投入的主导作
用,力争达到甚至赶超世界水平。

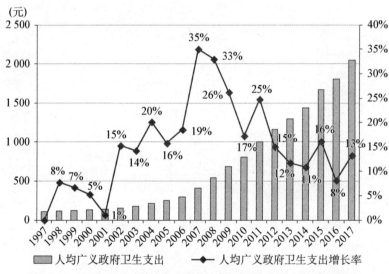

图 3.7 1997—2017 年我国人均广义政府卫生支出水平及增长率

资料来源:2018 年中国卫生总费用研究报告[R].北京:国家卫生计生委卫生发展研
究中心,2018;国家统计局.中国统计年鉴 2018[M].北京:中国统计出版社,2018.

从历史数据来看,我国政府对卫生领域的投入水平表现出对政府政策与
经济形势的依赖性,而缺乏制度化和稳定性。例如,2003 年“非典”的爆发暴露
了我国医疗卫生体系的薄弱,引起了政府的高度重视,从而促使政府对卫生的
投入之后有大幅提高。图 3.7 显示,人均广义政府卫生支出水平的增长率从

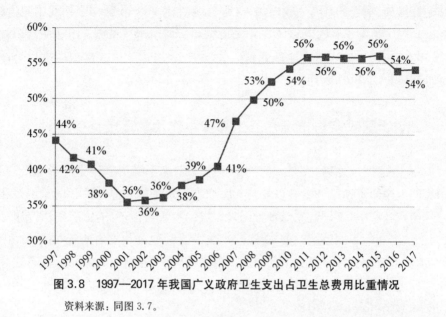

图 3.8　1997—2017 年我国广义政府卫生支出占卫生总费用比重情况

资料来源：同图 3.7。

2002—2003 年的 14％上涨至 2003—2004 年的 20％。此外，2006 年成为近年来一个重要的转折点，这一年确立了医疗卫生由"政府主导"的基本原则，政府的卫生支出力度也因而在 2006 年以后出现非常明显的大幅提升，如图 3.7 和图 3.8 所示，人均广义政府卫生支出水平的增长率从 2005—2006 年的 19％上涨至 2006—2007 年的 35％，广义政府卫生支出占比也从 2006 年的 41％陡然上升至 2007 年的 47％。直至 2008 年全球金融危机爆发，政府投入高增长的态势发生转变，其增长速度放缓，2013 年政府支出占比甚至出现了负增长。从我国广义政府卫生支出水平及比重的发展路径来看，政府对卫生投入的力度与我国所处的经济、社会等宏观环境密切相关，政府的财政支出力度和社会医疗保障水平受到政府政策、经济兴衰、社会共识等因素的约束与影响，展现了背后所蕴藏的复杂的社会经济等因素。因此，将政府卫生投入机制推向制度化、常态化的发展轨道需要克服其所面临的许多障碍，解除其对外部条件的过度依赖。

我国政府近年来加大对医疗卫生的投入力度是对改革开放后一度发生的医疗服务市场化和政府作用减弱的一种补偿，政府卫生支出占比的提高不可能通过居民和企业的个体行为来实现，而只能通过国家在宏观层面的卫生规划及实施来完成。然而，在我国的卫生体制改革中，政府对卫生筹资的具体改革关注较多,而对我国宏观层面的卫生筹资战略关注不够(左学金、金彩红,2007)[1]。只有从宏观层面对我国卫生筹资中政府所占比重以及市场所占份额的分担比例进行深入研究并设立具体的目标,才能在加强政府卫生支出力度方面树立更为明确的方向。

三、我国政府与市场在卫生筹资中作用的最佳比例探讨

由于一国(或地区)在某一时期的卫生支出水平受诸多因素的影响,不同国家间卫生筹资途径的差异以及公共医疗支出水平的差异反映了国家偏好和条件约束的影响,不同国家对各种因素设置的权重可能不同,如获得医疗服务的公平性、面临不同财政约束、将医疗支出视为其他公共支出的对立面等。因此,世界上没有一种唯一完美的政府在卫生筹资中发挥作用的模式,没有独一无二的为不同对照国家提供参照基准的公共医疗支出的"最优"水平(Gupta,Clements & Coady,2012)[2]。

然而,所有国家面临的一个重要问题即如何确定医疗支出的适当水平(Savedoff,2007)[3],这不仅是政策制定者最关心的公共问题之一,也引发经济学家们纷纷从理论上寻找最佳答案。如果最优规模存在,那么,一旦政府投入水平小于该规模,则将导致私人卫生支出的过高,由此损害个人利益;反之,一旦政府投入远远超过该规模,则可能造成政府财政对其他公共项目的支出不足,从而使政府投入的效率受到影响。

公共选择学派指出,因政府可能借公共之名谋求自身利益,故其政策不一定代表社会利益。由于政府政策的低效率,其干预行动往往无法实现既定目标或需花费较高代价。近年来,受西方福利国家高福利模式负面效应的影响,社会上出现对我国政府卫生高水平投入的担忧,如较高的财政支出水平将影响甚至拖累整体经济的发展、政府对医疗卫生支出责任的过度承担导致个人放松对自身保障的义务等。从我国的国情看,这种担忧其实是不必要的,我

---

① 左学金,金彩红. 我国卫生筹资目标的可行性与筹资能力[J]. 改革,2007,(8):106.

② Gupta, Sanjeev, Clements, Benedict, Coady, David. The Challenge of Health Care Reform in Advanced and Emerging Economies [A]. The Economics of Public Health Care Reform in Advanced and Emerging Economics [M]. Washington DC: International Monetary Fund, 2012.

③ Savedoff, W.. What Should a Country Spend on Health Care? [J]. Health Affairs, 2007, 26(4): 962-970.

国当前所处的经济和社会发展阶段与诸多福利国家仍有明显不同,医疗保障模式也存在较大差异,这些国家的经历并不完全适用于我国。

首先,从经济发展水平来看,我国仍是发展中国家,我们的广义政府卫生支出水平与世界发达国家相比仍有较大差距,我国政府在卫生筹资中所发挥的作用还很不够而不是太多。其次,北欧等西方福利国家大多采取的是税收制的卫生筹资模式,即将面向所有公民的强制性缴税作为筹资来源,高福利下的高税收制度容易给经济造成较大的负担。而我国的医疗保障模式与此不同,我们采取的是以社会医疗保险作为主要资金来源的卫生筹资模式,不同收入群体的缴费额依据其所参与的医疗保险制度有所差别,且社会医疗保险的推进速度与我国经济发展水平基本保持一致,个人缴费和政府补助的水平与财力基本相适应,因此不会给社会带来庞大的经济压力。第三,北欧福利国家以其社会分配公平而闻名,而我国的居民收入差距仍较大,因此,政府通过医疗保障政策发挥调节收入差距的社会职能变得尤为重要。对于低收入者而言,政府为其医疗保障承担更多的责任能避免其陷入因病致贫的困境,政府能通过医疗卫生投入的杠杆在一定程度上调节收入再分配,缩小社会的收入差距,缓解社会矛盾。正如斯蒂格利茨(2006)所指出的,在我国转向市场经济的过程中,社会安全网络被削弱,西方国家通常担心过强的社会安全网会降低储蓄的积极性,但我国的情况却与此相反[1]。

随着我国经济和社会发展水平进入新阶段,中央和地方政府对卫生筹资中政府与个人的占比开始提出具体化的政策设想与目标[2],这些目标体现了政府对其在医疗卫生等民生领域中的责任已有进一步的明确和更高的要求,反映了政府对于自身在卫生筹资中主导作用的定位,也彰显了政府在医疗保障中发挥重要社会职能的决心。

与此同时,近年来,中央政府积极鼓励社会资本进入医疗卫生领域,发挥其在卫生筹资中的重要作用。在中央精神的指导下,各地政府纷纷出台针对社会资本办医的鼓励政策,包括放宽准入范围、加大资金投入、给予床位奖励等措施。各级政府的政策导向为市场力量更多地参与卫生筹资营造了有利环境,也为政府与市场在卫生筹资中同时发挥重要作用提供了政策基础。

---

[1] 约瑟夫·斯蒂格利茨. 中国已经越过河流[J]. 财经,2006,(6):155.

[2] 2015年国务院印发的《关于城市公立医院综合改革试点的指导意见》提出,到2017年,总体上个人卫生支出占比降到30%以下;江苏省提出到2017年,该比例控制在25%以内,到2020年,进一步控制到20%以下。

随着我国经济的持续发展,广义政府卫生支出总体规模不断扩大,某些关键指标已接近世界平均水平和中高收入国家水平。基于此,继续增加我国广义政府卫生支出规模可能得到的社会边际健康效益或许是递减的,因此,未来的发展战略已不应是简单地增加政府卫生投入,而要更加注重在既定的筹资规模下提高支出的有效性(王俊,2007)[1]。根据我国所处的经济发展阶段,制定适宜的政府和市场筹资占比是较为明智的发展战略选择。

许多学者通过国内外相关数据的测算与比较,对我国卫生筹资中政府与个人卫生支出占比进行了探讨。有学者利用世界卫生组织成员国相关数据对我国2020年卫生筹资中个人筹资占比进行预测,结果发现其可能的区间为27.48%—30.15%(李松光等,2011)[2]。有学者对我国的卫生筹资结构进行测算,结果发现我国城乡居民个人卫生支出占比下降至33%完全可行,即政府筹资的比例可提高至67%。而且随着我国经济实力的增长,公共筹资的比例还可进一步提升,甚至达到80%左右(左学金、金彩红,2007)[3]。

我们通过对2000年世界卫生组织成员国卫生系统绩效排名中前20名国家的(广义)政府卫生支出占比进行比较,发现摩纳哥的政府卫生支出占比最高,达到87%;个别国家(如新加坡、瑞士)由于其医疗卫生筹资体制的特殊性导致政府卫生支出占比较低[4];其余大部分国家的占比介于70%—80%之间,平均占比值为73%,占比中位数为75%。2013年,大部分国家的该占比值仍然保持了较高水平,一半以上的国家实现了不同程度的增长,20国的平均占比值及占比中位数与13年前相比有所增长。这表明,一国卫生系统的先进性与该国政府卫生支出占比具有关联性,即卫生绩效越高的国家,其广义政府卫生支出占比也相对较高,这为我国的目标设定及相关决策提供了依据。

根据世界银行2013年对世界经济体的收入组分类,中高收入国家的人均国内生产总值为4 086—12 615美元,我国应属于该类国家[5]。根据世界卫生组织统计数据,2013年中高收入组国家广义政府卫生支出占比平均为56%,

---

① 王俊.中国政府卫生支出规模研究——三个误区及经验证据[J].管理世界,2007,(2):27—36.

② 李松光,王颖,吕军等.适宜的中国卫生筹资构成探讨[J].中国卫生资源,2011,14(1):67—68.

③ 左学金,金彩红.我国卫生筹资目标的可行性与筹资能力[J].改革,2007,(8):105—111.

④ 由于新加坡的医疗保障体系主要依赖个人缴费账户给付,且起付线较高,因而导致个人卫生支出占比较高;瑞士因其注重个体责任的传统,商业医保已实现国民全覆盖,导致私人卫生支出占比较高。

⑤ World Bank. New Country Classifications [EB/OL]. http://data.worldbank.org/news/new-country-classifications.

同年我国该指标为 55.8%，两者基本持平①。由此可见，从筹资额来看，我国政府在卫生筹资中所发挥的作用已基本达到同等经济发展阶段国家的平均水平。在这一基础上，我们不仅要强调加大政府对卫生筹资的干预力度，更要对政府与市场的理想占比进行科学严谨的研究与推测，为制定合理的卫生政策提供理论依据。

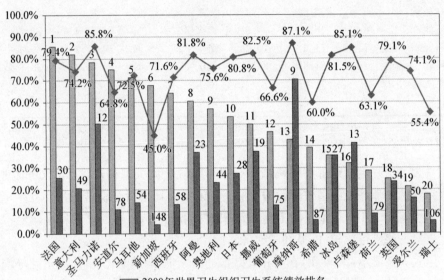

图 3.9 2000 年世界卫生绩效先进国家广义政府卫生支出比重比较

资料来源：WHO. World Health Statistics 2005［EB/OL］. http://www. who. int/gho/publications/world_health_statistics/2005/en/.

表 3.1 世界卫生绩效先进国家广义政府卫生支出比重情况

国家	卫生绩效排名	广义政府卫生支出占卫生总费用比重		国家	卫生绩效排名	广义政府卫生支出占卫生总费用比重	
	2000 年	2000 年	2013 年		2000 年	2000 年	2013 年
法国	1	79.4%	77.5%	挪威	11	82.5%	85.5%
意大利	2	74.2%	78%	葡萄牙	12	66.6%	64.7%

---

① 世界银行网站数据［EB/OL］. http://data. worldbank. org/indicator/SH. XPD. PUBL. ZS? order＝wbapi_data_value 2011＋wbapi_data_value＋wbapi_data_value-last&sort＝desc.

续表

国家	卫生绩效排名	广义政府卫生支出占卫生总费用比重		国家	卫生绩效排名	广义政府卫生支出占卫生总费用比重	
	2000 年	2000 年	2013 年		2000 年	2000 年	2013 年
圣马力诺	3	85.8%	87.9%	摩纳哥	13	87.1%	88.2%
安道尔	4	64.8%	75.3%	希腊	14	60%	69.5%
马耳他	5	72.5%	66.1%	冰岛	15	81.5%	80.5%
新加坡	6	45%	39.8%	卢森堡	16	85.1%	83.7%
西班牙	7	71.6%	70.4%	荷兰	17	63.1%	79.8%
阿曼	8	81.8%	80%	英国	18	79.1%	83.5%
奥地利	9	75.6%	75.7%	爱尔兰	19	74.1%	67.7%
日本	10	80.8%	82.1%	瑞士	20	55.4%	66%

资料来源：世界银行网站数据[EB/OL]. http://data. worldbank. org/indicator/SH. XPD. PUBL. ZS? order=wbapi_data_value 2011+wbapi_data_value+wbapi_data_value-last&sort=desc.

为了更好地总结卫生筹资结构与卫生绩效之间关系的规律,本书同时对世界各国中那些卫生绩效落后国家的公共筹资占比进行分析,即对 2000 年世界卫生组织中 191 个成员国卫生系统绩效排名中后 20 名国家的广义政府卫生支出占比进行比较,以提供一定启示。

表 3.2 显示,2000 年,在有相关数据的国家中,除莫桑比克、斯威士兰等国占比较高外,大部分国家的占比处于 50% 以下,20 国的平均占比值和占比中位数均仅为 38%。这表明,卫生系统绩效落后的国家,广义政府卫生支出的占比较低,政府对卫生投入的不足与该国卫生绩效欠佳有较强相关性。值得注意的是,2013 年,这些国家的占比均值和中位数都有所上升,分别上升为 49% 和 48%,反映了政府加大在卫生筹资中的作用已成为普遍趋势。

表 3.2　　　　世界卫生绩效落后国家广义政府卫生支出比重情况

国家	卫生绩效排名	广义政府卫生支出占卫生总费用比重		国家	卫生绩效排名	广义政府卫生支出占卫生总费用比重	
	2000 年	2000 年	2013 年		2000 年	2000 年	2013 年
乌干达	172	39.2%	44.4%	赞比亚	182	47.4%	58.3%
阿富汗	173	—	21.2%	莱索托	183	50.2%	79.1%
柬埔寨	174	22.2%	20.5%	莫桑比克	184	70%	46.4%
南非	175	41.3%	48.4%	马拉维	185	45.8%	50%
几内亚比绍共和国	176	10.5%	35.8%	利比里亚	186	24.5%	70.3%

续表

国家	卫生绩效排名	广义政府卫生支出占卫生总费用比重		国家	卫生绩效排名	广义政府卫生支出占卫生总费用比重	
	2000 年	2000 年	2013 年		2000 年	2000 年	2013 年
斯威士兰	177	56.3%	74.7%	尼日利亚	187	33.5%	27.6%
乍得	178	42.5%	36.9%	刚果	188	3.1%	53%
索马里	179	—		中非	189	50.2%	50.3%
埃塞俄比亚	180	54.6%	61%	缅甸	190	14.2%	27.2%
安哥拉	181	49.5%	66.7%	塞拉利昂	191	28.7%	14.3%

资料来源：世界银行网站数据[EB/OL]. http://data. worldbank. org/indicator/SH. XPD. PUBL. ZS? order＝wbapi_data_value 2011＋wbapi_data_value＋wbapi_data_value-last&sort＝desc.

在研究政府和市场在卫生筹资中的最佳比例之前,有必要对我国卫生总费用规模的现状和发展方向予以明确。2014 年,我国卫生总费用占国内生产总值的比重为 5.48%[1]。当年,经济合作与发展组织国家该占比的均值为 9.28%[2]。可见,与经济发达国家相比,我国的卫生总费用规模仍存在不小差距。一定规模的卫生总费用是保证国民获得健康保障的前提条件,如果一国卫生总费用水平未达到完善的医疗保障所需的规模,仅依靠优化卫生总费用内部结构则是远远不够的。随着我国居民收入水平和医疗保健需求的不断提高,卫生总费用规模应适当扩大,逐步缩小与先进国家的差距。当然,除了提高卫生总费用在国内生产总值中的比重外,我们还要重视提高卫生资源配置的效率。

第二节　我国政府与市场在卫生筹资公平性方面的作用

公平性问题是学界长期讨论的话题之一。18 世纪末到 19 世纪初,亚当·斯密和穆勒提出税收中的公平原则为支付能力原则(ability-to-pay principle),即按照纳税人的负担能力来分担税收。经济学家一般将公平分为结果公平(end-results equity)和过程公平(process equity)。结果公平考虑的是经济决

---

[1] 国家卫生健康委员会. 2018 中国卫生健康统计年鉴[M]. 北京：中国协和医科大学出版社,2018：93.

[2] 2018 年中国卫生总费用研究报告[R]. 北京：国家卫生计生委卫生发展研究中心,2018：131.

策或者事件的结果是否公正;过程公平则更注重规则的公正性。其中机会均等(equal opportunity)和社会流动性(social mobility)是关于过程公平的两个原则。因此,我们要兼顾卫生资金的分配结果及筹集规则的公平,在使社会低收入阶层的医疗保障境况改善的同时兼顾社会所有成员效用最大化。

我国目前广义政府卫生支出所占比重已接近中高收入国家水平,基本实现了政府的主导作用。然而,在我国总体卫生筹资结构不断优化的过程中,城乡之间、地区之间和不同医保制度之间存在着严重的发展不平衡,农村及经济欠发达地区的政府卫生支出低于城镇及经济发达地区,不同医保制度之间的个人卫生支出负担差距较大,这些差距使我国卫生筹资的结构出现不合理与不公平的现象。

一、我国卫生筹资公平性现状分析

(一) 我国卫生筹资的城乡差距分析

我国经济发展水平和城镇化水平虽不断提高,但城乡二元结构并未消亡,城乡差距仍较为严重[①]。在卫生筹资方面,城镇地区不仅在政府财政卫生支出方面具有比农村地区更雄厚的实力,而且城镇社会医保的缴费和保障水平也普遍高于农村。公共筹资水平的差异直接影响了城乡居民在医疗负担与健康水平方面的差距,对公共服务均等化的推进和社会公平正义的弘扬造成不利影响。

随着我国经济水平的不断提高,城乡卫生筹资水平的差距在经历曲折变化后,近年来呈现下降趋势。由图3.10可见,1990—1997年间,我国卫生筹资的城乡差距从4.09倍缩小至3.02倍,时隔十年后,逐步上升至2007年的4.23倍,此后逐年下降至2016年的2.42倍。虽然近年来城乡差距缩小趋势明显,但目前差距仍然达2倍多(城市和农村人均卫生总费用分别为4 471元和1 846元)。我国工业化的发展和城镇化的推进应当使城市拥有的社会福利资源透过有效途径反哺农村,使农村在国家整体经济实力不断提升的过程中获得充分的医疗保障支撑,促进农民人力资本的提升。

[①] 国务院发展研究中心农村部课题组. 从城乡二元到城乡一体——我国城乡二元体制的突出矛盾与未来走向[J]. 管理世界,2014,(9): 1—11.

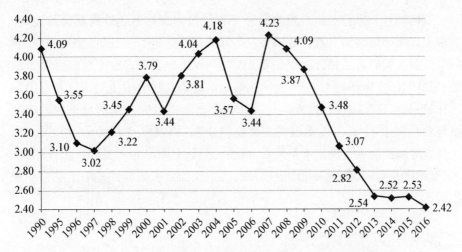

图 3.10　1990—2016 年我国城乡人均卫生总费用之比

注：作者根据历年城市和农村人均卫生费用金额计算得出城乡人均卫生费用比例数据。

资料来源：2018 年中国卫生总费用研究报告[R]．北京：国家卫生计生委卫生发展研究中心，2018：38.

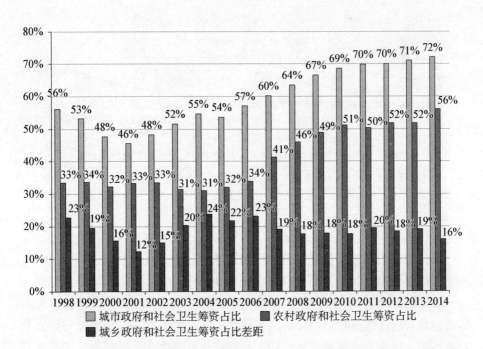

图 3.11　1998—2014 年我国城乡政府和社会卫生筹资在卫生筹资总额中的占比比较

资料来源：2018 年中国卫生总费用研究报告[R]．北京：国家卫生计生委卫生发展研究中心，2018：38.

我国城乡卫生筹资的差距与不公平不仅仅体现在卫生筹资总量方面,还表现在其内部结构上。通过对城乡卫生筹资结构的进一步剖析,本书发现,农村个人卫生支出占比显著高于城镇,其政府与社会卫生支出比重则远低于城镇。如图 3.11 所示,2014 年,我国城镇地区政府和社会卫生支出在筹资中的占比已达到 72%,而农村的这一比例约 56%。相应的,在我国城镇居民的卫生筹资总额中,个人卫生支出的占比仅约 28%,而农村这一比重约 44%。从人均政府和社会卫生支出水平来看,城乡之间的差距亦非常显著。图 3.12 也表明,近十几年来,我国人均政府和社会卫生支出之和的城乡差距绝对值不断拉大。

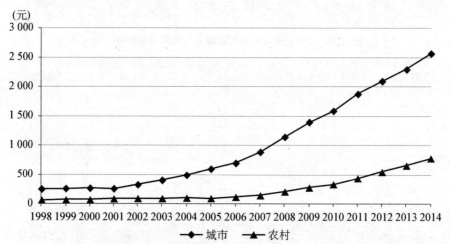

图 3.12　1998—2014 年我国城乡人均政府和社会卫生支出水平比较

注:根据历年城乡卫生费用筹资总额、城乡居民个人现金卫生支出额及城乡人口数计算得出。

资料来源:国家卫生健康委员会. 2018 中国卫生健康统计年鉴[M].北京:中国协和医科大学出版社,2018:91;2018 年中国卫生总费用研究报告[R]. 北京:国家卫生计生委卫生发展研究中心,2018.

农村地区的经济发展往往落后于城镇地区,因而,政府对卫生筹资的调节和干预能起到缩小城乡差距、实现社会公平的目的。然而,从我国公共筹资结构的发展趋势来看,城乡差距没有得到有效控制,甚至进一步扩大,导致收入偏低的农村居民的医疗负担反而高于城镇居民。图 3.13 显示,2014 年城乡居民人均个人卫生支出在其收入中所占的份额分别为 3.4% 和 6%,后者显著高于前者。值得重视的是,近年来,城镇的这一指标出现下降趋势,而农村出现逐年上升趋势。这表明,城乡居民之间的医疗负担逐年扩大,政府对卫生筹资

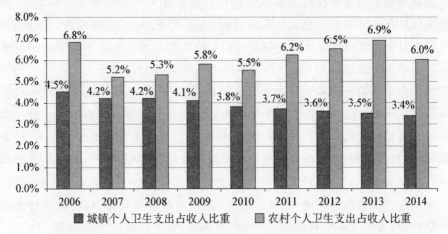

图 3.13　2006—2014 年我国城乡居民个人卫生支出占收入比重比较

注：根据历年城乡居民个人现金卫生支出额、城乡人口数及城乡人均收入计算得出。

资料来源：2018 年中国卫生总费用研究报告[R].北京：国家卫生计生委卫生发展研究中心，2018；国家统计局.中国统计年鉴 2018[M].北京：中国统计出版社，2018.

的大力投入和积极干预未能在减轻农民医疗卫生负担、缩小贫富差距方面取得显著效果。

　　卫生筹资向城镇集中造成了城乡卫生资源的不均衡，2017 年，我国城乡每千人口医疗卫生机构床位数分别为 8.75 和 4.19 张，每千人口所拥有的卫技人员数量分别为 10.87 和 4.28 人[1]。以 2017 年我国各级医院政府投入水平为例，委属和县属医院的政府补助收入水平分别为 20 160.7 元和 1 752.6 元[2]，前者为后者的 10 多倍。医疗资源的不平衡带来了城乡居民健康水平的悬殊，2017 年城乡婴儿死亡率分别为 4.1‰和 7.9‰，城乡孕产妇的死亡率依次为 16.6/10 万和 21.1/10 万[3]。在农村居民健康水平偏低的情况下，政府卫生投入若向农村地区稍作倾斜，则可能产生很大的边际效益。因此，目前"重城轻乡"的卫生筹资格局不利于我国整体居民健康水平以及政府卫生支出效率的提升。

　　长期以来，我国农村人口占据了很高比例，农村人口众多，经济基础薄弱，

①③　国家统计局.中国统计年鉴 2018[M].北京：中国统计出版社，2018.

②　国家卫生健康委员会.2018 中国卫生健康统计年鉴[M].北京：中国协和医科大学出版社，2018：91.

为政府实施城乡社会保障水平的均等化造成了相当大的困难。近年来,虽然我国城镇化水平不断提高,农村人口比例逐步减少,但直至 2017 年,我国农村人口比重仍占 41%[①]。广大农村人口的医疗负担对其健康水平及筹资的城乡公平均有重大影响。

我国卫生筹资水平与结构的城乡差距由来已久,是我国城乡之间长期存在的二元结构之体现。政府卫生筹资水平的城乡差距在一定程度上反映了政府的政策偏好,政府在卫生改革过程中充当的是主导者和决策者的角色,代表城市精英群体的政策制定者在制定城乡社会保障政策时出于自身利益关联倾向于制定有利于城市福利发展的政策,而农村群体因处于社会弱势地位,其相关利益存在被忽视的可能[②]。因此,要实现政府改善收入再分配、促进社会公平的职能,首先要确保其"中性政府"的立场,以保证政策的"利益无偏"。

缩小医疗卫生筹资的城乡差距、扭转当前具有明显城市偏向的卫生筹资分配格局对于发挥政府收入再分配功能、实现社会公平具有重要意义,破除包括医疗保障在内的社会保障的城乡二元化是我们的长期目标。随着我国经济的日益发展、城镇化率的逐步提高、农村筹资能力的不断增强,政府应切实推进卫生筹资的城乡均等化,实现医疗保障的城乡统筹。

发达国家和地区的经验表明,当经济发展到一定阶段,政府完全有能力和义务通过对农村地区开展各种形式的医疗卫生投入,帮助其提升医疗资源的可及性、降低个人在医疗费用中的负担水平。我国是社会主义国家,我们的国家性质决定了我国的社会保障制度具有比资本主义国家更高的优越性和先进性,因此,我们有理由在缩小城乡差距、改善农村居民医保待遇等方面做得更好。

(二) 我国卫生筹资的地区差距分析

我国一直以来存在着地区、城乡及工农差距,并衍生出相应的矛盾,彼此相互影响和制约(胡鞍钢等,1995)[③],区域发展的不平衡随城乡差距的日益拉大而加剧(Fu,2004)[④],地区差距又进一步影响了各地卫生支出水平的差距,

---

① 国家统计局. 中国统计年鉴 2018[M]. 北京:中国统计出版社,2018.

② 锁凌燕. 转型期中国医疗保险体系中的政府与市场[M]. 北京:北京大学出版社,2010,26—30.

③ 胡鞍钢,王绍光,康晓光. 中国地区差距报告[M]. 沈阳:辽宁人民出版社,1995.

④ Fu, X.. Limited Linkages from Growth Engines and Regional Disparities in China [J]. Journal of Comparative Economics, 2004, (32): 148 - 164.

如经济较为发达的北京和上海的人均政府卫生支出水平明显高于其他地区,
2016 年分别为 2 154 元和 1 780 元,而其他大部分省市处于 1 000 元左右;北
京、上海的人均政府和社会卫生支出水平高达 6 000—8 000 元左右,而绝大部
分中西部地区只有 1 500—3 000 元。

此外,政府和社会卫生支出总和的地区差距更大,说明社会医疗保险等卫
生支出进一步扩大了差距。社会医疗保险支出的地区差距反映出各地的医保
支付能力同本地居民的缴费能力和本地政府的补助水平高度相关。以 2014
年各地新农合的人均筹资额度为例,上海为 1 710 元,北京为 1 091 元,其他省
份约为 300—500 元①。经济发展水平更高的北京、上海等地区的新农合筹资
额明显高于其他省份,这在一定程度上解释了广义政府卫生支出地区差距的
原因。另外,政府和社会卫生支出的相对水平也存在一定的地区差距,图 3.15
显示,北京、上海等地区的政府和社会卫生支出占卫生筹资总额的比重超过
80%,而其他大部分地区大约为 70%左右,具有明显的地区差距。可见,各地
存在着政府卫生支出水平的不平衡,影响了不同地区居民在医疗服务可及性
与健康水平等方面的公平性。

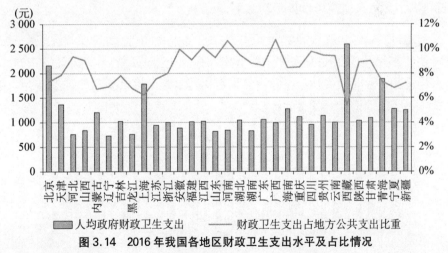

图 3.14　2016 年我国各地区财政卫生支出水平及占比情况

注:比重数据由作者计算得出;此处政府和社会卫生支出用三分法中的政府卫生支出和社会卫
生支出之和计算而来。

资料来源:国家卫生健康委员会. 2018 中国卫生健康统计年鉴[M]. 北京:中国协和医科大学
出版社,2018;国家统计局. 2018 年中国统计年鉴[M]. 北京:中国统计出版社,2018.

---

① 国家卫计委. 2015 中国卫生和计划生育统计年鉴[M]. 北京:中国协和医科大学出版社,2015:333.

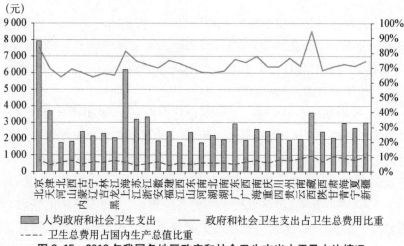

图 3.15 2016 年我国各地区政府和社会卫生支出水平及占比情况

资料来源：同图 3.14。

地区差距若不及时调整,很可能产生"马太效应",最终可能导致各地医疗品质和健康水平的巨大差异。数据显示,经济发达地区的各项健康指标都显著优于经济欠发达地区。北京、上海等地的健康水平甚至已超越发达国家,而部分落后地区仅略高于世界平均水平。

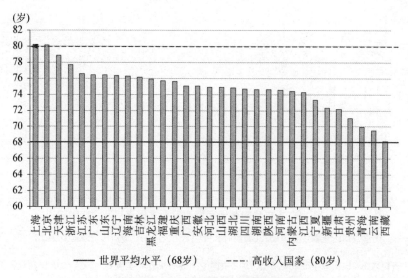

图 3.16 2010 年我国各省预期寿命

资料来源：国家卫生健康委员会. 2018 中国卫生健康统计年鉴[M]. 北京：中国协和医科大学出版社,2018；WHO. World Health Statistics 2014[EB/OL]. http://www.who. int/gho/publications/world_health_statistics/2014/en/.

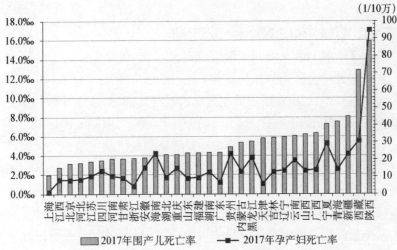

图 3.17　2017 年我国各地区围产儿与孕产妇死亡率比较

资料来源：国家卫生健康委员会. 2018 中国卫生健康统计年鉴［M］. 北京：中国协和医科大学出版社，2018：218—221.

实际上，当经济发达地区的健康水平已经达到一定高度，对其继续加大卫生投入所能获得的边际效益将降低；相反，对于健康水平处于发展上升期的欠发达地区，同样的卫生投入可能引起健康状况的显著改善。因此，从国家整体来看，将资金更多地投入不发达地区是符合帕累托改进原则的。

附表 2 反映出，部分经济发达地区的卫生经费占比反而低于经济欠发达地区。如在上海和北京的财政支出中，卫生支出仅占 6.23％ 和 7.3％，而广西、河南等地高达 10％ 以上；上海、广东、江苏、浙江等发达地区的卫生总费用占国内生产总值比重仅 4％—5.5％，而青海、新疆、甘肃则在 9％ 以上。这表明，就各地既定的经济发展水平和财政能力而言，欠发达地区政府的卫生支出意愿可能并不低于经济发达地区，二者之间政府卫生支出绝对水平的显著差距是由其自身财力所限而引起，并不是由于政府对医疗卫生的重视不足造成的。正因为如此，本书认为，中央政府从国家层面加大对中西部地区的纵向转移支付以及促进地区之间的横向平衡非常重要。由于地方政府往往不具备与转移支付要求相匹配的财力，中央政府应在作为财政三大职能之一的收入再分配领域发挥主要责任(Musgrave, 1959)[1]。

① Musgrave, Richard A.. The Theory of Public Finance：A Study in Public Economy ［M］. New York：McGraw Hill, 1959.

(三) 我国卫生筹资的保障水平差距分析

作为广义政府卫生支出的关键组成部分,社会医疗保险对于政府在卫生筹资中发挥促进社会公平的社会职能具有十分重要的意义。首先,国家法定的社会医保具有强制性,能解决商业医保的逆选择问题,从而达到医疗支出风险在更大人群范围内进行分散的目的(Pauly, 1974[①]; Wilson, 1977[②]; Dahlby, 1981[③]);其次,社会医保收费不对健康和经济状况较差的个人进行歧视性收费,相反这些弱势群体能从政府财政获得不同程度的补贴,从而实现了政府的收入再分配功能;再次,社会医疗保险制度设计中的收入累进性缴费机制能帮助参保人,尤其是低收入者维护身心健康、减轻医疗费用负担,从而维护社会公平与稳定。有研究认为社会医保具有再分配作用,可维护社会安定团结(Greene, 1976[④]; Esping-Anderson, 1990[⑤];科尔奈、翁笙和,2003[⑥])。

在我国的社会医疗保险制度中,由于居保、新农合及城乡居民医保的缴费水平相对较低,在减轻个人支出负担方面效果有限。众多学者的研究发现新农合在"保大病"方面收效甚微(Yip & Hsiao, 2009[⑦]; You & Kobayashi, 2009[⑧]; Sun et al., 2010[⑨])。Lei 和 Lin(2009)等学者的研究发现新农合参保

[①] Pauly, Mark V.. Overinsurance and Public Provision of Insurance: The Roles of Moral Hazard and Adverse Selection [J]. Quarterly Journal of Economics, 1974, 88(1): 44 - 62.

[②] Wilson, Charles.. A Model of Insurance Markets with Incomplete Information [J]. Journal of Economic Theory, 1977, 16(2): 167 - 207.

[③] Dahlby, B. G.. Measuring the Effect on a Consumer of Stabilizing the Price of a Commodity [J]. The Canadian Journal of Economics, 1981, 14(3): 440 - 449.

[④] Greene, Mark R.. The Government as an Insurer [J]. The Journal of Risk and Insurance, 1976, 43 (3): 393 - 407.

[⑤] Esping-Anderson, G.. The Three Worlds of Welfare Capitalism, Cambridge [M]. UK: Polity Press, 1990.

[⑥] 雅诺什·科尔奈,翁笙和. 转轨中的福利、选择和一致性:东欧国家卫生部门改革[M]. 罗淑锦译. 北京:中信出版社,2003.

[⑦] Yip, Winnie, Hsiao, Willian C.. Non-Evidence-Based Policy: How Effective is China's New Cooperative Medical Scheme in Reducing Medical Impoverishment? [J]. Social Science and Medicine, 2009, (68): 201 - 209.

[⑧] You, X., Kobayashi, Y.. The New Cooperative Medical Scheme in China [J]. Health Policy, 2009, 91(1): 1 - 9.

[⑨] Sun, X., Jackson, S., Carmichael, G. A., Sleigh, A. C.. Catastrophic Medical Payment and Financial Protection in Rural China: Evidence from the New Cooperative Medical Scheme in Shandong Province [J]. Health Economics, 2009, (18): 103 - 119.

者的医疗负担并无明显减少[1][2]。瓦格斯塔夫等人发现新农合甚至加大了患者的医疗费用支出(Wagstaff et al.，2009)[3]。

由于我国的医疗保险制度具有显著的碎片化特征，一般情况下，不同参保人群均归属于某个特定的医保制度，不同医保保障水平的差异直接影响卫生筹资的公平性。就目前我国的医保制度来看，城镇职工医保的待遇水平显著高于其他医保。以上海市为例，从表3.3中城镇职工医保和城乡居民医保的报销规定可见，前者在住院待遇上的优势明显高于后者，城镇职工医保的封顶线高达51万元，超过封顶线以上的医疗费用还可由附加基金继续报销80%。且由于城镇职工医保的报销范围比后两者更广，因此，城镇职工的医疗费用个人负担水平显著低于城乡居民医保的参保者[4]。金春林、李芬等人2013年的研究得出了类似结论，他们对上海市城乡居民医疗费用负担进行计算，发现不同医保类型人群的医疗费用负担分布不均衡，城镇职工医保、城乡居民医保及新农合的门急诊费用报销比例依次为81.3%、44.4%、67%，三者住院费用报销比例依次为83.3%、65.4%、70%[5]。由于我国大部分地区的医保制度较为类似，以上海的情况可推测全国，可见，城镇职工医保的个人在卫生筹资中的自付比例最小，城乡居民医保参保者的负担水平则明显较高。

参加城乡居民医保的人群主要包括城镇无业成年人、未成年人、农民等对象。相比之下，参加城镇职工医保的人群职业更为稳定、收入水平更高。政府本应通过医疗保障的途径缩小收入差距，但由于受到缴费水平和政府补助金额的限制，医保之间的保障差距难以缩小。此外，我国不同医疗保障制度封闭运行，较难实行互助共济，因而导致了不同医疗保险制度之间保障水平的不均衡，尤其是给农民及职业不稳定的城镇居民带来较重的医疗负担，造成筹资的不公平。

---

[1] 程令国，张晔."新农合"：经济绩效还是健康绩效？[J].经济研究，2012，(1)：120—132.

[2] Lei, X., Lin, W.. The New Cooperative Medical Scheme in Rural China: Does More Coverage Mean More Service and Better Health? [J]. Health Economics, 2009, (18): S25 - S46.

[3] Wagstaff, A., Lindelow, M., Gao, J., Xu, L., Qian, J.. Extending Health Insurance to the Rural Population: An Impact Evaluation of China's New Cooperative Medical Scheme [J]. Journal of Health Economics, 2009, (28): 1 - 19.

[4] 上海医保[EB/OL]. http://ybj. sh. gov. cn/bmwd/cb/02/index. shtml.

[5] 金春林，李芬，王力男等. 居民卫生筹资与医疗费用负担实证分析：以上海为例[J]. 中国卫生政策研究，2013，6(5)：32—36.

表 3.3　　　　　2018 年上海市不同类型医疗保险的报销规定比较

		门诊			住院		
		起付线（元）	报销比例	封顶线（元）	起付线（元）	报销比例	封顶线（元）
一级医疗机构	城镇职工医疗保险	1 500	65%	—	1 500	85%	51 万
	城乡居民医疗保险	500	70%	—	50	80%	—
二级医疗机构	城镇职工医疗保险	1 500	60%	—	1 500	85%	51 万
	城乡居民医疗保险	500	60%	—	100	75%	—
三级医疗机构	城镇职工医疗保险	1 500	50%	—	1 500	85%	51 万
	城乡居民医疗保险	500	50%	—	300	60%	—

　　注：城镇职工医保的报销标准以 44 岁以下在职职工为例，城乡居民医保的报销标准以 18—60 岁成人为例；城镇职工医保住院、门诊大病费用超过封顶线 51 万元以上可由地方附加医保基金支付 80%。

　　资料来源：上海医保[EB/OL]. http://ybj. sh. gov. cn/bmwd/cb/02/index. shtml.

二、我国卫生筹资公平性欠佳的原因分析

（一）财政分权制度对卫生筹资公平性的影响

　　许多著名经济学家从地方政府卫生服务效率的提高、政府规模的减小、腐败的减少等角度论证了财政分权对政府卫生支出的有利影响。哈耶克（1945）强调分权模式下地方政府具有信息优势[①]；蒂布特（1956）证明了居民的"用脚投票"机制能保证公共品更好地与居民的偏好匹配，因此分权下的地方竞争能激励地方提高公共品的供给[②]；艾利简（2004）等学者研究发现财政分权会制约腐败行为的发生[③]。

　　另一些学者则认为财政分权可能不利于政府卫生投入。财政分权引起的

---

① Hayek, Friedrich A.. The Use of Knowledge in Society [J]. American Economic Review, 1945, 35 (4): 519 - 530.

② Tiebout, C.. A Pure Theory of Local Expenditures [J]. Journal of Political Economy, 1956, 64(5): 416 - 424.

③ Arikan, G. Gulsun. Fiscal Decentralization: A Remedy for Corruption? [J]. International Tax and Public Finance, 2004, 11(2): 175 - 195.

政府竞争可能导致公共品的提供不足或削弱政府卫生支出效率（Oates，1972[①]；Wilson，1986[②]，1999[③]；Wellisch，2000[④]），地方政府决策的自由度较高，可能反而拥有更多的寻租机会，从而不利于政府卫生支出效率的提高（Homme，1995[⑤]）。

由于我国特殊国情的客观存在，经济学中经典的财政分权和地方政府公共品提供理论的许多原则和规律在我国并不适用，我国的财政分权由于与政治集权结合在一起，地方政府在以国内生产总值为考核指标的晋升体制下，会倾向于忽视对经济增长短期内效果不显著的卫生等公共支出（傅勇、张晏，2007[⑥]；贾智莲、卢洪友，2010[⑦]）。由于我国居民受户籍制度限制而无法实现真正意义上的自由迁徙，国外"用脚投票"的方式可激励地方政府扩大公共支出规模的理论并不适用于我国。

我国政府卫生支出水平的地区差距表面上是由地区之间的经济发展不平衡造成的，但究其制度根源，也与我国财政分权体制有密切关系。从 20 世纪 80 年代起，我国开始实行财政分权改革，中央将社会事业支出等事权下放给地方政府。1994 年分税制改革以后，政府财政支出结构基本延续了放权让利阶段的各级财政负责制，当事权划分比较模糊时，上级有较强的动力将财政收入留在本级财政，而将支出责任转移到下级政府，因此进一步增加了农村地区等基层地方政府的财政支出压力。2017 年，我国政府用于医疗卫生与计划生育的财政支出共 14 451 亿元，其中地方政府承担 143 433 亿元，占 99%[⑧]。因此，各地政府卫生支出水平主要取决于当地政府财政实力，这直接导致了不同财力的地方政府对医疗卫生的投入水平相差甚远。财政筹资渠道更多、筹资能

① Oates，W.. Fiscal Federalism [M]. New York：Harcourt Brace，1972.

② Wilson，J. D.. A Theory of Interregional Tax Competition [J]. Journal of Urban Economics，1986，19：296 - 315.

③ Wilson J. D.. Theories of Tax Competition [J]. National Tax Journal，1999，52：269 - 304.

④ Wellisch，David. Theory of Public Finance in a Federal State [M]. New York：Cambridge University Press，2000：236 - 254.

⑤ Prud Homme，R.. On the Dangers of Decentralization [R]. World Bank Research Observer，1995，(10)：201 - 220.

⑥ 傅勇，张晏. 中国式分权与财政支出结构偏向：为增长而竞争的代价[J]. 管理世界，2007，(3)：4—12.

⑦ 贾智莲，卢洪友. 财政分权与教育及民生类公共品供给的有效性——基于中国省级面板数据的实证分析[J]. 数量经济技术经济研究，2010，(6)：139—150.

⑧ 国家统计局. 中国统计年鉴[M]. 北京：中国统计出版社，2018.

力更强的地区显然拥有更高的卫生筹资能力。有实证研究证实了财政分权与政府卫生支出地区差距的这种相关性,李齐云和刘小勇(2010)对我国1997—2006年省级面板数据进行检验发现财政分权加剧了地区间的人均财政卫生支出差距[1]。Win Lin Chou(2007)用面板LM单位根方法对1978—2004年我国28省数据进行实证研究发现,从长期来看,我国地方政府财政赤字对卫生支出有显著影响,政府财政赤字每上升1 000万元,未来卫生支出将下降26.3%[2]。

(二) 转移支付制度的不完善对卫生筹资公平性的影响

转移支付是政府通过一定形式和途径转移财政资金,以平衡经济发展水平和解决贫富差距,实现非市场性的分配关系。地区之间的转移支付一般由中央政府出面对经济欠发达地区给予医疗卫生资金和物质的支持,以对地区差距进行调整和干预;城乡之间的转移支付一般由上级政府出面对辖区内农村地区进行倾斜性投入,以缩小城乡差距;人群之间的转移支付指各级政府通过对农民、城镇老人儿童等低收入弱势群体进行医保缴费的补助提高其参保率和保障水平,缩小相互差距。

目前,我国中央政府对地方的卫生转移支付主要采取专项转移支付的方式,然而这种方式有诸多弊端:首先,专项拨款内容繁杂,缺乏明确的事权依据,对于平衡地区间的基本医疗卫生服务水平和能力没有太强关联;其次,专项资金以层层下拨的方式下发,在实践中容易出现各级政府进行资金截留的现象;最后,中央专项拨款的主观性强,资金有时不是流向最需要的经济不发达地区,而是公关能力强的地区[3]。有实证研究表明,中央政府财政转移支付并未有效缩减地区间的财政卫生支出差距[4]。

此外,地区之间缺乏横向平衡共济机制,各地区的政府卫生支出体系封闭运行、互不融通,很多地方专项卫生财政预算是以户籍人口而不是常住人口进行规划的,更加缺乏全国层面政府支出水平的统筹平衡和卫生筹资标准的统一。在缺乏全国层面顶层设计的情况下,地方政府卫生支出水平的地区差距难以通过中央政府的转移支付得到根本性缓解。因此,加强全国层面医疗卫

---

[1][4] 李齐云,刘小勇.财政分权、转移支付与地区公共卫生服务均等化实证研究[J].山东大学学报(哲学社会科学版),2010,(5):34—46.

[2] Chou, Win Lin. Explaining China's Regional Health Expenditures Using LM-type Unit Root Tests [J]. Journal of Health Economics, 2007, (26):682-698.

[3] 陈春辉.我国中央财政卫生转移支付方式探讨[J].中国卫生经济,2010,(1):5—6.

生政府筹资水平的整合与平衡同样非常必要。

庇古(1920)提出,政府需对富人向穷人的收入转移进行干预,使其满足社会需求,包括对低收入人群给予补助①。我国政府试图通过对社会医保中城乡居民医保参保人群进行补助,提高其缴费水平,从而实现转移支付,提升社会公平。由于城乡居民医保筹资渠道没有单位参与缴费,如果政府不给予补助,完全依靠参保者个人,则贫困个人很可能选择不参加医保,因此,政府的补助很大程度上激励了城乡居民的参保积极性。政府一般依据参保人的年龄、所处的地域等特征,实施不同程度的缴费补助,如对城镇居民中的老人、儿童和西部地区的农民给予额度较高的补贴,中青年城镇居民和经济发达地区的农民得到的补贴相对较少。这一政策表明了政府试图通过医保缴费补助方式发挥其代际之间、地区之间的收入再分配功能。

凯恩斯(1936)认为,政府应干预收入再分配,以改善社会福利②。当前,我国政府社会医疗保险参保补贴政策仍较为粗放,影响了收入再分配的效果。如以年龄划分补助标准可能欠妥,即老年人和儿童不一定恰好是低收入群体,可能他们自身或所在的家庭处于社会高收入阶层。而部分健康状况欠佳的年轻人可能处于社会低收入阶层。因此,政府对老人和儿童的转移支付制度可能对贫困的年轻人造成制度的不公平。此外,政府对西部地区居民的保费补助高于中东部地区仅体现于中央政府的补助部分,地方政府配套额度高低仍然取决于当地经济发展水平,而这部分恰恰是拉大医保筹资水平地区差距的主要因素。

政府的干预应遵循一定的市场规律,医疗保险筹资水平一定程度上是一种"价格",其中包含丰富的信息量,如反映参保人的筹资能力、参保意愿、实际工资水平等。因此,筹资标准的制定不应仅仅取决于政府的良好出发点和政治意愿,更应由其所处的"市场"决定,从市场规律来看,经济能力更强的地区和个人的筹资水平自然更高。目前我国各类医疗保险的筹资水平一定程度上反映了"市场规律",如农村地区医保的筹资水平普遍低于城镇地区,城乡居民医保的筹资水平显著低于城镇职工医保。但若任由"市场规律"发挥作用,则可能导致不同经济发展水平的地区、人群之间的医保差距越拉越大,从而造成

---

① Pigou, Arthur Cecil. The Economics of Welfare [M]. London: Macmillan and Co., 1920.

② Keynes, John Maynard. The General Theory of Employment, Interest and Money [M]. New York and London: Harcourt Brace and Co., 1936.

健康获得权的不平等和医疗保障的累退性。

从经济学的角度看,社会医疗保险有别于商业医疗保险的特征即包括通过扩大参保人群的范围增强不同年龄、疾病风险人群之间的互助性和共济性,从而实现筹资的累进性和利贫性。因此,政府应在社会医疗保险中发挥积极的作用,维护不同收入阶层具有公平获得医疗保障的权利,调整收入再分配格局、促进社会公平。由此,政府对于卫生筹资水平的干预方式和边界把握非常重要。若干预过度,则容易违背市场规律,造成政府失灵,效果适得其反;若干预不足,则可能使市场失灵造成的分配不公等问题影响社会的和谐与稳定。

(三) 社会医疗保险碎片化对卫生筹资公平性的影响

我国的社保制度源自德国的俾斯麦模式,该模式以工薪劳动者为核心推进医保的覆盖,随着国家经济和社会发展水平的提高而逐步向其他人群推开,因此比直接覆盖全体国民的税收筹资制更适合经济发展相对欠发达的国家。但与此同时,社会医疗保险的推广需要一定的社会经济条件和基础,例如一定经济发展水平的支撑,社会和个人具有足够的缴费能力,正规就业人群占人口一定比重等。

虽然我国社会医保已基本实现了人群的全覆盖,但因受限于我国经济社会条件的发展水平,医保制度在设计之初缺乏总体思考和全盘规划,采取了由城镇向农村、由就业向非就业人群逐步推广覆盖的政策思路,形成了基本医保制度(城镇职工医保、城乡居民医保、新农合)长期分割、各自为政的局面。直至近几年城乡医保制度在全国的推开,医保的严重分割性才有所缓解。但是,我国医保的板块分割与碎片化问题仍然存在,具体表现为:首先,我国不同医保制度之间分账管理、封闭运行,实行不同的缴费和待遇标准;其次,同一医保制度在不同地区实施差别化的缴费与待遇标准。如经济发达的上海市对新农合的补贴水平一直以来大大高于其他省市。各地的基金账户也是各自为政、互不相通;再次,即使在同一医保制度内部,也存在着根据参保人的年龄、工龄、退休时间等身份特征进行划分的不同缴费和待遇标准。

医保制度的碎片化对公平性造成了负面影响。医保的长期城乡分置加剧了卫生筹资的城乡差距,加大了整合难度;医保制度的地区分割使医保在各地区内部封闭运行,无法实现发达地区对欠发达地区的转移支付;医保基金独立管理和运作制度使不同医保制度之间难以实现盈亏共济;医保制度针对各类人群分类的过分细化加大了医保待遇均等化的难度。这些因素都说明医保碎片化不利于社保制度公平性的发挥。

三、改善我国卫生筹资公平性的途径探讨

我国卫生筹资内部的不公平性表现为城乡、地域、医保制度等三方面。本书通过分析发现,造成我国筹资结构不公平的因素主要包括财政分权制度、转移支付制度的不完善和社会医疗保险的碎片化等方面。因此,政府应在改革财政分权制度、完善转移支付制度、打破医保碎片化等方面做出更多的努力。

首先,应改革当前财政分权体制,扭转中央和地方在财政支出中极不平衡的分担格局,增加中央政府在卫生财政支出中的比重;应改变目前财政支出政府层层负责制,加大上级政府的卫生共建力度,尤其应加大中央、省、市级政府的卫生支出参与力度;应扭转政府卫生支出"重城轻乡"格局,缩小城乡差距,使资金更多地流向卫生资源相对稀缺的农村地区。

其次,应优化我国的转移支付制度。一方面,应增强转移支付力度;另一方面,应提高支付效率。当前卫生资金以专项转移支付为主,今后对经济落后地区更多地采用一般性转移支付。此外,除纵向转移支付外,还应更多地发挥地区间的横向转移支付,通过对口帮扶等模式实现卫生资金的跨地区流动和横向平衡。同时,加强转移支付的瞄准性,使转移支付在扶持低收入弱势群体方面的作用更为突出。

再次,应改善不同医保制度之间的公平性,正如世界卫生组织(2009)所提出的,制定卫生筹资战略的重点并非社会医疗保险,而是社会医疗保障,不仅要确保全面覆盖,还要确保全面可及[①]。医保的整合应充分考虑不同制度之间的差异,将医疗保险费用作为劳动力成本的一部分对企业所增加的经济负担和竞争压力进行客观的估计,并将其纳入改革方案的考虑要素之中,尽量避免整合造成的医保费用上涨超出企业和个人所能承受的范围。不同社会、经济背景下的各个地方可根据自身实际情况选择因地制宜的整合模式,中央应对出台全国性的整合方案保持谨慎态度,充分尊重各地实情。

---

① 卫生部政策法规司政策研究二处. 世界卫生组织西太区卫生筹资战略中期评估会议召开[EB/OL]. [1998 - 08 - 16/1998 - 10 - 04]. http://www. cajcd. cn/pub/wml. txt/9808 10-2. html.

第三节 我国政府与市场在卫生筹资中 作用的案例比较分析

中华人民共和国成立以来,我国的许多医疗卫生体制改革采取的是自下而上的渐进式改革路径,许多改革经验和模式不是来自中央政府的决策或学者的建议,而来自于基层地方的实践;由于地方政府是与当地经济和社会利益最密切相关的主体,因此具有较大的改革动力与自发性;民间自发的制度需求后来往往被吸收到正式制度中,对社会变革产生巨大的推动力量;在此过程中,中央政府的角色更类似于法官,通过对创新的裁决来传播先进制度而非直接从事制度创新活动(周业安,2000)[1]。有学者的研究认为,中国是典型的分权式制度创新国家,包括医疗卫生在内的诸多领域在省、地、县、公社和大队等多层次上进行了开放的分权式实践与实验(Rogers,1983)[2]。王绍光(2008)指出,我国基层的医改实践始终是上层决策的经验来源[3]。

近年来,我国各地采取了形式多样的卫生筹资与服务提供改革模式,其中最具有代表性的有三个地方的案例:陕西神木县发挥政府财政托底作用的筹资模式、江苏宿迁市公立医院民营化模式和福建三明市医药分开与提升医务人员薪酬并举的筹资改革模式。这些案例反映了我国地方政府所面临的社会、经济等方面不同的条件约束以及在此条件下作出的改革路径和政策模式的最优选择。这些较具代表性的典型案例与模式引起了学者和相关部门的高度重视与深入研究,并对我国卫生筹资制度改革的政策选择产生了重大影响。

一、政府发挥财政托底作用——神木案例

陕西省神木县凭借其较强的财政实力,于 2009 年启动了以政府补贴为依托的医疗改革。在政府的足额补贴下,神木为城乡居民提供了近于免费的高

---

① 周业安. 中国制度变迁的演进论解释[J]. 经济研究,2000,(5):3—10.

② Rogers, Everett. Diffusion of Innovations [M]. New York: Free Press, 1983.

③ 王绍光. 学习机制与适应能力——中国农村合作医疗体制变迁的启示[J]. 中国社会科学,2008,(6): 132.

水平医疗保障。政府动用财政分配权和改革主导权,制定高标准的医疗保障水平,为城乡居民提供了比改革前及同时期全国大部分地区更高的医疗福利制度,体现了政府通过对医疗卫生的强势干预达到一定社会目标的能力和可能性。神木医改后,城乡居民的缴费水平显著降低,而保障水平却大幅提高。

值得一提的是,神木不仅实现了在卫生筹资来源方面的政府高投入,而且推动了对卫生筹资流向分配格局的市场化改革。神木在卫生资金的使用对象上,对符合条件的公立和民营医院同等对待,均给予医保定点资格,以促使其相互竞争。实际上,神木县在改革前早已形成民营医院占主体的格局,因此在改革实施的过程中形成了医疗服务市场充分竞争的格局,这对政府卫生资金的使用效率起到了有效的促进作用。

在倡导医疗机构多元化发展与充分竞争等市场机制的同时,神木县政府对于基层医疗机构与信息化建设等外部性较强的领域进行了倾斜性的大力投入,政府在市场相对失灵的领域发挥了更大作用,同时在其他领域充分体现了市场机制的功能。神木政府这种对卫生筹资政策的有选择运用和灵活处理值得我们学习和借鉴。

改革后,神木并未出现财政资金不可控的局面,相反,县财政配套资金在总报销金额中所占比重持续下降,由 2010 年的 80% 逐年下降到 2014 年的52%。得益于较为完善的制度设计,政策未经历较大波动。近年的微调都与进一步提高保障水平有关,如新增县外定点医院,下调起付线水平,扩大医保报销范围,对个人负担的高额大病住院费用予以二次报销[①]等内容。可见,神木医改总的来说是非常成功的,用财政托底的方式为广大城乡居民提供了高水平的医疗保障,改革结果也表明,并未对地方政府的财政造成不可承受的压力,其中的政策和机制设计是值得认真研究的。

顾昕等(2011)指出,从本质上讲,神木模式并不是全民公费医疗,该模式的突出特点在于三种制度安排,即建立了高保障的医保制度,采用了购买服务的模式,形成了多元化的竞争格局[②]。朱恒鹏(2011)认为,神木模式值得称道之处在于其有管理的竞争,而并不是政府高水平的投入,其他地区不可能仅靠

① 这部分大病救助金来自县民生慈善基金收益。
② 顾昕,朱恒鹏,余晖."神木模式"的三大核心:走向全民医疗保险、医保购买医药服务、医疗服务市场化——神木模式系列研究报告之二[J].中国市场,2011,(29):4—8.

模仿神木的政府投入达到其改革效果①②。李玲(2009)则认为,虽然神木未来应将医保与财政资金结合起来,对医疗机构按人头预付,以激励其更多地提供预防服务,达到控制成本的作用③。这些学者的观点为更好地解读神木医改提供了注脚,神木模式值得称道和可借鉴之处并不仅限于政府财政的大量投入,还包括促进医疗机构的充分竞争和市场化。神木雄厚的财政实力是很多经济欠发达地区无法模仿的,但是其在医疗服务提供和资金给付领域引入市场机制是所有地区都可以借鉴和学习的。

二、公立医院民营化——宿迁案例

江苏省宿迁市地处苏北,经济发展较为落后,在实施医改前财政十分困难,1999 年,宿迁市拥有的卫生资源位于江苏省末位。2000 年,政府无力继续对公立医疗机构进行财政拨款,而被迫走上公立医院产权改革道路,通过"变卖"医院的方式筹集资金。当时,宿迁市绝大部分公立医院完成了产权制度的改革,基本实现了公立医院的全盘民营化或股份制,政府资本几乎完全退出。也正是这种大幅度的筹资结构市场化引起了全国各界的关注,也成为我国近年来较为典型的市场化改革模式的代表案例。

通过对公立医院实施民营化改制,宿迁出现医疗服务市场充分竞争的局面,医疗机构的数量迅猛增长,2002 年比改革前的 2000 年增加了 401 家,增长幅度高达 3 倍。改革后,宿迁医疗机构分布更为密集,85%的居民可在居住地一公里范围内就诊④。医疗机构数量的大幅增加和彼此之间的激烈竞争引起其价格和质量的变化,众多民营医院的药品和器械进价要明显低于政府招标采购价格,也导致宿迁总体医疗服务价格比周边地区低 15%。2006—2009年,宿迁市的门诊和住院费用低于江苏省平均水平,且药占比也连年下降⑤。此外,竞争还使医院对自身结构进行调整和优化,宿迁医院的卫技人员占比由

① 朱恒鹏,顾昕,余晖."有管理的竞争"是神木模式为新医改走出的一条新路[N].中国劳动保障报,2011-1-18(3).
② 朱恒鹏,顾昕,余晖.神木模式的可复制性:财政体制与医药费用水平的制约——神木模式系列研究报告之四[J].中国市场,2011,(37):12—16.
③ 张鸿,沈竹,王红,李玲.神木医改:为改革勇气喝彩[J].理论参考,2009,(6):46—47.
④ 王海平.宿迁市委书记张新实:"宿迁医改经得起检验"[N].21世纪经济报道,2010-12-21.
⑤ 朱恒鹏.宿迁:可复制的民营化医改路[J].中国医院院长,2011,(12):58—61.

改革前的 60% 上升到 90%①。通过市场化改革,政府的卫生支出压力大大减轻,同时还引进了一些优质医疗资源,改变公立医院垄断低效的格局。从竞争导致的医药费用下降、医院收入结构得到改善的结果来看,宿迁医改取得了一定的成功。

宿迁市政府在对公立医院的筹资实行全面退出的同时,另一方面,通过将公立医院产权改革筹集的资金归入医疗卫生事业发展基金,大力发展城乡公共卫生事业②。2005 年左右,宿迁市还用医疗卫生事业发展基金建成了市疾病预防控制中心等医疗机构。宿迁市政府将公立医院产权改革筹集的资金用于公共卫生等领域,很好地发挥了政府在市场失灵领域的主导职能,也体现了改革初期宿迁市政府对卫生筹资进行干预的出发点和原则,即政府只对市场不愿介入或提供不足的领域进行投入。

不可否认,宿迁医改也存在一些问题,如由于乡镇卫生院人才流失严重,病人纷纷涌向县级医院等更高等级医院甚至外省市医院,乡镇卫生院的门诊服务水平和住院率在苏北五市列末位,作用显著下降。再如,由于大部分购买医院的民营方代表是原来医疗系统内部的专业人员,对于管理知识相对缺乏,因此宿迁市大部分民营医院近年来的发展从管理的角度来看有明显局限性。此外,由于民营医院的逐利性和有限的医学研究能力,宿迁医改以来医疗服务量的增加大多集中在小病和常见病上,疑难杂症方面的医疗服务量反而萎缩。

近年来,宿迁又重新开始建设市内唯一一所公立三甲医院,以弥补市场对高精尖医疗服务提供不足的现象。这表明,在经历了全面市场化改革之后,宿迁政府又重新认识到公立医疗机构在卫生领域的重要功能,财政再次担负起对医疗卫生事业发展的责任。这种政策的曲折轮回反映出政府与市场在卫生筹资中作用力量不可偏废,需要保持一定的均衡发展。

宿迁在医疗机构全盘民营化的格局下,政府在对其进行投入的过程中遇到了一定的问题,也反映了在目前我国以公立医院为主导的大环境下,市场化改革孤岛所遭遇的难题,如江苏省在多个文件中规定财政补助对象需为政府举办③,宿迁由于在实行市场化改革以后,没有保留公立医院,因此,无法被纳入省级补助的范畴,即使承担具有强烈外部性医疗服务的民营精神病医院也

---

① 王海平. 宿迁市委书记张新实:"宿迁医改经得起检验"[N]. 21 世纪经济报道,2010 - 12 - 21.
② 丁雪松. 宿迁市乡镇卫生体制改革的实践与思考[J]. 卫生经济研究,2011,(3):14—15.
③ 例如,江苏省在城乡基层医疗机构房屋建设与改造项目计划中明确要求项目单位需符合政府举办等条件。

不例外①。为此,宿迁市政府为实现国有和社会资本的衔接,成立了相应的管理部门,为资金的下拨建立通道。此外,宿迁市级财政还采取"以奖代投"的方式对县区二级医院等医疗机构中的先进单位予以奖励,支持其建设和发展②。宿迁市政府对民营医院不仅给予充分市场竞争的空间,还给予资金支持,体现了不以所有制性质为政府投入标准的先进理念。

宿迁的市场化医改引发了学术界的热烈讨论。周其仁(2007)对宿迁医改的探索精神和改革勇气给予了充分肯定,并揭示了宿迁模式的普遍意义,包括按功能分解政府职能,剥离市场责任,分设医疗服务与预防保健机构等③。朱恒鹏(2011)认为,宿迁的民营医院在政府财政投入较少的情况下,同样有效解决了居民就医问题,说明财政投入的增加并不是解决当前矛盾的必要条件。宿迁的经济发展状况并不突出,因此其模式具有较强的可复制性④。顾昕(2008)指出,宿迁由于实行民营化改革,实现了医疗机构去行政化,卫生行政部门由之前的主管者变为监管者,这种转变是值得肯定的⑤。

李玲及其团队(2006)指出宿迁医改中存在的诸多问题,包括医院数量和医疗费用上升过快;过度医疗现象普遍;政府放松社会资本的准入门槛,无法确保医疗服务质量,因此,宿迁模式无法解决我国看病贵的难题⑥。邓继红(2006)则认为,宿迁医改的市场化程度不彻底,医保机构没有同时采取市场化改革,从而使民营机构缺乏竞争体制下医保机构的有效监管,使医疗费用增长失控⑦。

宿迁在2000年开始的医疗卫生领域改革作为我国少有的医疗机构全盘民营化的代表,其在改革过程中所反映出来的种种成绩和问题对我国未来推进医疗改革有非常重要的借鉴意义。当前,我国大力提倡发展社会办医资本的参与,如何使其先进的管理和技术优势与提高城乡居民健康水平、降低其医疗负担有效地结合起来是学界和政府普遍担忧的。宿迁医改在某种程度上类似于一个在局部地区的小型实验,其中出现的弊端与不足很可能是我国在医

---

① 戴廉. 宿迁医院引国资"公私合作"办医疗之路待尝试[J]. 新世纪周刊,2010,(10).
② 王伟健. 宿迁医改在折腾吗? [N]. 人民日报,2011-8-18(13).
③ 周其仁. 宿迁医改的普遍意义[J]. 决策探索,2007,(10).
④ 朱恒鹏. 宿迁:可复制的民营化医改路[J]. 中国医院院长,2011,(12):58—61.
⑤ 顾昕. 政府是监管者而不是行政管理者[N]. 21世纪经济报道,2008-3-6(3).
⑥ 北京大学中国经济研究中心医疗卫生改革课题组. 北大课题组宿迁医改调研报告[N]. 中国青年报,2006-6-22.
⑦ 邓继红. "宿迁医改"功败垂成[J]. 医药世界,2006,(7):6—7.

疗卫生领域推行市场化改革的过程中会遇到的。

三、医药分开与提升医务人员薪酬并举——三明案例

福建省三明市位于经济较为落后的山区,医保基金长期收不抵支,政府还负担着大量离退休国企员工的社会保障任务,而且随着老龄化进程的加快,医保的压力越来越大,无法承受药价虚高下日益膨胀的医疗费用。2011 年,三明市的医院总收入中,药品收入占比接近 49%,"以药养医"问题严重,医疗贪腐案件频发。

迫于医疗卫生事业发展的严峻形势,尽管三明市并不是国家指定的全国公立医院试点城市,但三明市政府决定从 2012 年起自行在全市公立医院推行整体改革,决心通过扭转药品流通渠道打压不合理的虚高医疗费用,以确保公立医院的收入来源和正常运转,改革措施包括补偿与分配、药品招标、绩效考核等。

三明模式最大的亮点之一是通过规范采购流程,减少药品流通环节和降低药价。通过多项措施使药价合理回归,降低了药占比,提升了医务人员收入。三明市政府的卫生资金使用效率通过干预药品流通环节而得以提升。

三明模式的第二大亮点是对医生实行高水平的年薪制,不仅使医务人员的劳务价值得到了肯定,而且使其收入走向阳光化、合法化,破除了改革前以药养医的怪圈,维护了公立医院的公益性,调动了医务人员的积极性。

医院院长的薪酬由政府进行高水平的全额给付,院长作为政府的代理人对医院实施有效管理。因此,政府必然通过一系列措施对代理人的行为予以规范、监督和考核,使其能按自己的意图和政策目标行事,促进公立医院公益性的发挥并提高公立医院的运行效率。

三明市医改对医院院长采用市场手段进行管理,以涵盖医院建设与发展各方面的详细指标体系对院长进行综合考核,取代政府对其业绩绩效主观判断的方式,体现了政府破除行政管理思维和对市场管理方式的运用。政府将考核结果与院长年薪进行挂钩,将考核的内容内化为院长的行为动力,从而较为有效地解决了委托-代理关系中信息不对称带来的道德风险。在医院内部的收入分配方案中,政府采取将决定权交由医院的做法,体现了政府在干预边界上与市场的划分。由于政府并不了解每一家医院内部每一名员工的具体情况,将医院内收入分配的决策权下放是较为合理和明智的选择,能充分发挥各

家医院对自身情况的信息优势,也能避免政府过度干预造成的低效。

三明医务工作者的积极性因收入水平的提高而得以激发。同时,通过形成新的补偿机制扭转了"以药养医"的收入格局,2015年,三明的医药总收入环比增速下降至不足11%,医生劳务收入在业务收入中的占比明显高于福建省平均水平①。政府一升一降的改革之道使卫生筹资的分配格局和流向结构回归合理和健康发展的轨道,这种深层次的转变离不开政府的布局与调控。

第三个亮点是对医保制度实施了相应改革,包括成立"三保合一"的基金管理中心、统一保障水平、提高偿付额度等措施,从而降低了成本,提高了效率,缩小了待遇差距②。

从患者医疗福利的变化情况来看,三明医改显然实现了帕累托改善,即没有人福利受损的情况下,大部分人的福利都得到了提高;从医务人员的角度看,从院长到普通医务人员,都得到了相对稳定和体面的收入,也得到了福利的增进;从药品环节来看,改革前的不当得利机制被剥离,使药品价格回归其真实价值。从这三个层面上讲,三明医改取得了较大成功。

由于对传统的药品购销环节、医务人员收入定价与来源、医保运行模式都有了较为实质性的改革,并获得了较好的成效,中央明确提出,2016年3月确定的全国第二批综合医改试点省(陕西、上海、浙江、四川)将总结推广三明医改经验。2016年4月国务院发布的医改工作部署文件指出,要总结完善三明市改革做法和经验,在安徽、福建等综合医改试点省份推广。

三明模式也引发了学术界的广泛研究与讨论。李玲(2013)认为,三明医改理顺了公立医院的人事关系,找对了公立医院的症结,破除了长期以来公立医疗机构的逐利机制,让医生回归了其工作本职③。马进(2014)认为,三明医改突破了公立医院行政管理的瓶颈,通过对院长和医生实行年薪制和绩效考核制度建立了医务人员的正向激励机制,通过调整优化药品采购流程和服务定价改善了医院的收入结构④。三明医改的成功得益于在政府的强力领导与推动下,对诸多错误的激励机制的扭转。钟东波(2014)认为,从国际经验、我

---

① 应亚珍.最新调研,揭示真实的三明医改[J].中国卫生,2015,(5):64.

② 财政部社会保障司."三医"联动,向综合改革要红利——福建省三明市公立医院改革调研报告[J].中国财政,2014,(6):46—49.

③ 李玲.公立医院改革的"三明模式"[J].时事报告,2013,(9):38—40.

④ 马进.再论公立医院改革——三明医改取得突破性进展的案例分析[J].卫生经济研究,2014,(10):34—36.

国的历史教训和三明的改革成效来看,合理的高薪制符合我国公立医院未来薪酬改革的方向,有利于吸引优秀人才从事医疗事业,并方便对医务人员实施管理和监督①。江宇(2014)同样认为,三明医改通过对核心体制的变革,改变了激励机制,使公立医院回归了公益性的本质,因此三明医改模式是可复制和推广的②。财政部社会保障司(2014)也给予三明改革积极的肯定,认为三明模式值得进一步总结推广③。

　　也有学者指出了三明模式存在的不足,并对其可复制性和可推广性表示忧虑。王东进(2014)指出,在三明医改的过程中,社保部门的职能被弱化,财政部门对医保部门实行直接管理,同时承担公立医院人事管理和财务管理双重职能,政府职能过强的表现与中央"四分开"的改革精神有所背离,改革的趋势有可能走向中华人民共和国建立后传统落后模式④。应亚珍(2014)认为,三明医改由于触及了深层次利益问题,遭遇了重重改革阻力;其财政投入的可持续性问题;在院长绩效考核、医院内部精细化管理等方面仍然有进一步改进的空间⑤。此外,三明市在管理方式和考核指标等方面尚存不足⑥,因国内不同经济发展水平地区的财力和医疗服务供给能力的差异,暂不宜盲目将三明模式对全国进行推广,应采取因地制宜、谨慎推广的原则(马进,2014)⑦。代志明(2015)也对三明模式的可推广性表示了质疑,他认为年薪制并不一定能杜绝公立医院的逐利行为,且政府过度干预的行为与国际趋势相违,故该模式较难大范围推广⑧。

　　以上不同观点都对三明医改的成绩和存在的问题进行了较好的总结,从不同角度反映了三明医改中出现的真实情况,也为我们更好地理解和看待三明医改所折射出的我国医改中的问题提供了参考与借鉴。三明模式对药品流

---

① 钟东波. 高水平、不挂钩、透明化的薪金制是公立医院薪酬制度改革的方向[J]. 卫生经济研究,2014,(10):25—29.

② 江宇. 对福建三明公立医院综改探索的思考[N]. 中国经济时报,2014-5-15(5).

③ 财政部社会保障司. "三医"联动,向综合改革要红利——福建省三明市公立医院改革调研报告[J]. 中国财政,2014,(6):46—49.

④ 王东进. 从"三可"视角看三明医改[J]. 中国医疗保险,2014,(12):5—8.

⑤ 应亚珍. 三医联动,多方共赢——三明市公立医院改革调研报告[J]. 卫生经济研究,2014,(10):30—33.

⑥ 应亚珍. 最新调研,揭示真实的三明医改[J]. 中国卫生,2015,(5):64.

⑦ 马进. 再论公立医院改革——三明医改取得突破性进展的案例分析[J]. 卫生经济研究,2014,(10):34—36.

⑧ 代志明. "三明医改"模式可以复制吗?[J]. 郑州轻工业学院学报(社会科学版),2015,(4):35—38.

通环节进行大刀阔斧的改革、降低药价和推进医药分开的经验值得肯定与推广,但医院因药品流通改革减少的收入仍然由财政进行补贴(当然,对于三明市来说,医保基金在改革前已入不敷出,需要财政补贴)。要增强三明经验的可复制与可推广性,需要考虑在医药流通体制改革的过程中,如何更有效地避免"药价降得越多、医院药品收入减得越多,地方财政需要补贴越多"的财政困境。因此,需要研究如何让医保基金更积极地参与到医药流通体制改革与医药分开的改革进程中,如何更好地统筹协调医保基金与地方政府财政投入,实现医保与财政(以及医院与病人)共赢的问题。

四、三地案例对我国卫生筹资模式选择的启示

三地医改模式向我们展现了政府和市场不同干预程度的卫生筹资改革的路径、效果和问题,给我们带来丰富的信息和深刻的启示。三种模式的道路选择都与其所具有的经济实力和所面临的财政资金困境或机遇密切相关。可见无论选择财政大力投入的政府主导模式还是选择社会资本取代政府成为卫生筹资主要来源的模式,都是在特定的经济条件下做出的适合其自身特点的选择。

宿迁的全盘市场化改革模式和神木以政府大量投入为依托的改革路径是市场主导和政府主导的较极端的模式,难以完全适用于或照搬到其他地方。三明模式通过制度改革提高卫生资金使用效率,压缩虚高医药费用中的水分,实现了成本节约与结构优化,在增强医保与财政可持续性的情况下,实现医院与患者的共赢,是值得推广和借鉴的中间道路模式。但三明模式仍有值得改进之处,如使医保资金与财政资金形成合力,对医疗机构实施具有更强激励性的支付方式,使医改在降低成本、提高效率等方面的效果更为显著。

虽然这三种模式存在着较大的差异,但也具有一些共同点,如对改革模式的选择取决于自身经济条件和财力状况,政府在卫生筹资中发挥了应有的功能,市场机制在改革中得到充分运用。这三种较为典型的模式为我们提供了内容丰富的启示:

首先,医疗卫生体制改革应该在中央制定的重大原则指导下,允许各地根据自身的实际情况进行改革模式的大胆摸索和试错,因地制宜地制定改革具体方案。哈耶克(1945)强调地方政府获取地方性信息的优势,由于地方比中

央对本地的情况更熟悉,其制定的政策更贴近自身实际①。因此,中央政府除加强重大领域和关键环节的顶层设计外,不宜对各地差异化较明显的领域集中推行尚未达成共识的政策。此外,我国不同地区的发展模式和经济水平存在差异,对不同地区实施统一的模式很可能导致政策失灵。

其次,政府应积极发挥纠正市场失灵的职能,关注外部性、公平及收入分配等问题,避免成为公共部门失灵的缺陷型政府。不管选择何种改革模式,政府应坚守卫生筹资的基本职能,如对公共卫生、具有一定外部性的基本医疗服务、投入周期较长且回报率不稳定的医学研究等市场失灵的医疗领域进行大力投入和干预。斯蒂格利茨(1986)认为预防性医疗服务能减少公共健康风险,类似这样具有纯公共品性质的医疗服务应由政府来承担②。

医疗卫生改革不能通过简单的市场化来解决问题。正如钱颖一(2005)所指出的,市场经济有好坏之分,我们应趋好避坏③。宿迁医改的市场弊端较为明显:在市场资本趋利性驱使下,资本回报率较低的地区可能出现资金投入不足的状况,如宿迁乡镇卫生院人才严重流失,资源向县级以上医院集中;而宿迁本身作为经济欠发达的城市,在吸引优质社会资本入驻方面自始至终存在较大困扰。

社会资本的逐利性也提示我们对非营利性社会资本等第三方卫生筹资渠道给予更多关注。第三方力量能较好地避免政府干预中由于思维僵化、管理手段落后等原因造成的政府效率低下等政府失灵,也能规避资本的逐利动机所致的市场失灵。既能发挥市场的灵活与高效,又能弥补政府筹资能力不足,因此成为协调政府与市场作用的较好的中间道路选择。

再次,三地医改的实践表明,医疗服务市场的多元化与充分竞争对于卫生经费使用效率的提高有积极意义。无论卫生筹资的来源由政府主导还是市场为主,医疗机构之间的充分竞争能使其以降低价格或提升服务质量等方式吸引患者或争取社会医疗保险的偿付。可见,卫生筹资改革应该是综合配套改革,而不应仅限于筹资范围内。政府在一定标准下对医疗服务市场放开准入,对不同所有制医疗机构给予同等医保定点审查条件等方面对于提高卫生经费

---

① Hayek, Friedrich A.. The Use of Knowledge in Society [J]. American Economic Review, 1945, 35 (4): 519-530.

② Stiglitz, Joseph E.. Economics of The Public Sector [M]. New York/London: W. W. Norton & Company, 1986.

③ 钱颖一. 避免坏的市场经济,走向好的市场经济[R]. 协商论坛,2005,(1): 53—55.

使用效率也非常重要。在多元化竞争的市场环境下，资金主要来自于购买行为而非政府直接拨款，患者"用脚投票"的行为对服务供方产生约束，进而引导卫生资金流向效率最高的地方。

本章小结

世界卫生组织等机构及许多学者的研究显示，公共筹资具有强制性、规模性等许多优于私人筹资的特性，加大政府卫生支出的份额具有提高居民健康水平、改善收入再分配、刺激经济增长等诸多重要意义。近年来，我国卫生筹资中政府与市场的比例处于不断优化的发展过程中，在卫生筹资总额中广义政府卫生支出的占比稳步增长，2013 年为 56％，已逼近世界中高收入国家组的平均水平，该比重的提升得益于财政投入力度的加大，也有赖于社会医保覆盖面的扩大及保障水平的提高。

由于改革开放以后我国政府选择了对卫生筹资领域的退出战略，导致到2000 年时，我国广义政府卫生支出的占比低至 38％。因此，尽管我国在"非典"以来开始强调和重视政府在卫生筹资中的重要角色，从各个方面加大了政府对卫生的投入力度，但我国目前的广义政府卫生支出比重与许多世界发达国家的水平仍然存在一定差距。根据对世界卫生组织卫生绩效先进国家的广义政府卫生支出占比进行分析，对我国未来卫生筹资中政府与市场的最佳比例进行探讨，结果表明，我国可将 70％—80％作为我国未来发展的长远目标。

从我国卫生筹资内部公平性来看，在城镇与农村之间、经济发达地区与欠发达地区之间、不同医疗保障制度之间都存在着一定的筹资结构不平衡，具体表现在城镇地区和经济发展水平较高地区的政府卫生投入较高。这些筹资结构的不均衡制约了我国整体卫生筹资结构的优化，抑制了卫生筹资公平性的发挥，不利于我国卫生筹资的健康持续发展。

导致这些筹资发展不均衡和不公平的原因有很多方面，主要的因素包括财政分权制度的影响、卫生资金转移支付制度的不完善、社会医疗保险制度的碎片化等。为更好地促进卫生筹资结构在城乡、地区、医保制度之间发展的公平性，应改革我国当前的财政分权制度，中央政府承担起更多的卫生支出责任，改变我国各级政府承担本级卫生事业发展的制度，加大上级政府对下级政府的卫生支出共建力度；改善现行的卫生转移支付制度；通过医保整合的方式进一步改变医保碎片化的现状。

通过对影响政府卫生支出水平的诸多因素进行剖析，同时对我国几种具有典型代表性的卫生改革模式的改革背景及路径进行比较分析，本书认为，不同地区应根据自己的社会经济发展实际情况选择改革道路，不能对其他地区的卫生筹资模式生搬硬套，政府的筹资作用受限于经济发展水平、政府观念意识、社会制度特征等众多条件的约束，因此不能实行全国卫生筹资模式"一刀切"，宜采取较为灵活的策略使各地有更大的政策自主权和空间，根据自身的发展条件决定其筹资的具体模式与制度。然而，不管选择何种筹资模式，政府应坚守在某些领域的基本职能，包括公共卫生、偏远落后地区医疗卫生服务、周期较长且回报率不稳定的医学研究等市场失灵的医疗领域等。此外，医疗服务市场的多元化与充分竞争对于卫生筹资使用效率的提高至关重要，但同时要注意将卫生筹资的市场化与政府的恰当干预结合起来，避免二者的失衡。

第四章　我国医疗机构筹资中政府和市场的作用分析

上一章从国家层面对卫生筹资总量中政府与市场的最佳比例进行了分析,并从不同维度对卫生筹资内部结构的公平性进行了探讨。本章从三个方面对医疗机构筹资进行分析:首先,对政府与市场在我国医疗机构筹资来源中的作用进行理论探讨和政策分析,如政府对医疗机构进行补助的方式,不同层级和所有制的医疗机构筹资来源等内容;其次,对社会医保支付方式进行理论分析,并对我国医保支付方式的实践与存在的问题进行考察,进一步剖析我国卫生筹资得以更有效利用的途径;第三,对我国医疗机构筹资中存在的不足进行剖析,并分析其对我国卫生筹资效率造成的影响。

第一节　政府与市场在我国医疗机构筹资来源中的作用

卫生筹资的效率取决于很多因素,由于卫生筹资最终主要流向医疗机构,因此医疗机构的筹资机制对卫生筹资使用效率的影响非常大。

一、政府对医疗机构投入的不同模式分析

纵观国内外经验,政府对医疗机构的投入模式,主要有"补供方"和"补需方"两种。在我国关于这两种模式的讨论中,主要是局限在政府财政范围,将"补供方"定义为政府财政预算直接支出以支持医疗服务机构的基本建设、设备购置与日常运营,而将"补需方"定义为政府通过财政预算补贴城乡居民参加公立的社会医疗保障体系[1]。本书从更广义的口径进行考察,将政府定义为

---

[1] 顾昕.公共财政转型与政府卫生筹资责任的回归[J].中国社会科学,2010,(2):119.

包括财政和社会医疗保险在内的广义的公共财政概念,将"补供方"定义为公共财政直接对医疗机构拨款与补贴,从而使就医人员可以享受到相对廉价甚至免费的医疗服务;"补需方"的定义则为,政府通过医保基金的筹集运作,对医疗机构进行购买服务的方式。

这两种政府对医疗机构的投入模式已被世界各国广泛使用,其优劣利弊引发学术界热烈讨论。我国公共筹资究竟应以何种方式对医疗机构进行投入?对这一问题进行较为深入的探究有助于厘清我国未来医疗机构筹资改革的发展方向。

(一) 政府"补供方"的理论与政策实践

1. 政府"补供方"的理论讨论

政府对医疗机构实施"补供方"的投入方式,意味着政府需要通过专项及人员经费等形式,对医疗机构进行直接预算拨款补偿其成本耗费,承担起运转经营的部分或全部成本,同时这些机构按政府的要求对患者提供低价甚至免费的医疗服务。"补供方"的经济学理论依据是,由于医疗卫生服务市场存在许多市场失灵,如具有较强外部性的公共卫生服务常常供给不足,因此需要政府采取"补供方"的方式对医疗机构进行直接补贴,使其具有提供低价或免费医疗服务的经济能力,从而弥补市场的供给不足。然而,这种投入方式对政府提出了相应的高要求,同时也存在一定弊端:

首先,"补供方"模式容易诱发"软预算约束"问题,这也是困扰许多社会主义转轨国家的难题。科尔奈和翁笙和(2003)指出,在社会主义计划经济制度下,医院和诊所由综合预算提供补助,事前制订预算的起点是历史服务能力和历史成本数据,最多根据服务能力的变化(如新增的病床)或者通货膨胀进行简单调整;由于预算约束的软化,没有生产效率的要求,也没有竞争,这种综合预算制度类似于对所有费用毫无异议进行全额报销,投入和产出的低效率总是会得到批准,从而使医疗服务提供方缺乏有效经营的动力[①]。

其次,"补供方"模式对政府制定合宜投入水平的能力有较高的要求,不仅需要政府对医疗机构的运行情况(如医院的运营成本、服务质量等)非常熟悉和了解,还要掌握科学界定其成本和绩效的评价工具,同时还要求政府具有十

---

① 雅诺什·科尔奈,翁笙和. 转轨中的福利、选择和一致性:东欧国家卫生部门改革[M]. 罗淑锦译. 北京:中信出版社,2003:216.

分精确的行政计划能力和强有力的预算控制能力。然而正是由于存在信息不对称问题,政府部门往往对医疗机构的内部运作情况难以全面准确掌握。又由于"部门利益俘虏"等因素的影响,作为规制方的政府没法按照拉姆奇-布瓦德模型中的定价方法,来激励其提供社会最优水平的产品或服务[1]。因此政府投入的标准一般是较为主观和粗略的,缺乏相应的科学依据,也导致了政府投入无法达到最优产出-收益水平。实际上,与西方发达国家相比,包括我国在内的转型社会主义国家在对医疗机构的精细化管理方面明显能力不足。科尔奈因此也曾提出,转型社会主义国家应学习发达国家的现代成本会计制度以增强政府对公立医院的管理能力[2]。

再次,由于医疗主管机构与卫生服务供方之间存在某种程度的委托-代理关系,因此,政府需要花费精力对医疗机构的经营行为予以监督管理。然而,由于信息不对称导致的监管困难以及由于政府管理能力不足本身带来的监管不力,政府对医疗机构的监管往往效果不佳。作为拥有专业优势和信息优势的医疗机构,在与政府的博弈关系中总处于优势一方,能轻松应对政府的监管政策,以实行对自身最有利的行为。可见,政府在实施监管时,其难度和阻力是非常大的。

最后,在我国的"补供方"模式下,政府自然而然地倾向于将资金投入到公办医疗机构,从而对民营医疗机构形成不公平的竞争环境,挤压其生存空间。当公办医疗机构主导市场时,非常容易产生医疗机构整体效率的低下。尤其在我国,政府与公立医院之间在很长的一段时期内形成了行政方面的上下级隶属关系以及经济方面的财政直接拨款关系,政府给予公立医院财政投入已经成为"理所当然"的惯例,被社会普遍认为是公立医院姓"公"的体现。

实际上,其他发达国家的经验表明,政府投入既可面向公立医院,也可包括民营医院等非公立医疗机构,只要后者提供的服务与前者没有质的区别,政府就不应该对其实施歧视性政策。从理论上来说,所有制性质并不应该成为政府投入与否的唯一标准。

然而,直至今日,我国政府在医疗领域投入的财政资金绝大部分都流向了公立的医疗卫生机构。而在民营医院的收入来源中,财政拨款占比比公立医

---

① 袁志刚,邵挺. 国有企业的历史地位、功能及其进一步改革[J]. 学术月刊,2010,(1):55—65.

② 雅诺什·科尔奈,翁笙和. 转轨中的福利、选择和一致性:东欧国家卫生部门改革[M]. 罗淑锦译. 北京:中信出版社,2003:208—209.

院低很多。在政府监管不力和公立医院占主导的双重影响下，"补供方"模式极易陷入效率低下的境况。在缺乏竞争的环境中，公立医院由于享有政府源源不断的拨款来源，无需为争取自身的收入作出竞争性行动，包括降低价格、提高效率、改善服务质量等。久而久之，该医疗机构对市场的反应将变得迟钝，效率很可能下降。政府"补供方"模式并不能从制度上杜绝道德风险的发生，因此这种模式不仅对政府的监管能力提出了挑战，也在补助效果上存在一定不确定性。

2. 政府"补供方"的政策实践

医疗机构"补供方"的筹资模式在诸多国家和地区得到广泛运用，如英国、美国、中国内地及中国香港地区等。这些国家和地区实施"补供方"模式大多以公立医院为补偿对象，以使其更好地发挥公益性。

香港地区对公立医院基本采取"补供方"的全额补助模式，同时医院为患者提供较为低廉的医疗服务。政府的医疗卫生开支中，约 80% 用于医生和护士的人员工资，药品、器械、耗材约占 20%①。政府出面与药厂就药品价格进行谈判，在保证质量的前提下，将药价控制在接近成本的低水平，避免了药价虚高引起的医疗资源的浪费。香港地区的公立医院为香港地区居民，尤其是低收入居民提供了质量较高的廉价基本医疗服务，只有约 18.2% 的个人仅受个人购买的医疗保险保障②。香港地区的卫生总费用在国内生产总值中的占比在 2012 年仅为 5.2% 左右③，相对较低，但医疗费用的利用效率比较高，2014 年香港地区男性的预期寿命为 81.2 岁，女性为 86.9 岁④，香港地区成为全球预期寿命最长的地区之一。另一方面，由于公立医院价格低廉，绝大部分患者选择到此就诊，其医疗服务市场一直保持供不应求的状态，从而导致了就诊等待时间较长等弊端。

美国政府也对部分医院实行"补供方"政策，如美国退伍军人医疗系统是美国唯一由政府直接提供拨款的医疗服务提供系统，该系统一直因效率低下、官僚主义、治疗水平不高等原因备受诟病。这也引发了政府从 20 世纪 90 年

① 宋元. 香港地区医疗体制对内地的借鉴意义[J]. 中国卫生资源，2011，(5)：196—198.

② 香港特别行政区政府统计处. 主题性住户统计调查第 58 号报告书[EB/OL]. 2015，(10)：119. http://www.statistics.gov.hk/pub/B11302582015XXXXB0100.pdf.

③ 香港食物及卫生局网站[EB/OL]. http://www.fhb.gov.hk/statistics/chs/statistics/health_expenditure.htm.

④ 香港特别行政区政府卫生署网站[EB/OL]. http://www.dh.gov.hk/chs/useful/useful_dykt/useful_dykt.html.

代起大刀阔斧的改革,包括组织结构、支付方式、管理机制、医疗信息化等一系列改革,大大提高了该系统的效率[1],使其在医疗质量等方面都超越了同期私立医疗体系,成为西方发达国家公用事业改革的成功案例[2],并被克鲁格曼等学者视为拯救美国医疗危机的范例[3]。值得一提的是,政府部门还选择某些私立非营利医院服务于退伍军人,让患者拥有更大选择空间,从而促进供方竞争、提高其服务质量。

在中华人民共和国成立后的很长一段时期,我国政府对城镇公立医院的投入采取的也是以财政拨款为主的"补供方"模式。改革开放以后,我国对医疗机构实施的"收支两条线"改革模式与"补供方"方式类似。从 2005 年开始,随着我国城市医疗服务体制改革试点启动,北京、上海等地成为实施基层医疗服务机构收支两条线模式试点。2006 年以后,全国更多城市加入此改革试点行列。改革至今,该模式的利弊初现端倪,吴妮娜、周海清等人(2012)通过对北京郊区 10 个实行不同收支两条线模式的社区卫生服务机构 2008—2009 年的效率进行测算比较,发现收支挂钩、部分挂钩和不挂钩三种模式的医疗机构的效率依次递减,说明缺乏激励性的收支两条线模式更容易抹杀医疗机构的工作效率[4]。上海市松江区的经验也证明,在收支两条线体制下,将医疗机构获得的政府投入量与其医疗行为进行挂钩能激励其更好地节约成本、提升服务质量[5]。

(二) 政府"补需方"的理论与政策实践

1. 政府"补需方"的理论讨论

"补需方"是指医疗服务需求方使用包括政府财政和社会医疗保险基金在内的政府卫生资金购买医疗机构的服务,政府通过患者购买医疗卫生服务对医疗机构提供间接的补偿方式。"补需方"的理论依据在于,政府通过将卫生

---

① 徐进,刘晓云,孟庆跃. 美国退伍军人医疗服务系统改革综述与经验分析[J]. 中国卫生政策研究,2012,(5):48—53.

② 李玲. 美国医改对我国医改的启示[J]. 中国卫生政策研究,2010,(5):5—6.

③ Krugman, P.. 2006 Health Care Confidential [EB/OL]. [2006-01-27]. http://query.nytimes.com/gst/fullpage.html? res=9D0DE6DD113FF934A15752C0A9609C8B63.

④ 吴妮娜,周海清等. 社区卫生服务中心不同收支两条线管理模式下的服务效率分析——基于北京市远郊区县的实证研究[J]. 中国社会医学杂志,2012,(4):131—133.

⑤ 苗水生. 松江区试行公立医疗机构收支两条线管理的探索与思考[J]. 卫生经济研究,2008,(1):31—33.

资金的使用决策权交给医疗服务需方,赋予其自由选择的权利,使患者能以"用脚投票"的方法促进医疗机构之间的竞争,从而提升医疗机构的服务质量。

在"补需方"模式下,政府直接对需方利用医疗服务的费用进行补贴。由于患者比政府对医疗机构的相关信息具有更直接的来源渠道和切身的利益关联,对医疗机构的服务和药品的定价、医疗服务人员的态度、医疗服务的效果等信息更为敏感,也更具有了解这些信息的主动性和积极性,因此从这个角度上看,需方比政府更具有与医疗机构有关的信息比较优势,因此,也更具有在众多医疗机构中进行甄别筛选的能力。当然,需方所拥有的这种识别能力主要由其亲身经历的无数微观数据积累而成,若能得到政府从宏观层面的信息指导,则能进一步加强其判断的准确性和科学性。

需方在掌握相关信息后,能对不同医疗机构的价格、质量、效率等内容进行比较,并对其差异做出判断,最终以"用脚投票"的方式对医疗机构做出选择。在需方具有购买服务自由选择权的情况下,原来医院与政府之间固定拨款的上下级单位关系转化为服务购买关系,医院受到的激励更强了,从而更有动力参与竞争,改善自身服务品质。因此,那些效率较低的医疗机构在竞争中被淘汰,优质的医疗机构被筛选出来,医疗机构的整体服务品质得以提升。

在"补需方"模式下,患者手中的资金就像某种形式上的"货币"或"购买券",不同所有制医疗机构之间需进行竞争才能得到这笔资金。因此,公立医院不再具备相对于民营医院的天然优势,有利于破除当前公立医院的垄断优势地位。

在"补供方"的机制下,由于医疗机构之间缺乏可比性的相关指标和判断标准,因此较难估计政府卫生投入的合适水平。在"补需方"模式下,患者在很大程度上代替了政府对医疗机构医疗行为进行判断和监管的职能,通过对医疗机构施以竞争压力,使其真实价格显示出来。政府无需以僵化的计划经济手段对医院价格体系进行制定和调整,医疗机构会在激烈的竞争中主动将价格调适到最合意水平,既不高于市场平均水平,又保证自身的可持续经营。在医疗服务购买关系中,政府投入的水平更能反映医疗服务品质和供需情况,更具有浮动定价的灵活性,打破了"补供方"模式下投入机制的僵化,从而提升了政府卫生资金的使用效率。

与此同时,政府也得以从复杂繁琐的行政管理等具体事务中抽身出来,减轻了政府的监管压力和成本。如德国所有医院的医疗服务定价不是由政府单方面核定的,而是由医院、医保、患者多方代表反复讨论、协商、谈判最终形成的,价格协商过程由医师协会主持,只有出现不可调和的矛盾时,政府才会出面解决,政府不会过多干预医院的各类专业和行政事务。医疗服务定价标准每年甚至每季度都会根据实际情况浮动变化,避免了在政府定价模式下的价格僵化和调整滞后。

当然,"补需方"也存在着一定的弊端。例如,如果对预防性服务等外部性较强的服务运用"补需方"模式,则可能会由于医疗服务需方对预防性服务的认识不足,而导致服务购买量低于合意水平的情况。此时,若采取"补供方"的模式,则能达到在政府监管下医疗机构主动提供足量相关服务的效果。另外,由于在医疗服务提供环节存在显著的信息不对称,因此,即使卫生资金掌握在医疗服务需方手中,医疗服务供方可能诱导需求,造成过度医疗。在当前医疗机构受到诸多不当经济激励的情况下,过度医疗问题仍然非常普遍,致使医疗领域矛盾丛生。

2. 政府"补需方"的政策实践

从发达国家的经验来看,其共同的发展趋势是政府不再直接以固定预算制的传统方式对医疗机构特别是公立医院进行投入,而是更多地引进具有竞争性、激励性的购买服务的投入方式,在政府与医院之间引入患者、医保、健康"守门人"等第三方作为政府是否投入、投入多少的信号识别者,使政府投入变得更有效率。

1972年,德国颁布相关法案,明确规定公立和私立医院的财务结构由包括运营成本和资本成本在内的"双层体制"构成,其中运营成本(包括人力、耗材等费用)由医保系统支付,具体支付水平等内容由医保协会与医疗机构协会集体谈判协商,医保机构以需方代表的身份向医疗机构购买相关服务。德国的社会医保机构多达三四百家,需方可自行选择进行参保。医疗机构受到来自医保机构竞争性购买的压力,而医保机构又受到来自需方的选择性参保压力,购买服务关系下的双重竞争压力促使医疗机构不断提升服务品质。

英国国家医疗服务体系对公立医院的传统投入方式采取典型的"补供方"模式。由于财政拨款与医院的服务提供不予具体挂钩,公立医疗系统出现作风懒散、效率低下的局面,给国家医疗服务体系造成巨大的资金压力,也促使英国开始实施"补需方"模式的一系列改革。从20世纪80年代起,撒切尔政府实施公共领域的自由主义改革,大力推广政府购买服务模式;1997年,布莱尔政府将这一模式制度化,同时,国家医疗服务体系也参与进来;2000年,政府将全科医生纳入地区初级医疗保险基金(PCTs),并引入自由签约的合同竞争形式,初级医疗保险基金与医院之间通过服务质量协议签订合同,初级医疗保险基金掌管国家医疗服务体系约 80％的预算资金,根据合同约定和医院业绩考核情况,代表患者向医疗机构购买相关服务;2012 年,卡梅隆政府掀起新一轮医改,取消了初级医疗保险基金组织并成立"全科医生联盟"(GPCC),加强了全科医生在医疗服务购买过程中的作用,由其对国家医疗服务体系资金进行掌管,同时承担将患者向上级医院转诊的职责和根据患者服务使用情况向医疗机构支付经费的权利。政府以按人头付费方式向全科医生联盟拨付资金,该联盟又代表患者与其他医疗机构之间形成服务购买关系,既充分利用了全科医生对医疗机构所具备的专业信息能力,又使患者拥有更大的就诊选择范围,充分发挥了"补需方"模式的优势。

(三) 我国医改中"补供方"与"补需方"的争论

关于政府对医疗卫生服务究竟应该"补供方"抑或"补需方",理论界一直存在争论。李玲(2010)认为,政府应通过"补供方"的手段使公立医疗机构能以低价提供安全可及的基本医疗服务包,政府对医院实行收支两条线管理,并着重针对基层卫生机构等采取"补供方"模式[1]。顾昕(2013)提出,政府应从原来的"养供方"向"补需方"转变,通过补贴需方保费向医疗机构购买服务,从而对其形成压力与制约[2]。余晖、顾昕等(2014)认为,政府应对农村和边远地区的公立医疗机构加大投入,但不宜采取收支两条线模式[3]。

可见,他们的观点存在一定共识,如政府应肩负起对公共卫生、医学研究、偏远农村地区医疗卫生等领域的责任担当;他们争论的焦点在于政府究竟应通过竞争方式向医疗机构购买服务,还是对医疗服务供方采取收支两条线的补助模式。

实际上,两种模式各有利弊,在"补供方"模式下,"软预算约束"的存在可能使供方服务效率低下;在"补需方"的模式下,由于信息不对称问题并未彻底消除,仍可能过度医疗,使医疗费用普遍上涨。可见,这两种卫生投入模式不存在绝对的优势和劣势,任何一种模式都需要在特定的社会经济环境中发挥作用,也离不开相关配套措施。总的来说,"补供方"的补偿方式更适合以提供预防医疗等服务为主的公共卫生机构,而"补需方"模式适合以提供私人品性

[1] 李玲.健康强国——李玲话医改[M].北京:北京大学出版社,2010:157—160.
[2] 顾昕.民生中国——新医改的公益性路径[M].昆明:云南教育出版社,2013:129—133.
[3] 余晖.一个独立智库笔下的新医改[M].北京:中国财富出版社,2014:144—149.

质服务为主的医疗机构。"补需方"模式在促进市场竞争、调动积极性等方面更具优势,但也需要一定条件,如数量充足的医疗机构形成充分竞争的市场环境以满足需方实施"用脚投票"。

二、我国三级医疗机构的筹资来源分析

在经济学理论中,市场失灵是医疗卫生领域有别于一般经济领域的重要特征。基层医疗机构所承担的职能恰好与这些特征密切相关,如公共卫生的提供可降低传染病等疾病对社会产生的负外部性;三级医疗机构所提供的大部分医疗服务与私人物品的性质较为吻合,一般为费用较高、成本效果较差的非基本医疗服务。

(一) 基层医疗机构的筹资分析

从各级医疗机构的职责范围来看,基层医疗机构的责任主要是满足大部分患者的需求,提供基本医疗服务,这类服务成本较低,但效果比较显著,属于成本-收益较高的服务。随着医疗技术的发展和医疗成本的不断提高,政府在卫生筹资中发挥怎样的作用直接关系到有限的医疗资源如何在人群之间分配。许多学者一致认为,政府应着眼于为大多数的中低收入人群提供低成本而有效的医疗服务,而不是为少数高收入人群提供高成本服务。政府应该发挥其在卫生筹资中的重要功能和作用,使政府投入更多流向基层医疗领域。

然而,从当前我国基层医疗卫生机构的筹资结构来看,政府投入的情况并不理想,从政府财政补助占卫生机构总收入的比重来看,基层卫生机构的这一比例仅占 32.5%,其中,卫生院这一比例占 44.7%,社区卫生服务中心仅占37.4%,村卫生室的财政补助力度也较小,平均 65% 的收入仍来自医疗收入(具体见下表)。

表 4.1 **2017 年我国基层医疗卫生机构总体筹资结构**

	总收入(亿元)	财政补助收入(亿元)	财政补助收入占比	医疗/事业收入(亿元)	医疗/事业收入占比
基层医疗卫生机构	5 484	1 784	32.5%	3 283	60%
社区卫生服务中心	1 381	516	37.4%	815	59%

续表

	总收入 （亿元）	财政补助收入 （亿元）	财政补助 收入占比	医疗/事业 收入(亿元)	医疗/事业 收入占比
卫生院	2 783	1 243	44.7%	1 445	52%
街道卫生院	29	13	44.8%	15	52%
乡镇卫生院	2 754	1 229	44.6%	1 430	52%
村卫生室	470	—	—	306	65%

注：基层医疗卫生机构包括社区卫生服务中心、卫生院、村卫生室、诊所等。其中，卫生院包括街道和乡镇卫生院；社区卫生服务中心不含卫生服务站。

资料来源：国家卫生健康委员会. 2018 中国卫生健康统计年鉴[M]. 北京：中国协和医科大学出版社，2018.

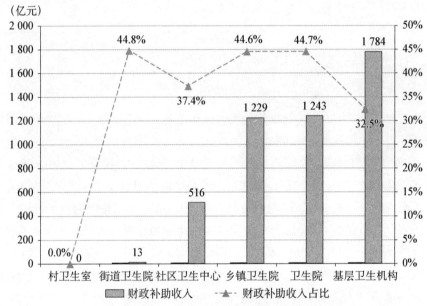

图 4.1　2017 年我国基层医疗卫生机构总体筹资结构

资料来源：国家卫生健康委员会. 2018 中国卫生健康统计年鉴[M]. 北京：中国协和医科大学出版社，2018：102.

在国际上，社会医保的给付是公共卫生筹资中的关键构成部分，但由于我国医疗机构从社会医保机构获得的卫生补偿相关数据无法获得，我们通过各类医保报销比例对其进行观察。以上海为例，城镇职工医保和城乡居民医保对一级医疗机构进行给付的比例大致在 65%—85% 之间，其中门急诊报销水平较低，住院较高。但是由于有一部分医疗费用不在报销范围，且门诊存在较高的起付线标准,社会医疗保险实际对基层医疗机构的给付比例不会太高。上海是我国经济和社会保障较为发达的地区,其他中西部省市的给付水平应该比上海更低。因此,可以推测,社会医疗保险对基层医疗机构的补偿额在机构筹资总额中所占的比重不高。

表 4.2　　　　　2018 年上海市基层医疗机构医疗保险的报销规定

		门急诊			住院		
		起付线 (元)	报销 比例	封顶线 (元)	起付线 (元)	报销 比例	封顶线 (元)
基层医 疗机构	城镇职工 医疗保险	1 500	65%	—	1 500	85%	51 万
	城乡居民 医疗保险	500	70%	—	50	80%	

注:城镇职工医保的报销标准以 44 岁以下在职职工为例,城镇居民医保的报销标准以 18—60 岁成人为例;城镇职工医保住院、门诊大病费用超过封顶线 51 万元以上可由地方附加医保基金支付 80%。

资料来源:上海医保[EB/OL]. http://ybj. sh. gov. cn/bmwd/cb/02/index. shtml.

可见,政府对基层医疗机构的投入水平较低,与政府对该类机构的功能定位不一致,其中原因是复杂和多元的:

首先,政府财政对基层医疗机构的投入比例偏低与我国的财政分权体制有关。1994 年分税制改革后,本级政府承担了医疗机构支出中的基建、设备等大部分内容[1]。由于基层政府财政收入比较有限,对相应级别的卫生机构投入能力不足。此外,高层级政府有较强的动机将事权下移,因而进一步加重了下级政府的财政负担,导致低层级医疗机构的财政补助水平一直处于较低水平。在政府投入不足的情况下,许多基层医疗机构只能通过自身创收或改制来解决设备改善和人员工资等问题。

其次,政府在强调基层医疗机构的特殊性和重要性时,并没有对其经费来源渠道采取区别于高层级医疗机构的差异化措施,如对基层医疗机构仍采取按服务支付的后付费模式,而较少采取按人头付费等预付制方式。

从经济学理论上来看,基层医疗机构提供的医疗服务大部分是具有较大"外部性"的公共卫生服务或较强公益品性质的基本卫生保健服务,这些服务通过市场来筹资往往会发生市场失灵的问题,因此不可能由基于个体

---

[1] 周海沙,阮云洲. 财政分权与公共卫生政府间责任分担的现实选择[J]. 卫生经济研究,2009,(3):5.

决策的市场经济机制进行有效提供。相对于二三级医疗机构而言,基层卫生机构的筹资责任更多的由政府承担。我们认为,这种区分是正确的和必要的。但目前,我国政府财政对基层卫生机构的投入水平仍然较低,因此,政府未来应继续加大投入力度,特别要增加对农村和经济发展落后地区的政府投入,确保基层医疗机构在市场失灵的公共品等服务领域充分发挥其应有的作用。

(二) 县/市级等二级医疗机构的筹资分析

二级医院所提供的医疗产品与服务介于公共品和私人产品之间,其业务范围和性质介于一级医院和三级医院之间。虽然各级政府对县级等二级医院的重要地位给予高度认可,但财政拨款比例仍处于较低的水平。二级医院的发展定位一直比较模糊,发展也受到很多阻力;在一些优质医疗资源的争取上,二级医院也无法与三级医院相提并论;特别是在服务功能定位上,又竞争不过基层医疗机构。从目前县/市级等二级医疗机构的筹资结构来看,政府财政投入水平非常低,均不足 15%,业务收入占医院收入的 85% 以上,体现了二级医疗机构在功能和定位上的不明确。

表 4.3　　　　2017 年我国(平均每所)县/市级医院筹资结构

(收入金额单位:万元)

	地级市属		县级市属		县属		二级公立医院	
平均每所医院总收入	62 886	100%	22 144	100%	15 606	100%	12 549	100%
医疗收入金额及占比	56 623	90%	19 314	87%	13 565	87%	10 644	85%
门诊收入金额及占比	17 659	28%	6 890	31%	4 202	27%	3 785	30%
住院收入金额及占比	38 964	62%	12 424	56%	9 364	60%	6 859	55%
财政补助收入金额及占比	5 031	8%	2 348	11%	1 753	11%	1 637	13%
科教项目收入金额及占比	137	0.22%	15	0.07%	4.7	0.03%	8.6	0.07%

注: 根据我国卫生部门的分类标准,医院按其所有制属性可分为公立医院和非公立医院,又可分为综合医院和各类专科医院等。其中综合医院按照中央属、省属、地级市属、县级市属和县属医院分类,公立医院包括一、二、三级医院。

资料来源: 国家卫生健康委员会.2018 中国卫生健康统计年鉴[M].北京:中国协和医科大学出版社,2018:106—108.

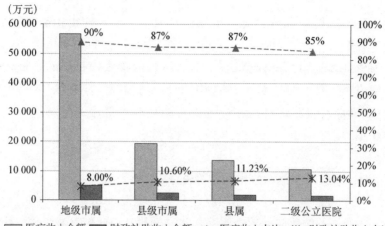

图4.2　2017年我国(平均每所)县/市级医院筹资结构

资料来源：国家卫生健康委员会. 2018 中国卫生健康统计年鉴[M]. 北京：中国协和医科大学出版社,2018：106—108.

表4.4　2018 年上海市二级医疗机构医疗保险的报销规定

		门急诊			住院		
		起付线(元)	报销比例	封顶线(元)	起付线(元)	报销比例	封顶线(元)
二级医疗机构	城镇职工医疗保险	1 500	60%	—	1 500	85%	51 万
	城乡居民医疗保险	500	60%	—	100	75%	—

注：同表4.2。

资料来源：上海医保[EB/OL]. http://ybj. sh. gov. cn/bmwd/cb/02/index. shtml.

　　从医保报销比例来看,以上海市为例,二级医疗机构的报销水平不太高,低于同等情况下基层医疗机构的报销率。考虑到有一部分医疗费用在报销范围之外,因此,社会医疗保险对其投入水平在其筹资总额中所占的比重并不高。

　　考虑到二级医院的定位,既可纳入三级医院体系,也可归入基本卫生服务体系,我们建议将部分二级医院归入基本卫生服务体系,确保每个区(县)有二、三家这样的二级医院。这样做有利于降低成本,推进服务重心下沉,同时还可加强二级医院与基层的合作,进一步提高服务品质。此外,将部分二级医院纳入基本卫生保健服务体系还有利于充分发挥市、区(县)两级政府的积极性,发挥区(县)和街道(乡镇)在提供基本卫生保健服务方面的主动性。对于纳入基层医疗卫生机构的二级医院,应享有同等的政府高水平投入的待遇,以发挥其基本医疗卫生保障功能。

另外,将部分二级医院纳入三级医疗体系,其中可分两种不同的情况加以安排:优势专科比较突出的二级医院(如口腔科医院等特色专科医院),可直接纳入三级医院体系,作为专科医院独立运作;没有明显优势专科的、难以在与三级医院的竞争中生存的二级医院,可考虑由三级医院兼并整合。对于被纳入三级医疗体系的二级医院,应更多地依靠市场的力量进行筹资,政府可以将投入维持在较低水平。此外,应注重从二级医院的功能定位及其所提供服务的性质出发,厘清政府与市场在其筹资结构中的责任。

(三) 三级医疗机构的筹资分析

三级医疗机构是具有进行全面综合性医疗及科研等相关能力的医疗技术中心,是跨地区提供医疗服务的专业机构,三级医疗机构承担的医疗服务项目以专业和高端需求为主,且技术含量和业务难度较高,是具有高费用和成本效果较差等私人产品性质的非基本医疗服务项目,不具有外部性、公共品等特征,因此可更多地由市场进行提供。

我国政府的大量卫生投入流向了三级医疗机构,就绝对数量而言,三级医疗机构获得的财政补助水平比一二级医疗机构高很多。但由于三级医疗机构的就诊量大,住院医疗等大病医疗服务比重高,其收入水平规模本身较大,因此,政府财政补助在其收入中的占比显得微不足道。从表4.5中数据可见,当前,我国中央属医疗机构、省属医疗机构和三级公立医院的筹资结构中,财政补助收入所占的比重只有不到8%,处于非常低的水平,医院90%左右的收入都来自于医疗业务收入。

表4.5　　2017年我国(平均每所)中央/省属等三级医院筹资结构

(收入金额单位:万元)

	中央属		省属		三级公立医院	
平均每所医院总收入	472 719	100%	173 322	100%	83 333	100%
医疗收入金额及占比	426 534	90%	157 603	91%	75 023	90%
门诊收入金额及占比	147 117	31%	47 257	27%	24 516	29%
住院收入金额及占比	279 417	59%	110 346	64%	50 508	61%
财政补助收入金额及占比	20 161	4%	10 657	6%	5 984	7%
科教项目收入金额及占比	10 701	2%	1 442	1%	543	1%

注:同表4.3。

资料来源:国家卫生健康委员会. 2018中国卫生健康统计年鉴[M]. 北京:中国协和医科大学出版社,2018:106—108.

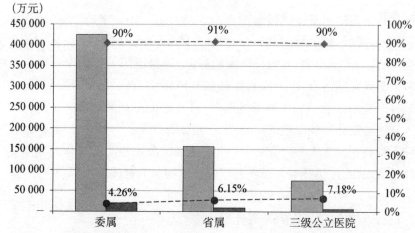

图4.3 2017年我国(平均每所)中央/省属等三级医院筹资结构

资料来源:国家卫生健康委员会.2018中国卫生健康统计年鉴[M].北京:中国协和医科大学出版社,2018:106—108.

　　从医保报销比例来看,三级医院的报销水平比一二级医院明显低一些,如上海门急诊的报销率只有50%,且三级医院中很多患者来自外地,医疗机构无法从医保得到相应补偿,因此社会医疗保险对三级医疗机构的给付水平较低。

表4.6　　　　　　2018年上海市三级医疗机构医疗保险的报销规定

		门急诊			住院		
		起付线 (元)	报销 比例	封顶线 (元)	起付线 (元)	报销 比例	封顶线 (元)
三级医 疗机构	城镇职工 医疗保险	1 500	50%	—	1 500	85%	51万
	城乡居民 医疗保险	500	50%	—	300	60%	

注:同表4.2。
资料来源:上海医保[EB/OL]. http://ybj. sh. gov. cn/bmwd/cb/02/index. shtml.

　　目前,我国三级医疗机构的民营化水平仍然不高,大大低于基层医疗机构。据统计,2017年,民营医院当中的三级医院仅228家,只占三级医院总量的1.2%;而其中一级民营医院却有7 371家,占一级医院总数的73%[①]。由于

[①] 国家卫生健康委员会.2018中国卫生健康统计年鉴[M].北京:中国协和医科大学出版社,2018:12—14.

三级医疗机构提供的部分高端医疗服务等具有一定私人产品性质,因此应更多地引入社会资本。政府本身很难满足多层次的医疗需求,而社会资本更适合对专科医疗、特色医疗、高端医疗等领域进行投资。

政府应更多关注具有外部性或公共品性质的医疗卫生领域,关注社会中境况最糟的成员的医疗服务可及性,而基层医疗机构显然承担着这类服务。然而,我国三级医院功能划分不清晰,界定较为模糊,基本和非基本医疗混合经营,市场资金介入不足,导致三级医院人满为患,患者普遍面临"看病难"的问题。因此,应厘清三级医院的功能分类和筹资模式,将其中常见病、多发病等医疗服务下移至一二级医疗机构,让市场对另外一些较为高端的医疗服务进行筹资和运作。还可考虑对目前部分专科特色较为明显的三级医院进行市场化改革,让社会资本参与进来,鼓励差异化筹资模式。

三、我国不同所有制医疗机构的筹资来源分析

(一) 不同所有制医疗机构的功能与效率比较

国际上一般将医疗机构分为公立、私立营利和非营利医疗机构三类。公立医疗机构是指政府拥有所有权并进行投资的医疗机构,其运营管理通常受到政府的规划和监管,且需向社会提供一定的公益性医疗服务,但是不能对盈余进行分配;私立营利性医疗机构是指由营利性企业拥有所有权并进行投资的医疗机构,其偿付来源主要包括来自患者、保险公司的支付,其对医疗服务利润变化的响应速度通常要快于另两种医疗机构;非营利医疗机构提供的医疗服务介于另两种医疗机构之间,其一般基于慈善目的,更可能提供非营利性医疗服务。

理论界对不同所有制医疗机构之间优劣利弊的看法存在一定分歧,即尚不存在最优的医疗机构所有制模式,因而无法从理论上对各种所有制医疗机构占比的最佳水平做出估计。从世界各国的实践情况看,医疗机构的所有制构成比例主要受该国的医疗卫生体制、社会经济条件等因素影响。

西方发达国家的医院所有制构成情况大致可分为三类,第一类是税收筹资制国家(如英国、加拿大和北欧国家),这一类国家中公立医院的比例相对较高,如挪威、瑞典的全部医院以及英国、加拿大的绝大多数医院为公立医院;第

二类是以社会医保作为卫生筹资主要来源的国家（如法国、德国、日本等国），这类国家的公立和私立医院都占有一定比重，如德国三类医院分别约占 1/3；第三类是以美国为代表的市场筹资型国家，公立医院占比只有 25% 左右，私立非营利医院高达约 60%[①]。可见，不同所有制类型的医疗机构在各国都占据了一定比例，发挥了重要的作用。

当前，关于医院所有制与其质量、成本、价格和效率等方面关系的实证研究并没有达成一致的定论（具体内容详见第二章），但很多经济学家从委托-代理理论、产权理论、公共选择理论的角度得出相关结论，即由于在激励机制和目标控制等方面存在较为明显的差异，私立医院比公立医院具有更低的成本和更高的效率。

首先，在委托-代理关系下，如何设计最优契约来解决非对称信息导致的低效是一个关键性问题，私立营利性医院可通过将医生个人收入与医院绩效进行挂钩甚至以股权分配的方式提高激励作用。公立医院和非营利医院由于不能保留对收入盈余的索取权，因此不能使用更直接的激励措施，无法很好地处理委托-代理主体间的矛盾关系，因而效率更低[②③④⑤]。

其次，从产权理论的角度来看，私营企业由于享有剩余索取权，利润激励比国有企业更强，因此有较为强烈的动机想方设法提升企业的收益。而私立非营利医院与公立医院有相关限制，医院管理者无法得到收支盈余，因而管理层没有太强的动力采取自发的行为以满足医院所有者的利益[⑥⑦⑧]。

第三，公共选择理论为我们理解和分析不同所有制医院的行为提供了另一种视角。该理论研究如何提供并分配公共品，以使社会效用达到最大化，

① 封进，余央央. 医疗领域所有制和市场竞争效果的研究评述[J]. 中国卫生政策研究，2009，(9)：34.

② Fama, E. F., Jensen, M. C.. Separation of Ownership and Control [J]. The Journal of Law and Economics, 1983, 26(2): 301-325.

③ Grossman, Sanford J., Hart, Oliver D.. An Analysis of the Principal-Agent Problem [J]. Econometrica, 1983, 51(1): 7-45.

④ Pauly, Mark V., Redisch, M. S.. The Not-for-profit Hospital as a Physician's Cooperative [J]. American Economic Review, 1973, 63(2): 87-99.

⑤ Newhouse, J. P.. Toward a Theory of Nonprofit Institutions: An Economic Model of a Hospital [J]. American Economic Review, 1970, 60(1): 64-74.

⑥ Hansmann, H.. Ownership of the Firm [J]. Journal of Law, Economics & Organization, 1988, 4(2): 267-304.

⑦ Jacobs, P.. A Survey of Economic Models of Hospitals [J]. Inquiry, 1974, 11(2): 83-97.

⑧ Clarkson, K.. Some Implications of Property Rights in Hospital Management [J]. Journal of Law and Economics, 1972, 15(2): 363-384.

该理论认为,利益集团对公共选择的结果会产生影响,多数票规则下无需一致同意即可获得通过的规则导致无法考虑每个个体的偏好。政客们往往将其自身的政治目的强加给公共机构,而当其目的与机构的利润目标出现矛盾时,公共机构的效率便会降低,这在一定程度上对公立医院效率偏低做出了理论解释。

(二) 公立医院与民营医院的筹资差异分析

学术界对不同所有制医疗机构进行了丰富的比较研究,结果表明医疗机构不存在所有制上的优劣之分。从经济学对公立医院的定义来看,其区别于私立医院的特殊之处在于其对剩余的索取和分配权制度、对公益性医疗服务提供的社会责任等方面,而不以政府投入为衡量标准。因此,很多国家政府卫生投入的对象不仅包括公立医院,也涉及私立医院。

以德国为例,政府财政和社会医保基金对包括公立和私立医院在内的所有医院进行偿付,各类医院享有完全统一的偿付标准;以美国为例,政府不仅对退伍军人医疗系统中的公立医院进行全额拨款,还选择一些私立医疗机构作为相关定点机构。另外,美国不仅对公立医院为低收入人群提供的"欠费"服务进行埋单,也为私立医院的此类服务进行兜底,体现了政府在投入原则上对待不同医院的一致性;另外,英国的初级卫生保健主要由私人开业的全科医生及其团队完成,但其筹资来源主要是国家医疗服务体系的偿付。

我国当前的政府卫生投入依然以公立医院为主要目标。首先,从政府财政的角度来看,我国财政资金对不同所有制医院的投入指向非常明确,绝大部分财政卫生经费流向了公立医院。2017 年,财政补助在公立和非公立医疗机构总收入中所占的比重分别为 16.5% 和 0.9%,在政府、社会、个人主办医疗机构收入中所占的比例依次为 16.9%、4.7%、1%[①]。其次,从社会医疗保险给付的角度来看,我国大部分省市的社会医疗保险定点机构仅限于公立医院的范围,较少向私立医院开放。我国政府卫生投入主要面向政府办的公立医疗机构的做法不仅不符合当前世界各国医疗卫生体制的主流实践,也对我国医疗服务市场带来诸多不利影响:

---

① 国家卫生健康委员会. 2018 中国卫生健康统计年鉴[M]. 北京:中国协和医科大学出版社,2018: 104.

首先,政府对公立医院的倾斜性政策进一步强化了其垄断地位,加大了医疗机构之间竞争的不公平性。政府的这种投入政策继承了计划经济时代公立医院与各级政府部门之间的行政隶属关系及其衍生的资金投入关系的传统思维。非公医院与政府部门缺乏这种天然的联系,自然无法纳入财政补助的范畴之内。政府失灵的突出表现往往是市场和私人部门的发展受到抑制(Tanzi,2014)①。当前,我国公立医院仍占居垄断地位,在这种背景下,政府的倾斜性投入进一步保护了公立医院的低效和落后,使私立医院处于更加不平等的地位,抑制和削弱了不同所有制医疗机构之间的充分竞争。从经济学理论的角度来看,适当的竞争能对医疗机构产生内在的激励,激发其提高服务质量和效率。我国政府在卫生筹资中对公立医院的倾斜性投入是以牺牲医疗机构内部的有益竞争、培植公立机构低效为代价的干预行为,破坏了公平和效率的原则。

其次,政府针对公立医院的卫生投入并没有确保其公益性。虽然政府财政投入偏向公立医疗机构,但其投入水平与公立医院总收入水平相比,只是杯水车薪,我国财政对各级公立医疗机构的平均补助额占其总收入的比例处于很低的水平,公立医院的收入来源大部分仍依靠检查、药品等业务收入。社会医疗保险对公立医院的偿付标准也处于中低水平,许多医疗费用不在政府设定的报销范围,一定水平的起付线和封顶线限制了给付比例,而且社会医疗保险在城乡和地区之间存在较大差距。从总体上看,社会医保对公立医院的支付额是有限的。

从国外的实践经验来看,政府一般对于公立医院实施的针对低收入人群的免费或欠费医疗服务会予以托底,以实现公立医院区别于私立医院的公益性。但由于我国没有类似的托底机制,因而公立医院无法通过这种方式达到公益性。实际上,当公立医院的垄断地位和低效运行累积到一定程度时,其公益性终将受到损害,可能出现有悖于公益性的行为。因而,政府为维护其公益性,对其进行垄断性保护,导致的最终结果可能恰恰使其丧失公益性。

因此,政府在卫生投入标准上不能将医疗机构的所有制性质作为依据,而应以医院提供服务的公益性、外部性等性质作为衡量标准,如医学研究活动、政策性亏损、低收入者欠费等医疗开支。从理论上说,如果私立医院有能力和

---

① 维托·坦茨.政府与市场:变革中的政府职能[M].王宇等译.北京:商务印书馆,2014.

意愿提供此类医疗服务,政府应该给予其同样标准的补助和投入。只有这样,政府才能使自己脱离公立医院利益代表的角色,从更为客观中立的立场进行资源分配和服务购买。

(三) 医疗机构补偿机制对不同所有制医院的影响分析

通过经济学家的理论与实证研究可以发现,不同所有制医疗机构之间在价格、效率等方面并不存在绝对差别,也就是说非公医院完全可以胜任公立医院所提供的服务。奥斯特罗姆(1993)指出,政府应充分发挥(准)公共品提供的主导权,但政府并不一定要亲自进行生产,可以指定企业生产或采取招标的竞争方式进行生产[①]。

当前,我国政府大力提倡社会资本办医,2005—2017 年,我国公立医院在医院总量中的比重不断下降,由 83% 下降到 40%;私立非营利医疗机构的份额由 1% 逐步上升到 24%,私立营利医疗机构所占比重由 16% 稳步上升至 36%。但是,我国非公立医疗机构主要集中在基层,以民营医院为例,2017 年,一、二、三级医院中民营医院的比重分别为 73.3%、28.7%、9.7%。

长期以来,我国形成的格局是卫生筹资流向民营医院等非公有制医院的份额非常小,同时卫生管理部门在行政审批方面也对公立和非公立医院实行差别化待遇,民营医院等非公立医院在医保定点资格审批、市场准入等方面往往面临更大的阻力。

近年来,我国社会各界对于市场力量在卫生筹资中的重要性给予越来越多的关注,政府也开始高度重视社会资本的积极作用。政府不断出台新的政策文件,为社会办医资本的发展营造了良好的环境和氛围。

然而,社会资本进入医疗领域存在着重重障碍和困难,其发展现状与政府提出的目标也存在着较大的差距。政府在相关文件中提出的在审批准入、人才引进与共享、同等学术地位的认可等对政策环境的支持非一纸文件便能落到实处,卫生管理部门对社会资本一贯抱着谨慎的态度,且诸多天然和人为的进入壁垒对其形成"玻璃门"或"旋转门"。中华人民共和国成立后我国以公立医院为主导的模式发展至今,已形成一定的路径依赖。因此,我们应从微观体制机制入手破除其垄断地位,纠正医疗服务市场的政府失灵,恢复其市场

---

① Ostrom, Elinor, Schroeder, Larry, Wynne, Susan. Institutional Incentives and Sustainable Development: Infrastructure Policies in Perspective [M]. Boulder: Westview Press, 1993.

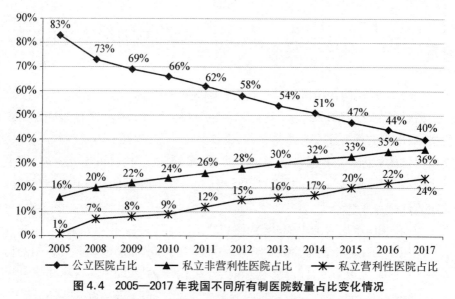

图 4.4 2005—2017 年我国不同所有制医院数量占比变化情况

资料来源：国家卫生健康委员会.2018 中国卫生健康统计年鉴[M].北京：中国协和医科大学出版社,2018.

活力。

由于"补供方"模式是政府将卫生资金以拨款的方式直接投给医院，因此在此模式下，政府卫生投入更容易流向公立医院。而"补需方"模式的核心是借助需方的购买行为，因此"补需方"模式鼓励医疗机构之间的竞争，包括公立医院内部的竞争和不同所有制医疗机构之间的竞争。

从经济学的角度看，医疗卫生机构的竞争性往往会提高市场的效率，特别是不同所有制医院之间的竞争行为会缩小这些医院之间的差异。尽管竞争不一定表现为价格和成本的降低，但对医院的决策和行为能形成较强的约束，使其产生提高绩效和改善服务的内在激励，有利于医疗机构良性发展。在充分的竞争机制下，公立医院的垄断地位将受到冲击，更多的非公立医疗机构将脱颖而出，从而形成不同所有制医疗机构充分竞争的格局。考虑到一、二、三级医疗机构在职能分工与定位上的差异化，我们可通过对三级医院采取以"补需方"为主的投入模式，以鼓励三级医疗服务机构的充分竞争，使更多社会资本进入三级医疗服务市场，在满足其多元化医疗服务方面发挥更大的作用。

第二节　社会医疗保险对医疗机构的支付方式及其影响

埃利斯和麦奎尔(1993)提出,医疗保险的主要作用之一是降低居民由于医疗支出而遭受的金融风险[①]。然而,从国内外的现实情况来看,医疗保险常常并不能确保患者规避由疾病引起的资金风险。社会医保制度作为众多国家广泛使用的卫生筹资方式,虽然凭借其强制参保性成功避免了商业健康保险存在的逆选择问题,但无法根除道德风险的发生,因而社会医保机构必须针对可能发生的过度医疗行为不断优化支付方式,以约束其败德行为。

一、社会医疗保险对医疗机构的不同支付方式

从世界各国的发展经验来看,各种付费方式都有其特点和利弊,适用于不同性质的医疗卫生服务的费用给付,没有哪一种方式是完美无缺的,因此也引发学术界的大量讨论和各地踊跃试点。

(一) 按服务付费

按服务付费是一种比较传统的"后付制"卫生服务支付方式,其付费机制是对所有服务项目规定相应的价格,病人在获得服务时对各类项目逐项计费,最后由医保机构进行支付。这种支付模式的优点是操作简便,利于管理,患者可以自主选择的空间比较大,也有利于医疗机构积极性的发挥。然而,由于医疗机构所获得的收入与其服务数量呈正相关,因此供方有强烈的动机进行过度医疗。所以,需花费大量的精力对医疗机构的服务进行鉴别,识别其中不必要的过度医疗部分,因此,这种支付方式的管理成本比预付制高得多。

长期以来,我国大部分地区的城镇职工医保和其他社会医保采取的都是按服务付费的支付方式,从而也在一定程度上助长了医疗卫生费用的迅猛增长。正是在这种付费方式的弊端日益显现的情况下,许多省市对其他更有效的医保支付方式进行积极尝试和探索。

---

① Ellis, Randall P., McGuire, Tomas G.. Supply-Side and Demand-Side Cost Sharing in Health Care [J]. The Journal of Economic Perspectives,1993, 7(4): 135 - 151.

(二) 按人头付费

按人头付费是预付制的一种,指在一定时期内,医保机构根据与医疗服务机构签约的人头数量及相关价格,对医疗机构进行支付,同时医疗服务提供方向覆盖人口提供事先约定的卫生服务包。医保机构可根据参保人的年龄、健康情况等因素对不同人群的付费标准进行风险调整。

这种支付方式的优点是激励医疗机构强调预防,避免大额医疗费用的发生,降低医保支出风险。这种支付方式的弊端是可能造成服务提供不足,限制服务内容和水平以降低医疗成本;在风险调整相关机制不充分时,供方可能选择低风险的人群参保而拒绝风险较高的人群;此外,如果医保待遇低,供方还有可能诱导患者使用医保覆盖范围外的服务,从而将医疗费用的负担转移给患者。

(三) 总额预算制

总额预算制根据某区域内年均就诊人次总数、参保总人数等指标,核算该区域内统筹补偿额度,医保予以预先拨付。这种支付方式对医保支付方提出了一定要求,由于预算水平一旦确定下来,无法随意调整,因此支付方需通盘考虑医疗机构服务数量与质量、上年度卫生经费收入盈亏状况、通货膨胀等多重因素,确定比较适宜的预算水平。

总额预算制便于控制成本和结算。医疗机构在给定的预算内会自发降低服务成本,控制过度医疗服务。这种制度也有弊端,包括预算标准较难把握,如制定得不合理,则可能导致医疗费用不合理增长或损害患者相关利益。另外,如果政府缺乏有力监管,医疗机构出于节约成本的动机可能会产生推诿重病患者、抑制合理需求的非合意行为。

我国北京、上海、天津等多地社会医保都进行了总额预算制的支付方式试点改革,在成本控制、缓解过度医疗等方面取得了积极的效果,同时也暴露出一些问题。后文将对上海的总额预算制改革展开分析。

(四) 按病种付费

按病种付费方式在制度设计之初主要用于医疗服务效果评价和医疗保险管理。这种付费方式将住院患者的疾病分为若干组(级)别,并制定相应支付标准和进行偿付。这种付费方式的特征为,医疗机构所获得的偿付只与患者病例数和诊断情况相关联，与治疗的真实成本不予挂钩。其优点是，避免了医疗机构过度医疗，且操作较为简单便捷。但这种付费方式具有一定难度，包括对疾病进行明确的诊断，对每一个疾病类别给予合理成本的确定等。

由各国和地区按病种付费的实践来看，对于疾病分类及相关价格的制定是实施这种付费方式中最大的难点，也是阻止很多国家和地区进行尝试的主要障碍。其技术难度体现在需要政府对各类疾病的具体分类情况及其成本价格非常了解并掌握标准制定的相关技术手段，且需耗费大量的人力和时间成本来完成。

（五）按病例付费

按病例付费也属于预付制的一种，是指以医疗处置或诊疗分类为基础，医疗机构收治每一例病人，医保机构支付一定水平的定额标准给供方。这种付费模式的优点是有利于抑制过度医疗行为，减轻患者负担，同时使医保机构的支出变得较有可预见性。其弊端是由于医保机构对每一例患者的支付水平是既定的，医疗机构可能会发生服务提供不足或推诿重病患者以降低医疗支出成本等行为。因此，医保机构需要加强监管，保证其服务数量和质量。

上海社会科学院研究团队在世界卫生组织和中国结核控制中心的资助下，在我国湖南岳阳市部分县市进行了肺结核病的按病例付费试点，获得了良好的改革效果，后文将作介绍和分析。

（六）按绩效付费

按绩效付费是医保机构为服务质量较优的医疗服务供方提供奖励的支付方式，该模式强调对质量的控制，通过奖优罚劣的机制改善医疗质量，因此能有效调动医疗机构的积极性。同时，其推行也存在一定的挑战，如医疗保险方需占有足够的市场份额；医疗卫生服务相关质量评估的指标构成必须合理；可能会遭到医生的抵制等[1]。

---

① 徐巍巍. 对医院实行按绩效付费的国际经验[J]. 中国药物经济学, 2006, (2)：83—88.

二、我国社会医疗保险对医疗机构的支付方式的实践

(一) 我国社会医疗保险实施后付制为主的支付方式

由于我国大部分地区的社会医保实施以后付制为主的支付方式,因此,诱发了过度医疗行为,引致医疗费用膨胀,降低了社会保险的保障水平,增加了城乡居民的医疗负担。在过去十几年中,我国医疗费用上涨幅度惊人,农民人均医疗保健支出水平 2005 年仅为 168 元,2017 年猛增至 1 059 元,2005—2017 年上涨了 5 倍多,同期城镇居民医疗保健人均支出也上涨了近 2 倍[1]。

国内外研究表明,我国的社会医保制度在控制医疗费用上涨、减轻参保者医疗负担等方面效果并不显著。叶志敏等人通过对我国的社会医疗保险进行研究,发现我国医保的策略性购买行为非常有限,城乡医保扮演的都是被动的第三方支付角色,没有充分利用自身的优势起到促使供方改善质量和效率的作用;这可能是由于政府相关部门独立于供方利益行事的程度不够明确 (Winnie Yip & Kara Hanson, 2009)[2]。瓦格斯塔夫(2008)利用 CHNS 等三个数据库进行研究发现,我国医疗保险反而增加了高水平医疗支出的风险[3],还通过倍差法(DID)对我国新农合的影响进行研究,发现该制度提高了乡镇卫生院所拥有的高端医疗设备的数量,刺激了门诊和住院量增加,但对农民医疗自付水平并没有起到降低作用(Wagstaff et al., 2009)[4]。魏凤和金华旺 (2012)对陕西省宝鸡市 421 户新农合参合农民进行调研,发现只有 62% 的农民认为新农合保障能力"很强"或"较强"[5]。汪德华 (2008)对我国各省市

---

[1] 国家卫生健康委员会.2018 中国卫生健康统计年鉴[M].北京:中国协和医科大学出版社,2018:97.

[2] Yip, Winnie, Hanson, Kara. Purchasing Health Care in China: Experiences, Opportunities and Challenges [J]. Advances in Health Economics & Health Services Research, 2009, (21): 197 - 218.

[3] Wagstaff, Adam, Lindelow, Magnus. Can Insurance Increase Financial Risk? The Curious Case of Health Insurance in China [J]. Journal of Health Economics, 2008, 27: 990 - 1005.

[4] Wagstaff, A., Lindelow, M., Gao, J., Xu, L., Qian, J.. Extending Health Insurance to the Rural Population: An Impact Evaluation of China's New Cooperative Medical Scheme [J]. Journal of Health Economics, 2009, 28(1): 1 - 19.

[5] 魏凤,金华旺.农民视角下新农合保障能力及影响因素评估——基于宝鸡市 421 户参合农民的调研 [J].人口与经济,2012,(4): 94—100.

1998、2002、2006 年的城乡居民医疗负担指数进行比较分析,发现有些省市的医疗支出的上涨速度快于居民的可支配收入[①]。李亚青(2012)通过对广东省样本地区医疗保险库的数据进行分析发现,我国社会医疗保险的实际补偿水平一般都低于名义补偿水平,存在"保障水平幻觉"[②]。

由于按服务付费的支付模式存在明显弊端,许多省市早在 20 世纪 90 年代即开始进行相应改革,进行支付制度的细化调整,实施了形式更为多元的预付制改革。

(二) 我国各地对各种医保支付方式的探索

近年来,一些新的付费方式不断被引入到医保机构的支付过程中,并取得了较为显著的成效。我们对几种较有代表性的支付方式改革和试点情况进行分析,从中获取对我国未来医保支付方式探索有益的经验。

1. 湖南省肺结核病门诊按病例付费试点

2009 年 7—8 月,上海社会科学院研究团队承担世界卫生组织驻华代表处和国家结核病控制中心共同委托的"肺结核病门诊治疗按病例付费研究"课题试点研究,在湖南省岳阳市临湘和汨罗两个县级市展开试点,同时以华容为控制县。试点历时一年,成效显著。

在试点以前,我国疾控中心对肺结核病人的诊疗政策虽名义上"免费",但在实际操作中仅对国家无偿提供的部分抗结核药物以及确诊过程中的痰检和拍片费用予以免除,其余环节的检查以及药品费用仍需患者承担,此部分费用往往水平较高,给广大农村肺结核病患者造成沉重经济负担。

在此次支付方式改革中,两个试点县的疾控中心为本县肺结核病患者提供完全免费的门诊治疗与管理服务。县新农合为每例确诊的初治和复治患者向本县疾控中心分别支付 200 元和 300 元诊疗费用,项目组另外为每例患者配套 300 元,即疾控中心门诊治疗每例初治和复治患者可分别得到 500 元和 600 元的费用支付,以补偿诊疗过程中的劳务、药品、材料等各种支出。

在试点中,医疗服务供方获得稳定的补偿来源,疾控中心的相关收入不

---

① 汪德华,张琼. 公共医疗保险与居民医疗负担——全球视野下的中国"全民医保"[J]. 南京大学学报(哲学·人文科学·社会科学版),2008,(6):30—39.

② 李亚青. 社会医疗保险的真实保障水平研究——兼论"保障水平幻觉"[J]. 人口与经济,2012,(5):65—71.

降反升,无需再使用过度医疗等不正当手段弥补医务人员开支等费用,且其对经费的使用和内部分配拥有决策权,调动了其工作积极性。试点后,虽然疾控中心的支出总水平有所上升,但其患者数量也明显增加,因此其例均费用实际上有所下降,支付方式改革促使供方自发地减少非必要的医疗环节和支出,节约了医疗费用。同时,项目组通过对疾控中心的服务内容和质量予以事前规定和事后监督,使诊疗效果得到了保证,显著提高了确诊病人的发现率,降低了医疗费用与患者负担(见下图),缓和了医患关系,反响较好。

试点通过支付模式和资金分配方式的改变,使卫生资金的使用效率得到极大提高,在不给财政增加额外负担的情况下,实现了农民医疗费用和支出负担的显著下降,体现了支付制度的改良对于提高卫生筹资效率的可行性,也使试点方案具备了推广的可能。

值得一提的是,理论上预计可能出现的医疗服务提供不足和推诿重病患者以降低医疗支出成本的行为在试点过程中较少出现。由于试点较为成功,湖南省卫生厅在试点经验的基础上,向省内更大范围地区进行了推广。此次试点是对新农合支付方式变革的可贵探索,为医保支付方式的理论研究与改革创新提供了新的实证案例。

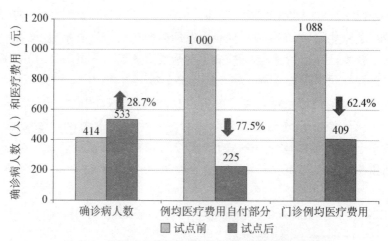

图4.5 临湘试点前后确诊人数及医疗费用情况对比

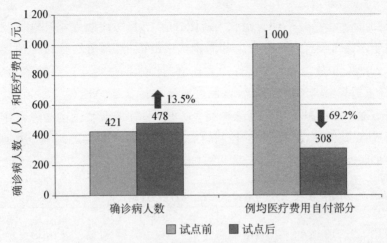

图 4.6 汨罗试点前后确诊人数及医疗费用情况对比

注：由于试点前汨罗医疗费用报销部分相关统计数据不分门诊和住院，因此无法进行试点前后情况对比。

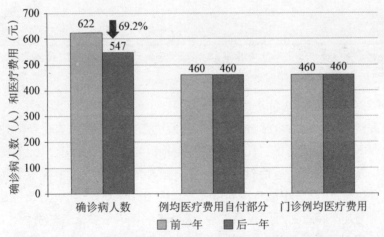

图 4.7 华容试点年前后确诊人数及医疗费用情况对比

2. 上海总额预算（付）制案例

上海市于 2005 年开始实施社区医疗机构的医疗保险预付改革试点。到 2011 年，上海市所有三级医院都推行该支付制度。此项改革是我国推进公立医院改革的重要内容之一，对本市和全国深化医改工作都具有重要意义。

改革使医保机构的资金管理和结算更为方便，医疗机构自发控制成本的效果较为明显，一定程度上扭转了医院的过度医疗行为。有研究表明，试点医院的医疗费用水平得到了较好的控制，平均住院日逐步下降，药品费用的占比也有所降低(杨玉婷等,2013)[①],但自费收入占比有所上升(黄玲萍等,2013)[②]。

由于该支付模式本身存在一些尚未解决的困境,部分医疗机构出现推诿重病患者现象[③],住院患者中医保患者比例的增速明显低于门急诊患者(见表4.7)(杨玉婷等,2013)[④]。另外,该制度由于局限于本地医保支付范畴,因此无法将本地非医保患者和外地患者涵盖进来,医院甚至利用这些患者作为医院摊薄成本、应对医保总额风险控制的工具,出现各家医院大力争夺外地患者以及本地医保额度的现象(于广军等,2013)[⑤]。

表4.7　2010—2012 年上海市实施总额预算制三级医院相关指标比较

年份	医疗总费用同比增幅	门急诊医疗费用同比增幅	住院医疗费用同比增幅	综合性医院平均住院日(天)	药品费用占医药费用比重	门急诊中医保患者比例	出院人次中医保患者比例	手术人次中医保患者比例
2010	13.41%	10.15%	16.02%	9.37	44.68%	56.95%	46.56%	43.53%
2011	13.58%	11.4%	13.32%	8.86	41.37%	56.25%	46.35%	44.04%
2012	12.44%	10.52%	10.4%	8.08	40.68%	58.08%	46.72%	45.01%

资料来源:杨玉婷,乔丽名等.上海市三级综合医院总额预算制相关指标分析[J].解放军医院管理杂志,2013,(11):1026—1028.

3. 上海浦东按人头付费试点

上海浦东新区新农合从 2012 年起开始试点,实施"按人头付费"方式,主要涉及以下几个方面举措:社区医疗机构的职能方面,由以前单纯的诊治功能向医保基金管理及转诊给付等复合型功能转型;付费方式由按服务付费向按人头预付转变;社区卫生机构的服务重点由治疗向预防转型;对预付制下的费用结余与超支情况进行了灵活处理,结余留存可用于参保者的费用报销,不合理的超支部分不予补贴,合理部分由新农合基金和医疗机构共同承担[⑥]。

①④　杨玉婷,乔丽名,王筱慧等.上海市三级综合医院总额预付制相关指标分析[J].解放军医院管理杂志,2013,20(11):1026—1028.

②　黄玲萍,王锦福,于广军等.医保总额预付制对上海市三级医院医疗收入结构的影响分析[J].中国医院,2013,17(9):10—12.

③　胡苏云.沪医保总额预付五大隐忧[J].中国医院院长,2012,(17):72—73.

⑤　于广军,赵蓉,郑培永等.上海市实施医保总额预付制对三级医院的影响研究[J].中国医院,2013,17(9):1—3.

⑥　荆丽梅,孙晓明,崔欣等.新型农村合作医疗"按人头支付"改革的实证研究[J].中国卫生经济,2014,33(2):18—20.

　　浦东新区新农合按人头付费改革取得了较为显著的效果,医疗费用增长过快的趋势得到抑制,降低了农民的医疗支出水平,医疗卫生经费和新农合支出额有所下降,门诊费用和患者医疗负担比改革前有所下降(娄继权等,2014)[①],住院费用也有所减少(崔欣等,2014)[②],诊疗人次数呈下降趋势,医疗服务利用出现下沉(娄继权等,2014)[③]。此改革不仅仅局限于医保对医疗机构支付方式的改变,还赋予基层医疗机构更多的权利和职能,如向上转诊和资金管理,这种改革模式是将英国"守门人"制度(包括对全科医生的预付制和全科医生管理卫生资金的制度)在我国进行实践的有益尝试,为未来拓宽改革思路、将医疗与医保联动改革提供了参考。

(三) 对我国支付方式未来改革的讨论

　　各省市的支付方式改革都取得了较好的预期效果,降低了医疗费用和负担,减少了过度医疗,节约了医疗资金。通过支付方式的改变,从激励机制上切断了医疗机构的道德风险动因,扭转了其行为模式,从而从长远性和根本性上避免了原来按服务付费为主的后付制支付模式下的诸多弊端。

　　不同医保支付模式所适合的支付对象和社会环境具有一定差异性,如按人头付费方式适合以预防服务为主的基层医疗机构,这些医疗机构在一些常见病、多发病的诊疗和管理中与其所在地区的居民已建立了紧密的联系,因而较容易针对固定人群进行支付;按病例付费适合对某种特定疾病的支付,且该疾病的治疗流程较规范,其治疗成本可以清晰地测算出来且得到不同医疗机构的认同和执行;按病种付费模式需对不同病种及其治疗环节有非常精细化的分类和成本计算,需要医保部门花费较多的人力物力对复杂的付费标准进行科学测算与制定,一般在改革前期需要进行较长时间的准备工作,对医保和政府部门的经济实力和专业性也提出了一定的挑战。因此,这种支付模式较多地应用在经济和社会发展较为先进的国家或地区;总额预算(付)制适合就诊人群具有不确定性但医疗支出规模较为稳定的医疗机构,如三级医院等综合性医院。

　　各种支付方式都由于其制度本身的不完善,而引发一定的负面效应。

---

①③　娄继权,荆丽梅,崔欣等."按人头支付"改革对参合农民门诊医疗费用的影响研究[J].中国卫生经济,2014,33(2):21—24.

②　崔欣,荆丽梅,孙晓明等."按人头支付"改革对参合农民住院医疗费用的影响研究[J].中国卫生经济,2014,33(2):25—27.

如在总额预付制等支付方式下,由于医保机构的支付标准和过程过于笼统,未对医疗机构所负责的人口数和病种类型作详细界定,因此容易导致医疗机构推诿重病患者的情况,这种负面效应在按人头付费和按病种付费等支付标准较为精确的模式下却较少发生。另外,在按人头付费、按病例付费等支付方式下,医保机构侧重于对费用总量的控制和健康结果的监测,而在制度设计上对具体服务内容和程序关心不足,导致医疗机构可能减少服务提供的数量和质量。这种情况在对诊疗过程中医疗行为的设计和规定更为严密的按病种付费方式下较少发生。可见,越精细化的支付方式对于减少道德风险越有利,但医疗机构所获得的自主权也更少,其服务的积极性和创造性被更多地抑制。

因此,在不同支付方式之间的选择实际上是在不同利弊之间的取舍,没有任何一种支付方式完美无缺,适用于所有医疗机构和疾病。我国未来医保支付模式的改革应建立在更多的试点和实践基础上,探索适应于不同环境的最优模式。政府的财政卫生资金与社会医疗保险基金应整合起来,形成具有强大购买力的公共筹资,并灵活运用不同支付方式,对医疗机构进行购买服务,使卫生资金的使用效率得到实质提高。

三、社会医疗保险对医疗机构的支付与医疗价格扭曲

社会医疗保险对医疗卫生机构进行有效率的偿付不仅与支付方式有关,还与医疗卫生服务与产品价格的合理性高度相关。在不合理的价格体系下,即使运用先进的支付方式也会造成医保资金的浪费和无效使用。合理的定价体系与完备的市场经济密不可分,在避免市场低效与失灵的同时适当发挥政府的作用对于医疗卫生服务价格回归理性十分重要。

(一)"好的市场经济"和"坏的市场经济"理论

改革开放以来,我国在经济转型的过程中,释放出巨大的市场活力。但同时,由于市场经济制度的不完善,出现了一些不符合市场经济效率原则的现象。

钱颖一(1993)提出,市场经济不一定是好的经济,并不是所有分散的决策都有利于资源的有效配置;在不完备竞争条件下,市场的垄断可能无法产生充

分的社会效益,而在市场分割下进行重复建设也会引致大规模的资源浪费①。另外,由于政府在本质上具有经济人的属性,存在利己动机,因此,在缺乏约束的情况下,政府可能利用自己的权利展开寻租活动,实施不公正的强制行为②。

"好的"市场经济需要一些条件并具备一定的特征,如市场的充分竞争、价格反映供需关系和资源的稀缺性,并在资源配置中起关键作用等。导致"坏的"市场经济的主要原因在于政府与市场的关系定位错误,其中较为重要的因素是政府违反市场规律的过度干预③。

因此,我们应该严肃思考如何建立好的市场经济,避免坏的市场经济。一方面,应维护市场的竞争性,使其有效配置资源;另一方面,需保持政府恰当的干预,使政府在对市场进行有效规制的同时不破坏市场运行的基本规则,使市场经济为社会带来更多的效益。

(二) 当前我国医疗服务定价的低估及其对医疗行为的扭曲

我国当前的医疗卫生服务定价体系主要有两个方面的扭曲,即医疗卫生服务定价过低和药品的价格存在虚高,这两方面的价格扭曲存在一定的因果关系,即药品价格虚高在某种意义上是对医务人员劳务价值得不到充分体现的一种补偿。

我国对于公立医院向来实行服务价格管制,且通常仅按成本甚至低于成本计价,其价值被严重低估。政府对医疗服务定价过低的做法源自计划经济时代,当时政府为提高民众就医福利而按低于医疗服务真实价值的水平制定相应价格,使需方能够得到低廉的医疗服务,同时通过对公立医疗机构进行全额拨款的供养方式以弥补其收支亏损。改革开放后,政府逐步退出了对公立医院进行大力投入和供养的角色,但其对公立医疗机构的价格管制并没有放松,也未做出适应市场经济形势变化的调整,仍沿袭改革开放前的定价模式。实际上,这种情况同样发生在东欧转型社会主义国家,其医疗机构所获得的报酬不能弥补其成本,但被要求进行容忍④。因此,让价格的制定过程更加公开、

① 钱颖一.市场经济体制"基础设施"的建立与中央政府的作用[J].经济社会体制比较,1993,(5):15—16.

② 钱颖一.政府与法治[N].中国经济时报,2003-03-28.

③ 钱颖一.警惕滑入坏的市场经济论——论市场与法治[J].经营管理者,2001,(2):10—12.

④ 雅诺什·科尔奈,翁笙和.转轨中的福利、选择和一致性:东欧国家卫生部门改革[M].罗淑锦译.北京:中信出版社,2003:112.

透明、公正对于医疗卫生制度的健康发展十分重要,但同时由于公立医院长久以来受计划经济体制的影响,价格体制的改革变得十分复杂和困难。

在新的市场经济环境下,政府仍然以计划经济的方式干预医疗机构的服务定价,忽视了价格作为显示市场供需关系的信号功能,抑制了价格作为市场调节手段的作用,人为扭曲了医疗卫生服务的定价体系。从经济学的角度看,由于政府对影响价格的相关信息掌握不充分,又没有引入市场机制,于是造成价格干预的政府失灵。

当前,在我国医疗服务定价过低的情况下,我国社会医保基金对医疗机构按政府制定的卫生服务价格进行支付实际上无法弥补其真实成本,因此必然导致医院扭曲行为的发生,引发一系列不理性的、有损社会福利的负面行为,例如,通过提高服务数量弥补均次服务的价格差,具体表现为增加诊疗次数、延长住院时间等,或通过使用"利润"更高的服务途径弥补医疗服务的补偿不足,如鼓励患者使用高新设备和技术等。另外一个严重后果是导致以药养医的现象,公立医院与药品供应商"合谋"抬高药价,通过获取药品加成收入和销售回扣的途径对医疗服务成本的亏损进行弥补。

尽管我国实行了很多关于抑制公立医院药品价格不合理增长的政策和机制,如药品招投标制度、药品零差率等,但收效甚微。在一定程度上,这是由于医院一直未从根本上解决其对高价药品的内在"需求",因此医院与药品供应商之间常常形成"共谋",使药价虚高的问题难以根治。

在这种市场的非理性行为中,政府应该发挥其积极的干预和规制手段,有效割断其利益链条。然而,在现实情况中,政府却在医院和药商的"合谋"行为中起到了推波助澜的作用。目前,我国部分省市政府实行的药品招投标采购机制实际上不利于药企之间展开公开合法的价格竞争,因此其中的贿赂行为无法得到有效遏制。宿迁医改的实践证明,在摆脱了政府药品集中招标采购制度之后,民营医院的药价与公立医院相比反而大为下降。药品审批、流通、销售各个环节都存在着政府相关部门的寻租与腐败。政府利用自己的权利为自身的经济利益进行寻租,破坏了市场竞争的公平环境,使"坏的"市场经济大行其道。

在"好的"市场经济下,价格通过充分竞争应该接近于成本水平。目前,政府对公立医院的药价实行招标采购制度,同时对药品零售机构实施严格的市场准入,导致其数量不足,无法引致市场的充分竞争。在不完备竞争的市场条件下,一直无法扭转虚高的药价。我国公立医院的药品售价不仅大幅高于成本价,而且显著高于民营医院的定价,可见,政府应发挥其对市场不合理定价机制的干预作用,加强监管和调整。同样,在药品零售店不充分竞争的市场条件下,药店药品零售价不受制约的增长势头也应得到政府部门的有效监督和管控。药价虚高反映了药品被过度使用和公众就医负担的增加,吞食了原本稀缺的医疗公共资源。

(三) 卫生资源的有效配置需要"好的市场经济"

卫生资源的配置需要"好的"市场经济,其核心要素是"好的"价格,即在市场充分竞争条件下反映市场稀缺程度的价格,其既能反映市场供需情况,又能调节这种产品或服务的提供与消费。在合理的价格下,医疗卫生相关资源能达到最有效的配置以及自发的节约和合理利用。

医疗卫生产品和服务价格回归理性能从市场经济运行的深层次上解决当前我国医疗卫生领域的诸多矛盾和问题。公立医院医疗服务价格回归合理水平后,医务人员的工作积极性将被充分调动起来,实现有效激励机制和良性运行模式。在此基础上,医院以药养医的内在动力也自然下降,医院或医保部门能以大规模购买的方式与药品厂商进行集体谈判,将药价压到合理范围内的最低水平,从而使药价虚高的成本被挤出。医疗服务价格的向上回归合理水平和药品价格向下降至成本价位能从两方面使我国的医疗卫生资源配置合理性得到大幅度提高。

因此,我国应对医疗产品和服务价格体系进行大力调整,改变当前政府对价格体系不合理的干预制度,使市场的相关规律更多地起作用。在市场不完善的地方,政府应充分体现社会职能,更好地履行对经济人进行约束和监管的职责,做到有所为、有所不为,合理界定自身职责的边界。只有回归到医疗服务价格的合理水平,才能充分发挥社会医保机构的相应作用。

(四) 调整医疗服务价格的改革策略

虽然对我国目前医疗卫生领域不合理的定价机制和医疗卫生价格结构进行调整非常重要,迫在眉睫,但在出台改革措施前应着手对医疗价格(包括服务价格和药品价格)认真地进行全面考察,为制定详尽改革方案,对价格调整可能涉及到的利益方进行充分调研以听取意见,并对支出上涨和收入下降的利益相关方的补偿机制做好精心安排。医疗卫生领域是医疗、医保、医药联动的复杂体系,任何改革都牵一发而动全身,任何一个细小的改革都需要相关配套改革予以跟进,以防止带来负面关联效应。

2015年,重庆市推行医疗服务价格改革,但仅七日便在众多患者的反对下宣告结束,改革失败的原因值得我们反思。首先,在此次价格调整中,不同项目的价格增减不一,且价格下降的项目所涉及的患者数量较少,因此,虽然改革从总体上保持了项目收费水平的平衡,但遭到了价格被调高的诊查、治疗等常规项目波及患者的强烈抵制,直接导致了改革的失败;其次,此次改革前期筹备不足、仓促出台,改革方案仅由卫生局和物价局共同商定,医院、医保局、患者代表都未参与方案讨论,也未举行向公众征求意见的听证会,导致方案设计与现实情况脱节;再次,此次改革虽然旨在提高医院服务定价水平,体现医务人员劳务价值,但方案出台前未与医院展开充分沟通,未对其实施方案培训,造成医院对新制度的不适应和管理失序①。

此次重庆价格改革给我们诸多启示,首先,其改革初衷和理论依据是正确的,即调高当前被过分低估的诊疗费价格,使医生的价值得到合理体现;同时使过度医疗下的检查费回归其成本价格。但在对服务价格进行调整的同时应对药品价格进行联动改革,完善的配套措施方能保障改革顺利进行;其次,政府应更多地利用市场经济的手段引导改革的进行,而不是以行政手段强推改革。在改革方案形成过程中,应充分听取各方意见,而不能闭门造车,否则可能事倍功半;再次,医疗改革关系到全社会的公共利益,是重大的民生问题。医疗服务价格改革涉及的利益主体尤其错综复杂,因此建立在帕累托改善之上的改革才是可持续的,若一部分社会群体在改革中福利受损,则改革必然遭到反对和阻力,可能以失败告终。

第三节　我国医疗机构激励机制对政府卫生筹资效率的影响

诸斯(1973)指出,一个国家实现经济增长需要将其经济有效率地组织起来,而这种组织的核心就是要在制度层面形成刺激,其关键因素在于提供正确的激励,有效的激励是有效组织的核心②。

尽管我国政府不断加大对卫生筹资的力度,但总体来说,其卫生支出效率

---

① 刘建茂,张艳青. 重庆医改"七日维新"[J]. 决策,2015,(5):80—82.

② North, Douglass C., Thomas, Robert Paul. The Rise of the Western World: A New Economic History [M]. New York: Cambridge University Press, 1973.

偏低,在改善居民健康状况上所使用的资金规模远远高于同期其他国家水平,而在降低居民自付水平方面效果并不明显,这与医疗机构的激励机制密不可分,对医疗机构的不当激励直接导致其医疗行为的扭曲。厘清医疗机构的正确激励机制对于理解如何提高我国政府卫生筹资效率有重要意义。

一、我国政府卫生筹资总体效率表现

近年来,我国政府在医疗卫生领域中的投入水平受到诸多诟病,如政府财政卫生支出在财政总支出中的占比始终徘徊在 5%—7% 左右[①],医院被迫以药养医和过度医疗导致医患关系日趋紧张,社会各界对于政府投入不足的不满和加大政府投入的呼声越来越强烈。而另一方面,随着我国进入“新常态”,经济增长变缓,国家的财政收入进入中低速增长期,政府财政压力与日俱增。

在这样的矛盾之中,如何提高我国广义政府卫生支出的效率受到越来越多的关注,也引发人们对其运行效率的反思。在过去 10 多年里,我国的广义政府卫生支出规模大幅提高,2000—2012 年,按购买力平价计算的人均广义政府卫生支出从 50 美元增加到 323 美元,上涨了 5 倍多。若以健康水平作为广义政府卫生支出效果的衡量标准,与世界其他国家相比,我国按同等政府卫生投入水平衡量的健康水平改善情况却差于同时期世界其他国家。

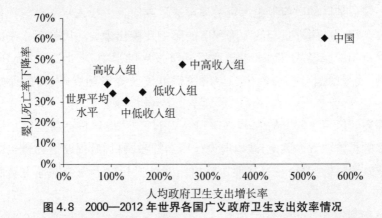

图 4.8　2000—2012 年世界各国广义政府卫生支出效率情况

资料来源: World Health Organization. World Health Statistics 2015[EB/OL]. http://www. who. int/gho/publications/world _ health _ statistics/2015/en/.

---

① 国家统计局. 中国统计年鉴[M]. 北京:中国统计出版社,2010—2018.

政府对卫生投入力度的加大应最终体现为居民医疗费用负担的降低,这也是政府积极参与卫生筹资的根本原因之一。在医疗费用中,个人卫生支出具有累进性,但是不利于社会公平(Mingsheng Chen,2012)[1],公共筹资占比的增加可以使个人支出占比降低,避免因病致贫,然而,我国居民个人医疗负担仍较重。

以上海为例,2011年,上海市按国际口径统计的私人卫生支出占比约26.2%,处于全国最低水平;但是,从医疗费用的报销水平来看,虽然医保目录范围中的报销比例较高,但还有许多费用在此范围之外,给居民带来了一定的医疗支出负担[2]。有研究显示,上海本地居民的医疗卫生费用中由医保报销的费用仅占56.8%[3],另有调查也表明,上海医保平均报销比例仅约60%[4]。可见,上海用高达近80%的广义政府卫生支出占比只实现了约60%的居民医疗费用报销水平,个人医疗负担比例高达40%左右。上海是我国经济发展和社会保障水平最高的地区之一,从上海的医疗费用个人负担情况可反观全国,我们不难发现,我国政府卫生筹资的效率仍然较低,政府公共财政对医疗卫生领域进行了大量的投入,但在降低个人医疗支出上收效甚微。

二、我国医疗机构激励机制对政府卫生筹资效率的影响

一国或地区的政府卫生筹资效率可通过政府卫生投入水平对居民健康水平的改善程度和医疗负担的下降程度的影响反映出来。居民健康水平的增进和医疗负担的减轻从长远来看可激发经济发展的潜力。"十三五"规划提出,要推进"健康中国"建设;健全稳定的医保筹资及报销制度,发挥医保的控费功能。

提高政府卫生筹资的效率,实现上述"十三五"规划目标需要医疗机构承担更多的具体职责。因此,政府应设计恰当的激励机制,促使医疗机构的行为与这些效率目标保持一致,并使医疗机构在达成目标上充分发挥主动性和积

① Chen, Mingsheng, Chen, Wen, Zhao, Yuxin. New Evidence on Financing Equity in China's Health—A Case Study on Gansu Province, China [J]. BMC Health Services Research, 2012, 12 (1): 466.

②③ 金春林,李芬,王力男等.居民卫生筹资与医疗费用负担实证分析:以上海为例[J].中国卫生政策研究,2013,6(5):32—36.

④ 中华人民共和国国家统计局.第六次人口普查[M].北京:中国统计出版社,2011.

极性。激励相容约束原则提示我们，若某种机制能使经济人追求自利的行为刚好与其所在机构追求的集体利益保持一致，则符合该原则。从经济学本质上看，医疗机构是具有独立利益目标的经济人，一定的激励机制能通过影响其内在动机达到强化、引导或维持其特定行为的目的。从当前我国的现实情况来看，医疗机构所获得的诸多激励机制与政府所倡导的目标却背道而驰。

首先，我国大部分省市医保仍然实行按服务付费的支付模式，导致医疗机构倾向于提供更多的医疗服务，医保和患者接受的诊疗量和检查，使用的药物都高于实际需要量，这些不必要的医疗服务对健康水平的提高实际上并没有帮助，反而可能造成过度医疗负担。

在我国当前自由就诊制度下，政府很难对医疗机构所服务人群的健康改善情况进行评估，以作为对医疗机构考核奖惩的依据，这也限制了政府将健康水平作为考核标准。部分省市对基层医疗机构按人头付费的模式较好地解决了这一难题，但对于大部分其他服务对象无法固定的医疗机构而言，仍存在较大困难。许多三级医疗机构的患者来源结构较为复杂，涵盖本地和外地患者、医保和非医保等不同类型患者，政府也较难对其医疗负担情况进行统计，导致了在减轻患者医疗负担方面的激励措施欠缺。政府往往使用一些间接指标来检查监督医疗机构的过度医疗行为，如就诊次数、住院时长、检查结果阳性率等，但由于信息不对称的存在，对医疗机构的约束性并不强，激励性仍然不足。

此外，政府不仅要监督医疗机构过度医疗的指标，更应从源头上破除其过度医疗的动机，才能使其医疗行为真正与患者的利益保持一致。当前我国公共财政（包括财政预算和社会医疗保险）对医疗机构补偿的比例较低，迫使其通过过度医疗的方式弥补自身收支不平衡问题，这是医疗机构在现有机制下所能做出的唯一选择。因此，对医疗机构行为模式的改变应从扭转政府对其的激励机制入手，只有在政府所设计制度的激励方向与其所提倡的目标真正吻合的情况下，医疗机构才能保持其行为不与目标背离。

其次，在我国当前的医疗卫生体制中，缺乏对预防性医疗服务行为的制度性激励。实际上，预防性医疗服务能将许多大病重病遏制在萌芽阶段，或起到早发现、早治疗的作用。预防性服务不仅能节省医疗费用开支，还能提升居民的整体健康水平，具有很高的健康投资回报。

然而，地方政府在其短期化政治行为模式下，对具有长期效应的公共卫生、医学研究等领域的医疗卫生支出重视不够。卫生部的调查表明，医疗费用中用于治疗的支出比重高达84％，而公共卫生投入和预防性投入的比重只有约 2%①。2017 年,我国专业公共卫生机构的财政补助收入仅占其总收入的 45.7%,超过一半的收入要依靠自身业务收入进行补足②。

随着我国生活水平的提高,尤其是人口的老龄化趋势不断增强,居民疾病谱也悄然发生着变化,影响我国城乡居民健康水平的首要疾病逐渐由慢性非传染性疾病取代,对慢性病的预防性卫生投入能从长期范围内降低患病概率和避免重大疾病的发生。然而,我国大部分医疗经费花费在慢性病的治疗,而不是预防上。有学者对我国 4 省慢性非传染性疾病的筹资情况进行分析,发现卫生总费用中近 70%的经费消耗在慢性病的治疗方面,仅有 1.26%的经费用在了预防方面(翟铁民等,2014)③。

可见,政府对具体承担预防性医疗服务工作的医疗机构投入不足,重视不够。医疗机构在不当的激励机制下纷纷将医疗服务的重点放在治疗方面,而忽视具有外部性的预防工作。因此公共卫生医疗机构得不到有效的政策激励,无法更好地发挥预防功能和保障健康水平。当医疗机构受到的激励机制与政府所提出的社会目标不一致时,医疗机构的行为会发生扭曲,从而最终影响政府卫生筹资的效率。因此,应从经济学"激励相容约束"理论出发,建立与医疗机构自身利益具有一致性激励方向的制度政策,才能达到预期效果,使患者、医疗机构等多方同时受益。

三、扭转我国医疗机构激励机制的政策分析

过去的诸多实践表明,在改革过程中,我国容易出现政府的政策目标与实践脱节的现象。因而,加强政策目标与具体制度设计之间的衔接与联系,设计合理的激励机制非常重要。长期以来,政府针对医疗机构出台的相关政策所诱导的激励方向与政府所倡导的社会目标之间缺乏统一性与一致性,从而导致医疗机构的诸多行为违背了社会的基本价值观和政府所期待的政策结果。

扭转当前我国医疗机构所受到的不当激励机制包括多方面的内容,根据

---

① 我国医疗费用构成严重失衡,部分地区公共卫生投入仅占 2%[EB/OL]. http://news. xinhuanet. com/fortune/2012-11/17/c_113711537. htm? _fin.

② 国家卫生健康委员会. 2018 中国卫生健康统计年鉴[M]. 北京:中国协和医科大学出版社,2018: 103.

③ 翟铁民,柴培培,魏强等. 我国慢性非传染性疾病卫生费用与筹资分析[J]. 中国卫生经济,2014,33 (2):14—17.

前文的分析,在此对其中部分较有典型意义的激励机制给予相关政策建议。首先,改变传统落后的按服务付费的支付模式,扭转过度医疗的内在行为动机。更多地尝试各种预付制支付方式,激发医疗机构的内在节约机制,避免其道德风险的发生;其次,扭转当前对医疗机构过低的服务定价机制,让医生的劳动得到应有的尊重。在此基础上,形成对医疗服务机构的合理补偿机制,从根本上切除其以药养医和过度医疗的根源,使其利益目标与社会目标更好地融合;再次,应从经济激励的角度鼓励医疗机构将服务的重点放在降低居民患病风险的预防性卫生服务上,扭转当前以治疗为主要创收来源的机制。

我国政府卫生筹资在规模总量和占比上都以较快的速度增长,逐步与世界平均水平和中高收入国家比肩,但由于政府对医疗机构的激励不当等众多原因,政府卫生投入未达到其应有的效果,抑制了广大民众医疗负担的进一步下降和健康水平更大程度的提高。因此政府应改变当前对医疗机构激励机制中的不当部分,使医疗机构的行为模式与政府的政策目标保持较高的一致性,从而使医疗机构更好地为城乡居民服务,达到改善居民健康水平、提高我国政府卫生筹资的使用效率、降低患者医疗费用负担的目标。

本章小结

由于医疗机构是卫生筹集资金最终流入的主要机构,考察医疗机构的筹资机制对于分析卫生筹资的整体状况及效率影响因素有所帮助。本章内容主要是通过对我国医疗机构的总体补偿方式、不同所有制和层级医疗机构的筹资结构、医保机构的支付方式以及医疗机构的激励机制等方面问题的剖析,对我国卫生筹资问题展开了进一步深入的探讨,厘清了约束我国卫生筹资效率提高的一些制度障碍。

我国医疗机构获得政府筹资补偿的主要方式为财政拨款途径,而不是政府服务购买的市场化补偿方式,不利于医疗机构之间的充分竞争和服务质量的提高。针对不同性质的医疗机构,应采取不同的补偿方式,发挥“补供方”和“补需方”的各自优势。“补供方”的补偿方式更适合以提供预防医疗等服务为主的公共卫生机构,而“补需方”作为世界各国使用较多的一种卫生补偿模式,更适合那些主要提供私人品性质卫生服务的机构。

政府和市场的作用对于不同层级的医疗机构应有所区分。由于基层医疗机构以提供具有较大外部性或公共品性质的基本医疗服务为主,因此,政府应给予更多的投入力度,以避免市场失灵的发生。而对于以提供高费用和成本效果较差的私人产品性质的非基本医疗服务为主的三级医疗机构,应更多地让市场资金参与进来,一方面利用市场的资金和技术力量满足不同层次人群的高端需求,另一方面使政府从对三级医疗机构的大量投入中抽身出来,集中财力对基层和公共卫生承担主要责任。

从经济学理论角度来看,不同性质的医疗机构在服务的质量和价格等方面所表现出来的差异并无必然规律性,这也造成众多发达国家对公立和私立医疗机构实施同等补偿原则。目前,我国政府投入的对象仍以公立医疗机构为主,较少涉及民营医院等私立医疗机构,这不仅巩固了公立医疗机构的垄断地位,也不利于其效率逐步提高。虽然政府近年来大力提倡发展社会办医资本,但社会资本进入医疗领域存在着重重障碍和困难。因此,我国未来应加强试点工作,努力提高医保使用效率。

医疗机构的筹资来源不仅限于政府的财政投入,还有很大一部分来自于社会医疗保险机构的支付,其支付方式的优劣直接决定了医疗机构的行为模式及其服务提供的效率。当前,我国仍实施以按服务付费为主的医保支付方式,部分地区开展了以预付制为主的先进支付方式,取得了较好的效果,也遇到了一些问题。由于各种支付方式都有其利弊,所以理论研究和实践探索始终都没有找到一种最佳支付方式。因此,我国未来医保支付模式的改革应以更多的试点和实践为基础,积极探索适合不同医疗机构和医疗服务的较优模式,并将不同支付方式进行有效组合,以使医保资金的使用效率得以提高。

医疗机构作为直接面临患者的终端组织,其所受到的激励作用直接影响其医疗服务提供的行为方式,进而影响卫生筹资的使用效率。当前,我国医疗机构受到了诸多不恰当的政策激励,使其行为模式偏离了政府预设的政策目标,不仅损害了患者的利益,而且造成了医疗资源的浪费和效率的损失。因此,政府应扭转这些扭曲的激励机制,通过合理的制度设计使医疗机构的利益目标与社会目标保持一致,使医疗机构的行为回到正常的轨道上来。具体激励机制的改革包括医保支付方式,由目前按服务付费为主向以预付制为主的多元化支付手段的转变;改变目前过低的医疗服务定价体系,对医生的劳务价格进行重新评估与定价,从根本上扭转以药养医和过度医疗的动力机制;鼓励医疗机构提供更多的预防性医疗服务而不是治疗服务,从长远的角度实现医疗费用的节约和居民健康水平的持续性改善。

第五章　政府卫生筹资影响健康水平的实证研究

前面几章从理论的角度对国家层面和医疗机构层面卫生筹资中政府与市场的作用进行了分析,本章拟从实证分析的角度对这一问题进行研究,有利于进一步厘清政府与市场在卫生筹资当中的最佳比例是怎样的。本章将对政府卫生支出占比与健康水平的关系构建非线性模型,并据此推测达到最佳效应时的拐点值。

从全球范围观察,随着世界政治经济格局的不断演变和经济全球化的逐步深入,各国政府对卫生筹资的投入和参与程度呈现复杂的多元化发展趋势。

低收入落后国家政府卫生筹资深受国内外政治局势和经济社会改革的影响。有些国家通过自身不断改革发展与国际组织的帮助,使政府在卫生筹资总额中的占比得到显著提升。如缅甸新政府在 2011 年后大刀阔斧的改革中加大政府卫生投入,提高工资税以提高政府工作者和企业雇员的社会医保参保率,并努力将占全国总人口 70% 的农业人口纳入社会医保体系。此外,世界银行 2013 年为缅甸提供 2 亿美元无息贷款和赠款,帮助其实现 2030 年达到全面医保覆盖的目标。因而,缅甸的政府卫生筹资占比从 2011 年的 16% 迅速提高到 2014 年的 46%。另如刚果(金)政府在联合国和世界卫生组织的协助下,于 1999 年着手对卫生系统进行全面改革,加强对医疗基础设施建设和医疗系统研究力量的投入,使政府卫生筹资占比由 2000 年的 3% 大幅提升到 2008 年的 47%,近年来一直维持在 35% 左右的水平;而另一些低收入国家则因遭受长年战乱、经济凋敝的极端不利影响,其政府卫生筹资占比始终维持在超低水平,如也门、海地、塞拉利昂等国的政府筹资占比近年来始终低于 30%。

新兴经济体等发展中国家一方面得益于本国经济改革与对外开放带来的红利效应,使政府拥有比以往更雄厚的财力和更强烈的责任意识对医疗卫生领域予以更多关注和投入。例如,中国在政府部门的积极主导下将社会医保覆盖对象由原来的城镇职工扩展到城镇其他居民和广大农村居民,同时财政卫生支出也保持了稳定增长,从而使政府卫生筹资占比从 2000 年的 38% 逐步提高到 2014 年的 55%。再如泰国 2002 年将公务员和私营部门以外的非正规就业人群纳入"30 铢计划",使社会医疗保险得以基本覆盖全国,政府在卫生筹资中的占比随之由 2000 年的 61% 大幅提高到 2014 年的 86%;另一方面,近十年来,受全球宏观经济持续低迷的影响,许多发展中国家的对外贸易、劳动就业、财政收入都受到较大冲击,限制了政府扩大卫生支出规模,也削弱了民众对社会医保的参保和缴费能力,从而阻碍了政府卫生筹资占比的提高。例如,随着我国经济发展进入新常态,政府财政收入已进入中低速增长期,政府占卫生筹资比重近五年来一直徘徊在 55% 左右。还有些国家身处恶化的国内外经济形势,对其造成不利影响,如俄罗斯自 2014 年以来受到西方国家的经济制裁,加之油价暴跌,导致卢布贬值,物价高涨,经济形势严峻,其政府卫生筹资能力必然遭到重创。此外,许多发展中国家政府常常为降低企业用工成本、吸引外资而主动压低社会医保缴费率或故意纵容企业逃缴行为,导致这些国家的政府卫生筹资比重得不到有效提升。

高收入等发达国家的情况同样颇为复杂。一部分经济实力雄厚的西方发达国家在历经美国金融危机、欧洲债务危机等重大经济风险挑战时,将医疗保障视为经济危机期间的社会缓冲器和稳定器,特别重视和强调政府对受危机冲击最为严重的社会弱势人群的保护,确保了政府卫生筹资占比不被大幅削弱。2008—2009 年,50 个高收入国家新增的 2.4 万亿美元的刺激经济经费中,有 25% 被投入到了社会保障领域。为应对经济危机对医疗卫生保障体系的冲击,美国政府在 2008 年金融危机爆发后主动承担新失业工人的部分医疗保险缴费额,保护其继续获得社会医疗保险计划,对健康领域研发项目直接给予财政支持等。2010 年通过的美国新医改法案规定,政府对家庭年收入在贫困线 133%—400% 之间的个人和家庭给予参保补助,并预计在接下来 10 年里每年花费 900 亿美元用于医疗保障,其中大部分资金将用于对中小企业、老年人等弱势群体提供公共医疗补贴。这些政策措施使美国在经历了严峻的金融危机考验之后仍保持了政府卫生筹资占比的稳定及微弱上涨。德国在为应对经济危机而大幅缩减不必要的财政开支的同时却给予医疗保障不遗余力的支持,如自 2010 年起对医疗保险费实施完全免税政策;为降低雇主和雇员的医保缴费压力,将法定医疗保险费费率从 15.5% 降到 14.9%,同时政府于 2009 年和 2010 年出资 30 亿和 60 亿欧元补偿医保机构的收入损失,尽管这一费率在 2011 年被调回 15.5％,但在金融危机初期仍为缴费者起到纾困作用;政府还规定从 2009 年开始低收入人群必须参加社会医疗保险,从而扩大了医保的覆盖面。总之,德国在应对经济危机的卫生筹资战略调整中给予了社会成员充分的保护,在降低其医保负担的同时并没有将随之减少的医保筹资来源转嫁给个人,而是由财政承担起相应责任,这也保证了德国的政府卫生筹资占比在 2008 年经济危机之后高度稳定在 76％左右的水平。

另一些经济基础相对薄弱或提前透支政府筹资能力的国家(以葡萄牙、意大利、爱尔兰、希腊、西班牙为代表)则在危机中遭受巨大冲击,在国内高水平社会福利无以为继以及欧盟、国际货币基金组织等机构一再要求其削减公共开支的双重压力下,不得不大幅降低公共卫生支出、减少对医疗机构的投入,致使社会弱势群体的医疗保障受到极大威胁。例如,希腊公立医院的预算规模在 2009—2011 年下降了 26％;2009—2014 年间,爱尔兰的医疗预算、卫生人员的数量和工资都遭到持续的削减。有研究表明,在此期间,自付医疗费用从政府转嫁到了民众,爱尔兰政府 2011 年提出的全民医疗保险方案也于 2015 年因所耗费的成本过高而被放弃;意大利在债务危机发生后同样将削减医疗保障支出作为紧缩政策的首要目标之一;西班牙在 2012 年和 2013 年严格控制了财政卫生预算,其中中央财政支出严重下滑。此外,马德里还将部分医院和基层医疗机构进行私有化,造成私人卫生筹资比重进一步上升。欧债危机爆发以后,葡萄牙、意大利、爱尔兰、希腊、西班牙五国的政府卫生筹资占比都有不同程度的降低,严重影响了广大国民的健康水平。可见,由于受到全球政治格局分化和经济形势突变的深刻影响,高收入国家内部政府卫生筹资占比的变化表现出截然不同的走势。

综上所述,由于受到国内外政治经济条件的种种影响与制约,世界各国的政府卫生筹资水平走势不一,情况较为复杂。一些医疗卫生条件极为落后的国家亟须政府的大力投入,然而由于财力有限而得不到相应的保障,导致政府卫生筹资占比始终维持在较低水平;一些高度依赖外部市场的新兴经济体国家被夹杂在日趋强烈的政府参与卫生投入意识与依然严峻的宏观经济形势之间,使得筹资水平停留在既有水平而无法得到进一步提高;一些政府卫生筹资占比已经很高的国家却由于其强大的经济复苏能力和坚定的政策支持而使其政府投入水平仍不断提升。从理论上讲,政府参与卫生筹资的宗旨和目标是提升广大民众的健康水平。因而,有必要从健康绩效的角度探讨不同经济发展阶段国家的适宜政府卫生筹资占比,并对存在健康绩效递减趋势国家的最佳政府卫生筹资占比进行测算,以明晰其政府投入的边界,为处于不同经济发展水平的国家提供政策参考。考虑到相关国际组织在全球范围的卫生资源配置与利益协调,这也有利于提升世界范围内居民的整体健康水平、促进全球卫生体系建设的公平性。

第一节 政府卫生筹资影响健康水平的研究动态

政府在卫生筹资中的作用对于提升健康水平具有重大意义,经济学家从理论和实证等角度对此进行了内容丰富的分析和论述。大量国内外实证研究利用国别或跨国数据对这一问题进行了较为深入的比较研究,得出了很多有价值的结论和建议,对本书的实证研究提供了参考和借鉴。

一、政府卫生筹资影响健康水平的国外研究动态

许多研究表明,广义政府卫生支出对于提高健康水平起着非常大的作用,如有国际比较研究表明,政府卫生筹资对预期寿命有促进作用(Anand & Ravallion, 1993)[1];有学者利用印度尼西亚的数据进行研究,发现儿童疾病的发病率与持续性受政府卫生支出影响较大(Deolalikar, 1995)[2];还有学者利用拉丁美洲和非洲的面板数据进行研究,结果发现政府卫生支出对于降低婴儿和儿童死亡率都有显著作用(Jamison et al., 1996[3];Gupta et al., 2001);此外,还有许多学者的研究得出了类似结论(White et al., 2003[4]; Mayer &

① Anand, Sudhir, Ravallion, Martin. Human Development in Poor Countries: On the Role of Private Incomes and Public Services [J]. The Journal of Economic Perspectives, 1993, 7(1): 133-150.

② Deolalikar, A. B.. Government Health Spending in Indonesia: Impacts on Children in Different Economic Groups [A]. in van de Walle, D., Nead, K. eds.. Public Spending and the Poor: Theory and Evidence [M]. Baltimore, MD: John Hopkins University Press, 1995.

③ Jamison, Dean, Wang, Jia, Hill, Kenneth, Londono, Juan Luis. Income, Mortality and Fertility in Latin America: Country Level Performance, 1960-90[J]. Revista-de-Analisis-Economico, 1996, 11(2): 219-261.

④ Howard, White, Hanmer, Lucia, Lensink, Robert. Infant and Child Mortality in Developing Countries: Analysing the Data for Robust Determinants [J]. Journal of Development Studies, 2003, 40(1).

Sarin，2005[①]）。这些研究大部分基于经济欠发达国家，且都得出公共卫生筹资对健康具有正向影响的结论。

此外，针对发达国家的一些研究也得出了政府卫生筹资具有改善健康作用的结论。有学者利用 1978—2002 年加拿大省际数据对人均医疗支出水平与婴儿死亡率及预期寿命之间的关系进行了研究，控制变量包括人均国内生产总值、贫困率、人均医生数量、人均大学生数量、吸烟者比例、人均饮酒量、食肉量等，结果表明，医疗支出水平与预期寿命成正比，与婴儿死亡率成反比（Pierre-Yves Cremieux et al.，1999）[②]。有学者（Rajkumar et al.，2008）对 91 个发达和发展中国家 1990、1997、2003 年的数据进行研究，将控制变量设定为人均国内生产总值、法律与秩序、期望教育年限、14 岁以下人口比重等，结果发现广义政府卫生支出占国内生产总值的份额与儿童死亡率呈反向关系[③]。

另一些学者的研究得出了不同的结论。他们认为广义政府卫生支出对于健康水平的作用和影响不但不显著，甚至存在负面影响。有学者的研究显示，（公共）卫生筹资对健康的改善几乎不存在影响（Wolfe，1986[④]；Tanzi et al.，1997[⑤]）。有学者利用 1960—1992 年经济合作与发展组织国家数据进行研究，发现公共卫生筹资占比与死亡率呈正相关（Berger & Meser，2002）[⑥]。还有学者发现公共卫生筹资对于儿童死亡率的影响不显著（Filmer & Pritchett，1997）[⑦]。也有学者发现其对健康水平只存在着微弱的影响（Kim & Moody，1992[⑧]；

① Mayer，Susan E.，Sarin，Ankur. Some Mechanisms Linking Economic Inequality and Infant Mortality [J]. Social Science and Medicine，2005，60(3).

② Crémieux，Pierre Yves，Ouellette，Pierre，Pilon，Caroline. Health Care Spending as Determinants of Health Outcomes [J]. Journal of Health Economics，1999，8(7)：627 - 639.

③ Rajkumar，Andrew Sunil，Swaroop，Vinaya. Public Spending and Outcomes：Does Governance Matter? [J]. Journal of Development Economics，2008，(86)：96 - 111.

④ Wofe，Barbara. Health Status and Medical Expenditures：Is There a Link? [J]. Social Science & Medicine，1986，(22)：993 - 999.

⑤ Tanzi Vito，Schuknecht，L.. Reconsidering the Fiscal Role of Government：The International Perspective [J]. American Economic Review，1997，(2)：164 - 168.

⑥ Berger，M. C.，Messer，J.. Public Financing of Health Expenditures，Insurance and Health Outcomes [J]. Applied Economics，2002，(17)：2105 - 2113.

⑦ Filmer，D.，Hammer，J.，Pritchett，L.. Health Policy in Poor Countries：Weak Links in the Chain [R]. World Bank Policy Research Working Paper. Washington DC：World Bank，1998.

⑧ Kim，K.，Moody P. M.. More Resources Better Health? A Cross-national Perspective [J]. Social Science and Medicine，1992，34(8)：837 - 842.

McGuire et al., 1993[1];Filmer & Pritchett, 1997[2];Filmer et al., 1998[3])。

　　基于对广义政府卫生支出影响健康作用相关结论的不确定性,以及大量针对不同收入水平国家的实证研究的涌现,越来越多的学者开始注意到经济发展水平的高低对于广义政府卫生支出健康绩效的影响,并尝试将高收入国家和低收入国家分开进行分析并进行对比考察,以期发现其中影响机制的差异。大量文献表明,公共卫生筹资对低收入国家健康水平的提高作用比高收入国家更明显。许多研究基于跨国面板数据,如有学者利用 1980—2000 年 160 个国家的数据对广义政府卫生支出与婴儿死亡率的关系展开实证研究,运用了普通最小二乘法(OLS)、固定效应(FE)、随机效应(RE)等分析工具,结果发现,对高收入国家而言,私人医疗支出比公共支出对婴儿死亡率更有效,低收入国家恰好相反(H. Issa & B. Ouattara, 2012)[4]。近年,有学者利用 129 个国家的横截面数据用普通最小二乘法方法对广义政府卫生支出占比与婴儿/儿童死亡率之间的关系作了实证研究,在控制法律与秩序等社会和政治因素、教育水平、人口、收入水平等相关变量后,结果表明,因变量和自变量之间呈负向关系,且政府医疗支出对低收入国家健康水平的影响更大(Savas Cevik et al., 2013)[5]。

　　许多实证研究通过对高收入和低收入人群的对比分析,结果发现,广义政府卫生支出对于低收入者的影响作用更为显著(Bidani & Ravallion, 1997[6];Castrol-Leal et al., 1999[7];Gwatkin, 2000[8];Wagstaff & Watanbe,

① McGuire, A., Parkin, D., Hughes, D. et al.. Econometric Analyses of National Health Expenditures: Can Positive Economics Help Answer Normative Questions? [J]. Health Economics, 1993, (2): 113 - 126.

② Filmer, D., Pritchett, L.. Child Mortality and Public Spending on Health: How Much Does Money Matter? [R]. World Bank Policy Research Working Paper. Washington DC: World Bank, 1997.

③⑦ Castrol-Leal, F., Dayton, J., Mehra, K.. Public Social Spending in Africa: Do the Poor Benefit? [J]. World Bank Research Observer, 1999, 14: 49 - 72.

④ Issa, Haitham, Ouattara, Osman. The Effect of Private and Public Health Expenditure on Infant Mortality Rates: Does the Level of Development Matters? [J]. Damascus University Journal, 2012, 28(1): 21 - 37.

⑤ Cevik, Savas, Tasar, M. Okan. Public Spending on Health Care and Health Outcomes: Cross-country Comparison [J]. Journal of Business, Economics & Finance, 2013, 2(4): 82 - 100.

⑥ Bidani, B., Ravallion, M.. Human Development in Poor Countries: On the Role of Private Incomes and Public Service [J]. The Journal of Economics Perspectives, 1993, (1): 125 - 139.

⑧ Gwatkin, David R., Guillot, Michel. The Burden of Disease among the Global Poor: Current Situation, Future Trends and Implications for Strategy [J]. Chronic Diseases in Canada, 2000, 21(2): 87.

2000[1]；Makinen et al., 2000[2]；Sanjeev Gupta et al., 2003[3]）。

二、政府卫生筹资影响健康水平的国内研究动态

较早研究政府卫生支出与健康之间关系的文献从我国的卫生筹资改革对健康差距扩大的影响作为切入点进行分析。有学者通过实证研究发现，在经济转型阶段，我国居民健康水平的城乡差别日益拉大的趋势和卫生筹资改革有关（Yuanli Liu et al., 1999）[4]。早期的国内文献大多采用较为粗略的跨年增长比较方法，对政府卫生投入水平和健康水平的变化情况进行直观的比较。例如，姚岚（2005）对我国期望寿命与政府卫生投入做了对比，发现后者对前者的作用经历几个阶段：中华人民共和国成立后，由于我国居民卫生条件较差，因而政府对卫生投入的效果很突出，居民健康水平的提高幅度非常大；随着政府卫生投入水平达到一定水平后，居民健康状况进一步改善相对困难，因此，20 世纪 80—90 年代的卫生资源使用效率较低；之后，随着我国将公共卫生的重要性逐渐提到新的高度，政府卫生投入对健康的改善效率再次得到改善[5]。

近年来，国内学者利用面板数据和更先进的分析工具对此问题展开深入的研究，但所用数据没有大的突破，仍局限于政府财政卫生数据和婴儿（围产儿）死亡率。例如孙菊（2011）和李飞等人（2013）利用我国多省面板数据进行了实证研究，选取婴儿/围产儿死亡率作为衡量健康水平的因变量，人均财政卫生支出作为自变量；孙菊在模型中引入（滞后期的）人均国内生产总值、文盲率、老年人口比重等作为控制变量，并估计卫生财政支出对健康状况的弹性大

① Wagstaff, A., Watanbe, N.. Socioeconomic Inequalities in Child Malnutrition in the Developing World [R]. World Bank Policy Research Working Paper No. 2434. Washington DC: World Bank, 2000.

② Makinen, M., Waters, H., Rauch, M., Almagambetova, N., Bitran, R., Gilson, L., McIntyre, D., Pannarunothai, S., Prieto, A. L., Ubilla, G., Ram, S.. Inequalities in Health Care Use and Expenditures: Empirical Data from Eight Developing Countries and Countries in Transition [J]. Bulletin of the World Health Organization, 2000, 78(1): 55 - 65.

③ Gupta, Sanjeev, Verhoeven, Marijin, Tiongson, Erwin R.. Public Spending on Health Care and the Poor [J]. Health Economics, 2003, 12: 685 - 696.

④ Liu, Y., Hsiao, W. C., Eggleston, K.. Equity in Health and Health Care: The Chinese Experience [J]. Social Science and Medicine, 1999, 49(10): 1349 - 1356.

⑤ 姚岚，陈子敏，罗五金等. 我国卫生投入与支出现状及其使用效果分析[J]. 中华医院管理杂志, 2005, 21(2): 91—94.

小,发现前者对后者具有显著改善作用;李飞等人使用固定效应模型及普通最小二乘法研究方法进行分析。孙菊的研究显示,财政卫生支出对落后地区的影响更大;李飞等人的研究表明政府卫生支出对健康有正向作用,且显现出地区的支出效用递减性[1][2]。部分学者对此问题展开了国际比较研究,陈秋霖(2014)利用 1995—2007 年多国面板数据,用混合普通最小二乘法和固定效应模型进行回归,选取教育、人均国内生产总值、城镇化水平、地理区位、发病率、接种率等作为控制变量,采用政府总支出占国内生产总值的比重、执政党性质、金融业等占出口的比重作为工具变量进行分析,结果发现,医疗卫生公共筹资的程度和力度对预期寿命的提高都有正面作用,且卫生筹资公共化程度越高,越有利于健康水平的改善[3]。

三、国内外相关研究评述

通过对上述文献的分析与总结,发现目前国内外使用得较为广泛的研究方法是采用固定效应和普通最小二乘法模型对跨地区面板数据进行分析。在解释变量的选取上,国外大多数研究采用广义政府卫生支出数据,由于我国的统计口径仍未与国际标准统一,国内学者大部分基于政府财政卫生支出数据;在被解释变量的选取上,国内外文献常用的指标包括儿童/婴儿/围产儿死亡率、预期寿命等。其中,由于我国的预期寿命数据非常有限,国内大部分实证研究都放弃对该指标的选择。国内外研究中控制变量涵盖的范围较广,涉及政治、经济、医疗等诸多方面,具体指标包括衡量政治环境的政府治理、法律与秩序等指标;衡量人口与社会情况的犯罪率、人口密度、二氧化碳排放量、受教育程度等指标;反映经济水平的人均国内生产总值、城镇化等指标;反映生活方式的抽烟喝酒等个体行为指标以及反映社会状况和医疗条件的患病率、接种率等指标。

许多国内外研究发现,政府卫生投入对低收入国家(地区)和人群更有效。

---

① 李飞,梁鸿,郭有德. 政府卫生支出对围产儿死亡率的效果研究[J]. 中国卫生资源,2013,16(4): 233—236.
② 孙菊. 中国卫生财政支出的健康绩效及其地区差异——基于省级面板数据的实证分析[J].武汉大学学报,2011,64(6):75—80.
③ 陈秋霖.医疗卫生公共筹资对健康产出的影响:跨国面板数据证据[J].劳动经济研究,2014,(2): 117—135.

当经济发展到一定阶段,或当政府在卫生筹资中的作用提高到一定程度以后,政府卫生投入对健康水平的影响会下降。在这样的情况下,如果继续增加政府投入,健康水平改善的幅度可能很小,甚至出现降低趋势。因此,政府在卫生支出中的作用可能并不是越多越好,即二者之间不一定呈线性关系,而存在由正向向负向影响转变的非线性发展过程及临界拐点。

当前,大部分国内外文献都使用线性模型进行分析,显然,线性模型不能反映二者之间的真实关系,导致其结论可能有失偏颇。部分国内外文献在模型设定上考虑到了这种非线性关系,并用对数模型取代线性模型对这种递减的趋势进行刻画。如陈秋霖(2014)在模型中对因变量取对数,即用每年度的健康水平与考察时间段内健康水平的峰值(预期寿命的最高值和死亡率的最低值)作差,然后取自然对数。另外,考虑到不同收入水平国家的政府投入对健康的影响程度不同,其人均国内生产总值自变量也取自然对数;考虑到人口密度过大会给健康带来不利影响,对人口密度也取自然对数[①]。

由于双对数模型能确定死亡率与收入/支出之间的非线性关系,在纠正数据的有偏性时也常被用到,而且在数据解读时存在尺度中性(scale neutral),因而便于数据的单位转换与释义,因此国外文献较多地使用双对数模型来描述健康生产模型中非线性关系(Govindaraj et al., 1994[②];Pritchett et al., 1996[③];Filmer et al., 1997[④];Wang, 2002[⑤];Gupta et al., 2002[⑥];Berger et al.,

① 陈秋霖. 医疗卫生公共筹资对健康产出的影响:跨国面板数据证据[J]. 劳动经济研究,2014,(2):117—135.

② Govindaraj, Ramesh, Rannan-Eliya, Ravindra. Democracy, Communism and Health Status: A Cross-national Study [R]. Data for Decision Making Project Working Papers: Harvard University, School of Public Health, 1994.

③ Pritchett, L., Summers, L. W.. Wealthier is Healthier [J]. Journal of Human Resources, 1995, 31: 841 – 868.

④ Filmer, D., Hammer, J. S., Pritchett, L.. Health Policy in Poor Countries: Weak Links in the Chain [R]. World Bank Policy Research Working Paper. Washington DC: World Bank, 1997.

⑤ Wang, L.. Health Outcomes in Poor Countries and Policy Options: Empirical Findings from Demographic and Health Survey [R]. Policy Research Working Paper No. 2831. Washington DC: World Bank, 2002.

⑥ Gupta, S., Verhoeven, M., Tiongson, E. R.. The Effectiveness of Government Spending on Education and Health Care in Developing and Transition Economies [J]. European Journal of Political Economy, 2002, 18: 717 – 737.

2002[1]；Andrew Sunil Rajkumar et al.，2008[2]；Hall et al.，2012[3]；Savas Cevik et al.，2013[4]）。

第二节　政府卫生筹资与健康水平：
基于国际数据的实证分析

通过对国内外已有文献进行梳理，发现较少有文献通过设立非一次方程对政府卫生筹资与健康水平之间的关系进行估计。本章在前人研究的基础上尝试设立一次项和二次项方程，并比较不同收入水平国家的拟合效果。由于我国的地区差异不如国际差距显著，规模庞大的国别数据的变异性更大，更有可能充分反映政府卫生支出对健康影响的非线性关系，因此本章拟用跨国面板数据进行实证研究。

一、模型设定与估计方法说明

（一）模型设定

格罗斯曼（1972）提出了健康生产函数，揭示了年龄、收入和教育等变量对健康需求的作用。他在模型中把健康作为内生变量，并预测健康存量会随年龄的增大而降低，为了提高健康水平，人们对医疗卫生的利用会提高，因此导致卫生支出的增加。因此，可以把健康看作医疗投入的函数[5]。在 Grossman 模型中，健康由医疗卫生投入和其他相关变量共同决定，这些变量包括年龄、教育、收入水平等因素。

---

① Berger, M. C., Messer, J.. Public Financing of Health Expenditures, Insurance and Health Outcomes [J]. Applied Economics, 2002, 34: 2105 - 2113.

② Rajkumar, Andrew Sunil, Swaroop, Vinaya. Public Spending and Outcomes: Does Governance Matter? [J]. Journal of Development Economics, 2008, (86): 96 - 111.

③ Hall, S. G., Swamy, P. A. V. B., Tavlas, G. S.. Generalized Cointegration: A New Concept with an Application to Health Expenditure and Health Outcomes [J]. Empirical Economics, 2012, 42: 603 - 618.

④ Cevik, Savas, Tasar, M. Okan. Public Spending on Health Care and Health Outcomes: Cross-country Comparison [J]. Journal of Business, Economics & Finance, 2013, 2(4): 82 - 100.

⑤ Grossman, Gene M.. On the Concept of Health Capital and the Demand for Health [J]. Journal of Political Economy. 1972, (80): 223 - 255.

我们构建一次项模型如下,其中,H_{it} 表示 i 国 t 年的健康水平,X_{it} 表示 i 国 t 年的政府卫生筹资占比,Z_{it} 为一组代表经济、教育、卫生支出相关的控制变量,u_{it} 为随机扰动项。

$$H_{it} = b + \alpha_1 X_{it} + \alpha_2 Z_{it} + u_{it}$$

为考察政府卫生筹资占比对健康水平影响的非线性关系,我们增加政府卫生筹资占比的二次项变量,构建如下二次项模型,并将一次项和二次项模型进行对比分析。

$$H_{it} = c + \beta_1 X_{it} + \beta_2 X_{it}^2 + \beta_3 Z_{it} + \omega_{it}$$

其中,H_{it} 表示 i 国 t 年的健康水平,X_{it} 表示 i 国 t 年的政府卫生筹资占比,Z_{it} 为一组代表经济、教育、卫生支出相关的控制变量,ω_{it} 为随机扰动项。

(二) 估计方法说明

通过对计量模型进行 Hausman 检验,一次项模型和二次项模型卡方值分别为 -259.55 和 -224.73,因此拒绝个体异质性与解释变量不相关的原假设,从而对一次项和二次项模型都采用固定效应回归分析方法。

二、变量说明与数据来源

(一) 变量说明

1. 被解释变量

LE,以预期寿命代表一国居民的健康水平。对健康水平的衡量通常分为客观(观测)和主观(感觉)健康状况。主观健康状况是基于对健康感觉的自我评估与报告,主观评估方法由于受到自我经历与认知之间差异引起的情绪体验和认识的偏见影响较大,无疑存在许多弊端。因此,尽管客观健康指标无法反映生命的质量且受医疗卫生系统外部因素的影响较强,并不能完全体现医疗卫生服务的绩效,但关于医疗支出之影响的实证研究仍较多使用客观指标对健康水平进行衡量,包括预期寿命、婴儿/儿童死亡率等。由于婴儿死亡率主要受围产儿死亡率主导,从而不能捕捉由于对医疗服务有潜在影响的医疗条件引起的死亡率(如腹泻、呼吸道感染等),导致婴儿死亡率数据往往不能反映真实健康条件,因此用该指标衡量健康水平实际上不太理想。但受限于各种原因,仍有许多学者使用婴儿(儿童)死亡率指标作为政府卫生支出健康绩效研究的因变量(e. g., Deon Filmer et al., 1999; H. Issa et al., 2012; Andrew Sunil Rajkumar et al., 2008; Savas Cevik, 2013; Fevzi Akinci et al., 2014)。

由于许多国家的预期寿命数据是由儿童死亡率和依据生命表的假设推断而来,因此预期寿命的官方数据也不太可靠。但仍有学者选用预期寿命指标衡量健康水平(eg., Elola et al., 1995)。考虑到随着经济水平的发展和医疗卫生条件的改善,许多工业化国家的婴儿/儿童死亡率受生物学干预以及医疗卫生支出因素的影响较为次要(McKeown, 1980),预期寿命则更能反映国家之间在健康水平方面的差异。因此,我们在进行国际数据的实证研究中选择预期寿命(用 LE 表示)作为健康水平的衡量指标,即模型中的被解释变量。

2. 关键解释变量

采用广义政府卫生支出在卫生总费用中的占比值(即政府卫生筹资占比)(用 RGHE 表示)作为关键解释变量,有学者也曾使用这一指标衡量政府在卫生筹资中的作用(Savas Cevik, 2013; Fevzi Akinci et al., 2014)。

从已有文献的研究成果来看,当经济发展水平或政府卫生支出规模处于不同阶段时,政府卫生筹资对健康水平的影响具有不一致性。一方面,政府加大卫生支出力度可减轻患者经济负担,提高医疗服务可及性,促进健康水平的提升;另一方面,当政府卫生筹资已达到较高水平,继续加大筹资力度可能对健康水平的改善效果并不显著。结合已有文献的研究结果,我们预期广义政府卫生支出占比对健康水平的促进作用在中低收入国家更为明显,而在中高收入国家可能存在先正后负的倒 U 型关系。

3. 控制变量

Ln(EDU),以高等院校入学率的对数值代表一国平均受教育水平。大量研究表明,预期寿命与受教育水平密切相关。一国的文盲率越高,其预期寿命越低,更高的文化程度能提高人力资本,从而提升人们的收入,改善生活水平和医疗条件。良好的知识储备还有助于人们形成理性健康的生活方式,从而有助于寿命的延长。有学者研究发现成人文盲率与婴儿/儿童死亡率之间存在正向关系(e. g., Tresserras et al., 1992),即成人识字率与婴儿/儿童死亡率之间存在负向关系(Fevzi Akinci et al., 2014)。有学者发现女性中学入学率/受教育年限/识字率的提高有助于婴儿/儿童死亡率的降低(H. Issa et al., 2012; Deon Filmer et al., 1999; Andrew Sunil Rajkumar et al., 2008)。还有学者的研究表明,学龄儿童期望受教育年限与婴儿/儿童死亡率成负向关系

(Savas Cevik，2013)。

以世界银行数据库中的高等教育毛入学率指标[1]代表一国受教育水平,基于已有文献的研究成果,我们预期受教育水平的提高对健康水平具有促进作用。通过散点图对高等院校入学率与预期寿命之间的关系进行拟合,发现二者之间呈较为明显的对数关系(见图 5.1)。因此,在模型中对高等院校入学率变量进行取自然对数处理。

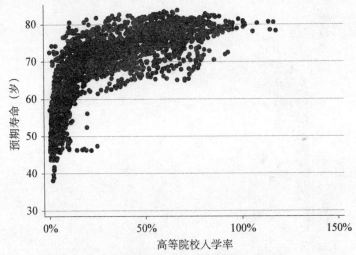

图 5.1 1995—2013 年世界各国高校入学率与平均预期寿命的关系

注:由于高等教育入学人数可能超过官方定义的可接受高等教育之年龄段的人口总数,因而高等院校入学率可能超过 100%。

Lnp(PGDP),以人均国内生产总值(现价美元为单位)的对数值体现一国的经济发展程度。从经济学理论出发,经济发展对健康水平有双重影响。一方面,经济发展水平的提高能促进健康水平的提升,如经济发达的国家和地区往往拥有更高的收入、更优质的生活设施和医疗资源、更便捷的卫生服务可及性。因此,发达国家和地区居民的预期寿命往往高于不发达地区;另一方面,经济的过快发展可能给健康水平的提升带来一些弊端,如工业化造成环境污染的加重,生活的快节奏和高成本使人们的身心压力增大以及生活方式发生改变等,这些都对健康水平的改善具有不利影响,也直接影响着居民的预期寿

---

[1] gross enrollment ratio, tertiary 其定义为高等教育入学人数占官方定义可接受高等教育之年龄段人口数的比重。

命。总的来看，人均国内生产总值对健康水平的影响应以正向作用为主。
Filmer & Pritchett(1997)、H. Issa et al.(2012)、Andrew Sunil Rajkumar et al.(2008)、Savas Cevik(2013)等学者研究发现人均国内生产总值的提高能促进婴儿/儿童死亡率的降低，且大部分学者对该指标进行取自然对数处理。

以现价美元计算的人均国内生产总值(用 PGDP 表示)反映一国的经济发展程度，并利用散点图对人均国内生产总值与预期寿命之间的关系进行拟合，发现二者之间呈较为明显的对数关系(见图 5.2)。因此，对该控制变量进行取自然对数处理。

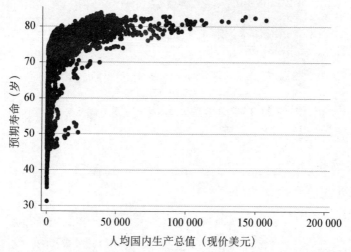

图 5.2　1995—2013 年世界各国人均国内生产总值与平均预期寿命的关系

Ln(PTHE)，以人均卫生支出变量作为衡量人均卫生筹资的绝对水平，是对模型中关键解释变量的进一步补充。国内外情况表明，在一些经济欠发达国家和地区，广义政府卫生支出占比非常高，但人均卫生支出绝对水平偏低；而在另一些经济发达国家和地区，广义政府卫生支出占比较低，但人均卫生支出绝对水平非常高。因此，需要对人均卫生支出水平的绝对值进行控制，才能使广义政府卫生支出占比指标更富有意义。另外，考虑到不同国家的人口规模差异，卫生支出总量不具有可比性，因此，选取卫生支出的人均水平作为卫生筹资绝对量的衡量指标。我们预测，人均卫生支出水平对健康具有正面影响。

通过描绘散点图对人均卫生支出与预期寿命之间的关系进行拟合，发现二者之间呈较为明显的对数关系（见图 5.3）。因此，对该控制变量进行取自然对数处理。

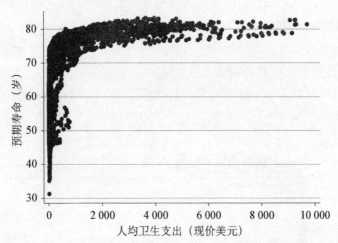

图 5.3　1995—2013 年世界各国人均卫生支出与平均预期寿命的关系

（二）数据来源

本章使用的数据来自世界银行数据库[①]，原始样本为 1995—2013 年 249 个国家和经济体的样本数据。考虑到部分国家的预期寿命受非正常因素的冲击[②]，导致其数值严重偏低，因此在原始样本中将平均预期寿命在 43 岁以下的 1% 样本国家作为异常值进行删除，以增强样本的可信度。另外，删除存在缺失值的国家，最后剩余样本数为 203 个国家和经济体的 2 732 个数据。此外，按所有样本的人均国内生产总值中位数 3 412 美元作为标准，将此水平之下的国家划入中低收入国家组，此水平之上的国家归为中高收入组，并对其分别进行回归分析。

三、相关变量描述性统计

从表 5.1 对各变量的统计描述中可知，世界各国平均预期寿命为 68 岁，

---

① 世界银行网站数据［EB/OL］. http://data. worldbank. org/indicator/SH. XPD. PUBL. ZS? order=wbapi_data_value 2011＋wbapi_data_value＋wbapi_data_value-last&sort=desc.

② 例如，卢旺达在 1990 年代的种族大屠杀造成其预期寿命骤减至 30 多岁。

广义政府卫生支出占卫生总费用的平均水平为 57%。而且,各变量的最大值和最小值表明各变量具有较好的变异性,为回归结果的可信度提供了较好的基础。

表 5.1		变量的描述性统计			
变量	观测值	均值	标准差	最小值	最大值
预期寿命	4 425	68.222	9.754	31.239	83.831
广义政府卫生支出占比	4 170	0.567	19.396	0.033	0.999
人均卫生支出水平的对数值	4 170	5.219	1.751	0.587	9.181
高等院校入学率的对数值	2 859	2.986	1.162	−2.576	4.769
人均国内生产总值的对数值	4 342	8.157	1.623	4.171	12.173

四、计量结果和解释

表 5.2 是模型中各因素对人口预期寿命影响的回归结果。从一次项模型的回归结果来看,全样本、中高收入国家、中低收入国家的模型拟合效果都很好,其中全样本和中高收入国家各变量都在 1% 水平上显著,中低收入国家的关键解释变量在 5% 水平上显著,广义政府卫生支出占比的系数为正;从二次项模型的回归结果来看,全样本和中低收入国家的模型拟合效果不理想;而中高收入国家拟合结果较好,各变量都在 1% 水平上显著,关键解释变量政府卫生支出占比的系数为正,其平方项的系数为负。

回归表明,对于全样本国家和中低收入国家而言,政府卫生筹资占比对预期寿命的正向效果更为突出,二者之间的线性关系较为明显,即政府卫生筹资占比越高,越有利于预期寿命的提高;对中高收入国家而言,政府卫生筹资占比对健康水平的影响存在由正向作用向负面作用转变的过程,即在到达某个拐点值之前,政府卫生筹资占比的提高有利于健康水平的提高,在超过该拐点后,该占比的进一步提高不利于健康水平的提升,存在效用递减性。这可能是由于当经济发展水平达到一定高度以后,政府的功能如果过于强大,则容易对市场的发展空间造成挤压,从而使本应由市场发挥的作用无法释放出来,最终对健康水平产生不利影响。

综上可知,经济欠发达国家和地区的政府卫生筹资占比的提高对健康水平的促进作用更强烈,其线性关系更显著;而发达国家和地区的效果则偏弱,甚至当筹资占比达到一定水平后,可能对健康水平存在一定程度的负面影响,其倒 U 型非线性关系更为明显,这与大部分文献的结论和我们的预期一致。此外,进一步通过对中高收入国家样本中二次项模型中的政府卫生支出占比变量进行求导,计算出政府卫生支出对健康水平由正向作用转负向作用的拐点大约在其筹资占比为 79.6％左右的位置。这说明,预期寿命达到峰值所对应的政府卫生筹资占比约为 80％,即当达到该水平时,中高收入国家居民的预期寿命可达到较佳水平。

回归结果还显示,人均卫生支出水平、高等院校入学率、人均国内生产总值三个控制变量都存在显著的正效应[1],这与我们的预期一致。人均卫生支出水平的系数为正,表明人均卫生支出水平的提高有利于预期寿命的延长。可见,卫生支出绝对值的提高有益于健康状况的改善;高等院校入学率的系数为正,表明受教育水平的提高对促进健康水平有益。教育作为促进人力资本提高的关键因素对于健康状态的维持与改善起到重要作用,这也是许多发展中国家提出降低文盲率、提倡教育强国的重要原因;人均国内生产总值的系数为正,表明一国的经济发展水平越高,其国民的预期寿命越高,即经济发达程度对居民健康水平的改善有显著的正面影响。

表 5.2　　　　　　　　　　各因素对预期寿命的影响:基本回归结果

解释变量	被解释变量:预期寿命(LE)					
	全样本		中高收入国家		中低收入国家	
	模型 1	模型 2	模型 1	模型 2	模型 1	模型 2
RGHE	0.012***	0.029**	0.021***	0.112***	0.012**	0.016
	(0.004)	(0.013)	(0.005)	(0.026)	(0.005)	(0.019)
$RGHE^2$		−0.001		−0.001***		−0.000 04
		(0.000)		(0.000)		(0.000 19)
Ln(PTHE)	1.15***	1.167***	1.572***	1.535***	1.018***	1.022***
	(0.156)	(0.151)	(0.176)	(0.176)	(0.221)	(0.222)
Ln(EDU)	1.726***	1.721***	1.275***	1.194 3***	2.141***	2.141***
	(0.078)	(0.078)	(0.096)	(0.099)	(0.115)	(0.115)
Ln(PGDP)	0.706***	0.685***	0.859***	0.902***	0.871***	0.863***
	(0.170)	(0.171)	(0.202)	(0.202)	(0.261)	(0.264)

----

[1] 由于模型对三个控制变量取自然对数,因此这些变量的估计系数(β_3)不能直接解释为边际影响,而应理解为弹性,即在控制其他变量的情况下,该变量若变动 1％,预期寿命将变动 β_3。

续表

解释变量	被解释变量：预期寿命（LE）					
	全样本		中高收入国家		中低收入国家	
	模型1	模型2	模型1	模型2	模型1	模型2
常数项	51.369***	51.107***	50.290**	47.632***	47.628***	47.589***
	(0.665)	(0.697)	(0.888)	(1.157)	(1.005)	(1.025)
观测值	2 732	2 732	1 421	1 421	1 311	1 311
R^2	0.760	0.759	0.539	0.527	0.591	0.591

注：模型1：一次项模型，模型2：二次项模型。RGHE：广义政府卫生支出占比；$RGHE^2$：广义政府卫生支出占比的平方项；Ln(PTHE)：人均卫生支出的对数；Ln(EDU)：高等院校入学率的对数；Ln(GDP)：人均国内生产总值的对数。括号中的数字是标准误，***、**、*分别表示1%、5%、10%显著性水平。表中结果为采用FE（固定效应）模型的回归结果。

本章小结

　　经济学理论表明，政府和市场在提高资源配置效率、弘扬社会公平正义等方面具有各自的优势，但在某些情况下都会出现失灵。尽管经济学理论和各国实践都表明，政府在卫生筹资中应发挥主导功能，但市场的作用不应被彻底抹杀和否定，市场作为政府功能的有益补充，可以有效地避免其低效与不足。没有哪一个国家或地区的卫生筹资责任可以完全由政府独立承担而不需要市场参与。所以，我们在制定政府卫生投入目标时，要注意给市场发挥其相应功能与作用留下充足的空间，避免由于政府的力量过强对市场的发展造成挤压。

　　在关于政府卫生筹资对健康水平影响的国内外文献中，很多研究注意到政府对卫生投入的健康绩效存在一定的边际效应递减性。因此，有学者尝试用双对数等非线性模型对二者的非线性关系进行刻画。本书通过构建一次项和二次项模型进行实证研究，结果显示：

　　中低收入国家的一次项模型的拟合效果更好，这说明，对于经济欠发达国家而言，政府的作用越大越好。对中低收入国家而言，政府卫生筹资力度的加大总是对健康水平具有正向效应，即政府卫生筹资水平的提高总能带来健康状况的改善。在中低收入国家，传染病等疾病发病率较高，助推死亡率的上升，削弱人们的健康水平。这些疾病具有典型的负外部性，因此，此类疾病的防治存在市场失灵。政府对此领域的干预具有更强的控制能力、更低的管理成本、更强的规模优势，政府的大力投入可促进健康水平的显著提升；中低收入国家的公共卫生体系、基本医疗服务体系等具有公共品性质的医疗卫生体系往往较为薄弱，严重影响了民众健康状况的改善，产生市场失灵，而政府卫生支出能更有效地将资金投入到基层及公共卫生以获得更高的健康回报；中低收入国家的低收入群体数量众多，这些人群往往健康状况欠佳，缺乏医疗保险缴费能力和医疗费用自付能力，因而在市场中常常遭受排斥，如商业医疗保险对健康水平较差的参保人会提高保费或直接拒保。相比之下，政府主导的社会医疗保险具有强制性、规模性等特性，不仅不对健康和经济状况较差的个体进行歧视性收费，相反这些弱势群体能从政府财政处获得不同程度的补贴，使低收入者得以减轻医疗费用负担、维护其身心健康。可见，中低收入国家加大政府卫生投入力度有利于促进居民健康水平的不断提高。因此，本书认为，中低收入国家应克服当前经济困局，努力提高政府卫生筹资占比，大力改善国民健康状况。

对中高收入国家而言，政府卫生筹资对健康水平的促进作用存在倒 U 型关系，即筹资水平并不是越高越好，其对健康的正面影响在达到一定高度后将逐渐减弱，直至产生负面影响。在中高收入国家，具有公共品、外部性等特性的医疗卫生领域建设已比较成熟，政府卫生投入水平也相对较高。在一定情况下，政府不断加大卫生投入可能会损害市场效率，产生政府失灵，如政府机构决策的低效使投入效率无法得到提升、政府将资金转移至不恰当的群体、政府的自我扩张以及腐败寻租、政府的干预使交易成本大大增加等。政府失灵的存在使政府的卫生投入可能干扰市场作用的有效发挥，不利于民众健康水平的进一步提高。因此，中高收入国家应考虑政府卫生筹资健康促进的递减效应，当其筹资占比已达到一定高度时则不宜继续以加大投入为政策目标，而应更为关注筹资效率的提高。本书通过对实证模型的进一步研究发现，对中高收入国家而言，政府卫生筹资对健康水平影响的拐点位于广义政府卫生支出占比达到 80％ 左右的位置，即在此比例水平上，政府卫生筹资能发挥其最佳效果，对健康水平的促进作用最大。因此，中高收入国家可以此为参考，将80％设定为政府卫生筹资政策的目标。

2017 年，我国广义政府卫生支出占比约为 54.19％[①]，与过去相比，已取得了较大的进步。在我国经济进入"新常态"发展阶段的背景下，一味地强调加

---

① 2018 年中国卫生总费用研究报告［R］.北京：国家卫生计生委卫生发展研究中心，2018.

大政府投入变得不太现实。本书的研究发现,中高收入国家的占比在达到一定程度后(约80%)后,其改善健康的效果会降低。以人均国内生产总值衡量,我国已步入世界中高收入组,因此适用本实证研究所得出的结论。在未来我国卫生筹资的发展目标上,可考虑以75%—80%作为我国广义政府卫生支出占比的政策目标,在此范围内,政府将在卫生筹资中发挥较大的作用,但不至于因比重过大而产生负面效应。

由于我国地区发展不平衡,广义政府卫生支出存在显著的地区差距。如2011年上海市广义政府卫生支出占比高达73.8%[①],比全国平均值高出很多,甚至高于世界高收入组国家;而许多中西部地区由于地方政府财力不足,此份额仍较低。因此,我们对于不同地区应采取差别化的战略,对于政府卫生支出占比仍然较低的地区,应强调继续加大政府卫生支出力度的重要性,进一步加大政府对卫生的投入力度,使其在卫生筹资中的占比进一步提升;对于卫生筹资中政府卫生支出占比已经很高的地区,应更注重既有政府卫生资金使用效率的提升,而不是单纯强调加大政府在卫生筹资中的作用。

从20世纪80年代起,我国实行卫生事业本级政府负责制,地方政府承担了卫生经费支出中的基建支出、经常性支出、设备购置、公共卫生等大部分内容。因而,地方政府的财力直接决定了地方政府卫生支出的水平。为缩小卫生筹资结构的地区差距,在提升落后地区卫生筹资中的政府卫生支出时,应着重扩大中央和省级财政的卫生支出规模,加大中央对地方卫生投入的财政转移支付,降低市县级财政的份额,缓解地方政府的支出压力,有效提高政府整体筹资额在卫生总费用中的占比,确保卫生筹资结构优化改革的顺利推进。

由于医疗费用比卫生总费用更贴近消费者的直观感受,因此我们对医疗费用的结构同样提出相应的政策目标。从统计口径看,卫生总费用中的私人卫生支出占比低于医疗费用中的个人自付比例。2013年,我国私人卫生支出占比约为44%,我们假设私人卫生支出都转化为医疗费用中的个人支出。卫生总费用中不体现在医疗费用中的事务支出、捐赠援助等项目约占5%[②],换句话说,卫生总费用中体现为医疗费用的部分约占95%。考虑到社会办医支出和政府医疗卫生服务支出中有部分内容(如政府对医疗机构的补助等支出)

---

① 金春林,李芬,王力男.居民卫生筹资与医疗费用负担实证分析:以上海为例[J].中国卫生政策研究,2013,6(5):32—36.
② 2014年中国卫生总费用研究报告[R].北京:国家卫生计生委卫生发展研究中心,2014.

不应纳入医疗费用的范畴,所以,将其比重再下调至 90%。由此可推算,2013
年我国个人自付部分占医疗费用的比重约为 49%,即将近一半的医疗费用需
患者自付。如果我国私人卫生支出占比下降至 20%—25%,则可推算出个人
支出占比约为 22%—28%,即当我国的私人卫生支出下降到一定水平时,城乡
居民的医疗费用负担也相应降低,负担比例由一半左右下降到 30% 以内的
水平。

　　值得注意的是,我国政府卫生筹资水平受到经济增长水平的直接影响,在
2005—2007 年间的经济较快发展时期,政府卫生筹资占比增长也较快。近年
来,受到日益严峻的国内外经济形势影响,我国政府卫生筹资在卫生总费用中
的比重增速放缓,甚至下降,2011—2017 年间始终徘徊在 54%—56% 之间。
因此,要实现政府卫生筹资占比逐步增加至 75%—80% 的目标,降低居民的医
疗费用负担,需要稳定健康的宏观经济环境作为支撑,政府一方面要给予医疗
卫生更多的关注与投入,另一方面要营造稳定的经济发展局面,使政府卫生筹
资的来源得到有力保障。

第六章 发达国家政府与市场在卫生筹资中的作用及其启示

在不同的历史时期,经济学界对于政府与市场在经济和社会中作用的观点经历了阶段性的变化,各国实践也随之发生演变。从 18 世纪末古典自由主义主张"守夜人"政府,到 20 世纪 30 年代因经济危机爆发应运而生的凯恩斯政府干预主义,再到 20 世纪 70 年代伴随经济滞胀而兴起的公共选择学派主张"政府缺陷"论和私有化浪潮,又到新国家干预主义和部分国家"向左转"。政府与市场在各国卫生筹资中的作用和角色随着经济学思想的发展与宏观经济环境的变化而发生着改变。

目前,世界上主要有三种卫生资金的筹资模式,第一种是以税收为主要来源,政府通过征税获得卫生经费并建立起国民卫生服务体系的筹资模式,医疗机构的经费大部分来自于该体系的给付,采取这种模式的国家有英国和北欧诸国等,这种模式也被称为"贝弗里奇模式";第二种是以社会医疗保险为主要筹资来源的模式,或称为"俾斯麦模式",医疗机构的经费偿付主要来自于社会医疗保险机构,采取这种模式的国家主要有德国、日本等国;第三种是以商业健康保险为主要筹资来源的模式,政府仅对特殊人群如老人、儿童和穷人提供公共医疗保障,大多数居民的医疗卫生经费主要由商业健康保险和个人自付来承担,采取这种模式的代表性国家是美国。

在这三种模式中,第一种代表政府在卫生筹资中占绝对主导地位的模式,其中政府财政成为公共筹资的主要来源和形式,市场在筹资经费中所占的比重较低;第二种代表政府与市场的混合作用模式,社会医疗保险作为广义政府卫生支出的构成主体承担了公共筹资的主要责任,市场在筹资中仅作补充;第三种代表市场在卫生筹资中发挥主导功能的模式,商业健康保险较为发达,个人自付比重也较高,而社会医保和政府财政投入占比较低。

世界各国的卫生筹资体制都是由这三种模式不同程度地混合而成,在大部分发达国家中,公共卫生筹资在筹资总额中占据重要地位,一般以前两种模式居多,即医疗服务或由税收予以偿付,或由社会医保支付(Robert Evans, 2002)①。英、德、美三国是上述三种模式的典型代表,其中英国和德国的医疗卫生制度历史较长,分别是较早实施国家医疗服务体系和社会医疗保险制度的国家,对欧洲和其他许多国家后来的医疗卫生制度建立与改革产生了重大影响和示范效应。

从经济学理论上看,信息不对称、外部性、公共品、逆向选择、收入分配不公平等因素是造成市场失灵的主要因素,而政府由于其低效率、自我扩张行为及腐败问题的存在,可能出现政府失灵。英、德、美三国卫生筹资制度在运行过程中即出现了一定的市场失灵与政府失灵现象,如英国长期以政府为主导的卫生筹资体制显现出效率低下、制度僵化等现象,而美国长久以来对市场的过度依赖导致医疗领域信息不对称、商业医保逆向选择、医疗保障不公平性等问题都较为突出,从而促使这些国家的政府与市场的作用朝着更为混合的方向发展。英国从原来由政府主导向更多引入市场机制的方向转变,美国的卫生筹资机制在出现日益严重的市场失灵后重新强调政府干预的作用,而德国向来都十分注重政府与市场作用的互补与平衡。这些发达国家共同的发展趋势对我国的卫生筹资改革有重要的参考意义,本章拟对其体制变革及规律进行比较分析,从而对我国的相关改革提供参考。

第一节　英国国家医疗服务体系的市场化改革

一、英国国家医疗服务体系的建立及其弊端

英国的济贫理念一直根植于社会各阶层之中,统治阶层对下层民众施以"扶持之手"成为优良的历史传统。萨克斯(2008)提出,社会福利体系(已被证明)在种族同源的社会中最有效率,社会福利模式建立在信任之上,如果人们知道纳税是为了帮助与他们相似的人,他们就更愿意负担高昂的税费②。因此,社会各界对具有浓烈公平色彩的国家医疗服务体系普遍较为认同。

英国 1911 年曾建立针对低收入群体的社会医疗保险系统,用于规范社会

---

① Evans, Robert G.. Financing Health Care: Taxation and the Alternatives [A]. in Mossialos, Elias, Dixon, Anna, Figueras, Josep, Kutzin, Joe eds.. Funding Health Care: Options for Europe [M]. Buckingham, Philadelphia: Open University Press, 2002: 31-58.
② 维托·坦茨. 政府与市场变革中的政府职能[M]. 王宇等译. 北京: 商务印书馆出版,2014.

保险的"1911 立法"为建立国家医疗服务体系奠定了一定的制度基础;"二战"期间,英国实行社会生产的集中管理和调度获得了较好的效果和社会反响,促使不同党派放弃卫生制度中关于政府与市场的争论,携手推行国家医疗服务体系;而"二战"后财富的分配差距拉大导致部分社会底层人群陷入贫困,英国社会亟须改善收入再分配状况的社会保障计划进行应对[①]。

19 世纪后期到 20 世纪中期的理论发展也为英国推行国家医疗服务体系提供了理论基础,如 19 世纪后期,费边主义(Fabianism)在英国流行,该理论提出对资本主义实施渐进式改良。20 世纪 20 年代,由庇古等人创立的福利经济学诞生,该学派主张国家举办社会福利,以及通过社会保障等方面的均等化政策增加社会公平,使社会福利达到最大化。20 世纪 30 年代的凯恩斯主义也建议政府广泛发展社会福利,实施社会保障措施,刺激有效需求,以抑制经济危机。这些理论与主张对英国国家医疗服务体系的出台产生了重要的推动作用。

英国以 1942 年发表的《贝弗里奇报告》为纲领性文件,其后建立国家医疗服务体系,将税收作为卫生筹资的主要来源,为居民提供价格低廉的医疗服务。从英国卫生筹资构成的发展过程可见,政府在其中一直居主导地位,2013 年英国公共卫生筹资占比高达 83.5%,私人支出占比为 16.5%,仅起到补充作用。

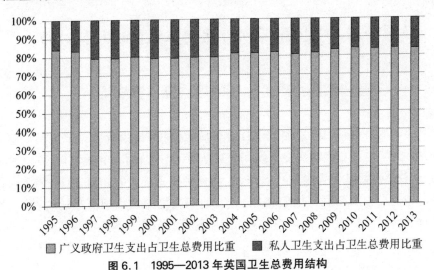

图 6.1 1995—2013 年英国卫生总费用结构

资料来源:WHO. Global Health Observatory Country Views—United Kingdom Statistics Summary [EB/OL]. http://apps. who. int/gho/data/node. country. country-GBR? lang＝en.

① 锁凌燕. 转型期中国医疗保险体系中的政府与市场[M]. 北京:北京大学出版社,2010,94—97.

　　市场化改革之前的英国卫生部门具有的计划经济特征，与其所处的市场经济宏观体系格格不入。随着国家医疗服务体系的运行和发展，政府对卫生资金使用方式的低效日益暴露出来，政府税收收入逐渐无法支撑庞大的医疗开支。英国国家医疗服务体系的一大弊端是，政府通过征税的方式向民众筹集资金，再将经费用于居民的医疗卫生支出，由于卫生经费的筹集与使用的对象不存在确定关系，因此可能导致"财政幻觉"的产生。

　　改革前，英国公立医院在财政上属于政府的预算管理单位，由区域性卫生管理部门（即地方卫生局，DHA）直接管理。政府按床位和人头等标准对公立医院划拨资金，医院员工获取固定报酬。公立医院僵化的原因是政府直接拨款的投入方式缺乏足够的激励，导致其运行效率日益低下。

二、英国国家医疗服务体系的市场化改革举措

　　新自由主义理论提出，过度完备的社保体系将导致政府难以负担高昂开支，因而反对"福利国家"的做法。该理论认为，政府应该只对不具备自我保障能力的人提供社会保障，其他社会成员应依靠市场机制或家庭保障，该理论的思想对于英国在 20 世纪 70 年代后大幅增加市场在医疗福利提供中的职能产生重大影响。

　　20 世纪 50—60 年代，英国经济增长势头强劲，国家医疗服务体系的卫生资金也保持了较快增长态势。然而，20 世纪 70 年代中期，英国经济受挫，财政压力逐渐增大。在英国医疗开支负担日益加重的背景下，政府通过市场化改革予以应对，以弥补财政资金的不足，提高其利用效率。20 世纪 70 年代以后撒切尔政府采取诸多市场化改革措施，包括削减政府管制与干预，实行大规模私有化改革，政府开支最小化等。20 世纪 90 年代以来，西方社会兴起"第三条道路"，主张既不完全采取市场形式，也不采取国家包揽方式，而是将国家干预与自由市场结合起来，实现相对均衡。该理论对布莱尔政府推行"积极的福利社会"影响颇深，其关于国家与个人共同承担责任的主张源于"第三条道路"的思想。

　　在这样的背景下，英国卫生筹资制度实行各种形式的市场化改革，其中涉及市场资金对卫生费用的注入，也包含市场机制被引入卫生资金的管理和使用中，改革措施主要包括：第一，引入市场资金对政府税收有补充作用，缓解其压力，主要体现为对公立医院的投入，如公私合作（PPP）和私人主动融资

(PFI)等模式;第二,国家医疗服务体系对卫生资金支付方式引入更多的市场机制,通过由财政拨款向购买服务的转变、增加消费者选择的自由度、加强医疗服务供方之间的竞争等方式强化市场机制在卫生资金使用和分配方面的作用;第三,在卫生经费的管理和运作等方面引入市场的有益经验,提高效率,如英国政府近年来发起了一些改革,从私人部门引入了会计技术,以进行有效的控制并提高效率(Brignall & Modell,2000)[1]。

(一) 政府引入市场资金的改革及存在的问题

由于英国政府面临卫生资金的财政支出压力,因此十分注重市场资金在公立医院的设备更新、新院修建等方面的作用。英国政府积极发展与私人联合经营医院的 PPP 模式。1992 年,英国在公私合作的 PPP 模式框架下,开始实行私人主动融资模式,鼓励市场资金参与公立医院等公共部门的建设和运营。在宏观层面,私人主动融资是对资本市场全球化引致的国家公共服务投资边际成本上升的一种应对。从历史发展来看,私人主动融资的建立作为基础设施融资的一种方式,与 20 世纪 80 年代早期新自由主义政策兴起有密切关系,是税收下降产生财政压力后,政府采取的利用全球剩余资本的途径(Cohn,2004)[2]。

尽管从 2003 年起,英国国家医疗服务体系的卫生筹资额总体有所上升,一些引入了私人主动融资项目的医疗保险基金也得到了一些特别的援助,但是这些基金的财务状况仍然不稳定且不强健,而没有融资的医保基金也是如此。2005—2006 年,在有私人主动融资项目的医保基金中,有一半处于赤字状态(Health Select Committee,2006)[3]。英国预算委员会认为,在国家医疗服务体系的赤字和大规模全新的建筑项目之间存在显著的关联性[4]。

值得关注的是,拥有私人主动融资项目的医院成本更高。由于医疗保险

① Brignall, Stan, Modell, Sven. An Institutional Perspective on Performance Measurement and Management in the "New Public Sector" [J]. Management Accounting Research, 2000, 11(3): 281-306.

② Toms, Steven, Beck, Matthias, Asenova, Darinka. Accounting, Regulation and Profitability: The Case of PFI Hospital Refinancing [J]. Critical Perspectives on Accounting, 2011, 22: 668-681.

③ Health Select Committee. NHS Deficits, Report, HC 1204-Ⅱ, Session 2005-2006 [M]. London: The Stationery Office.

④ Audit Commission. Learning the Lessons from Financial Failure in the NHS [M]. London: Audit Commission: 27.

基金的收入受制于政府按结果付费(PbR)制度,政府根据所承担的工作量和性质对其进行给付,有学者研究发现,有私人主动融资项目的医院的平均成本是其收入的 10.2%,与政府 5.8% 的补偿水平之间存在 4.4% 的不足(Hellowell & Pollock, 2007;2009)①②。这种成本上的差距意味着要么医院削减医疗服务的内容或质量,要么将患者引导至有私人主动融资项目的医院,以保证其充足的收入,但这又将使没有私人主动融资项目的医院在收入削减下变得财力脆弱(South London and Maudsley Strategic Health Authority, 2007)③。

(二) 国家医疗服务体系的支付方式引入市场化改革

英国政府始终保持对预算下拨方式的修正与完善,并对支付方式进行积极尝试和探索④,以寻找更有效率的补偿方式,避免医院之间的纯粹价格竞争,使其集中精力提高服务质量。

英国卫生体系的市场化改革始于 20 世纪 70 年代,几任政府延续了此改革脉络,针对医疗机构进行了不同形式的投入模式改革。1979 年撒切尔上台后,迫于经济下行压力,推行了一系列刺激经济、压缩财政开支的政策。在这一背景下,政府为提高国家医疗服务体系的资金运作效率采取了一系列市场化改革手段,包括引入其他产业的管理人才和模式对国家医疗服务体系基金进行管理,但收效甚微。1974 年,英国卫生部出台方案,将原来按实际费用进行财政拨款的事后付费改为事前支付,对基层实行按人头付费制度,按机构所辖地方居民的人口特征确定预付标准。到 1987 年,国家医疗服务体系的资金紧张到了几乎崩溃的程度,这促使撒切尔政府发起"内部市场化"改革,由政府生产卫生服务向购买服务转变,而市场在政府购买行为中起到信号和风向标的作用。

公立医院由改革前地方卫生局的隶属机构转变为改革后具有独立法人性

---

① Hellowell, M., Pollock, A.. Private Finance, Public Deficits: A Report on the Cost of PFI and its Impact on Health Services in Britain [R]. Research Report, Centre for International Health Policy. Edinburgh: University of Edinburgh, 2007.

② Hellowell, M., Pollock, A.. The Private Financing of NHS Hospitals: Politics, Policy and Practice [J]. Economic Affairs, 2009, 29(1): 13 - 19.

③ Shaoul, Jean. "Sharing" Political Authority with Finance Capital: The Case of Britain's Public Private Partnerships [J]. Policy and Society, 2011, 30: 209 - 220.

④ 包括对全科医生实行按人头付费,以及 2002 年对公立医院推出按结果付费方式等不同支付方式。

质的信托医院,医院只有接诊后才能从地方卫生局或家庭诊所获得收入[1]。内部市场的建立使医疗卫生资金不再跟着医院走,而是跟着患者走,使市场机制在引导资金流向上发挥了充分的功能。始于 20 世纪 90 年代初的英国医改将公立医院改制为医院集团;到 2000 年,政府将全科医生纳入地区初级医疗保险基金;2002 年又进一步将卫生资金交由其管理,由其代表患者向医院购买服务,使医疗服务供方之间形成竞争关系,从而促使其不断提升服务质量。

卡梅隆政府对国家医疗服务体系进行了进一步改革,患者可从任何具有资质的供方获得卫生服务,改革还在初级医疗中引入竞争。政府取消了 152 家初级医疗保险基金并加强了全科医生的作用,由全科医生组合成的"全科医生联盟"接替初级医疗保险基金掌管了国家医疗服务体系的预算使用权,掌握了患者转诊权和医疗费用支付权,并由政府对其采取按人头预付的支付方式,此举促进了医疗机构之间的竞争。

尽管加强医疗机构之间竞争关系的市场化改革成效显著,但同时也充满争议。由于英国医疗服务体系的社会化程度相当高,不同医疗机构之间存在相互依赖性和彼此合作的长期关系,因此政府刺激同行竞争的收效会被稀释[2]。另外,医疗服务体系已高度本地化,患者和全科医生对当地医疗服务提供者具有较高忠诚度,相互竞争关系较弱。有人认为市场化改革是不当的,因为他们营造出不利于专业人士和医疗组织之间发展合作关系的负面环境,而这种合作关系被认为对于医疗服务的提供至关重要[3][4]。

三、对英国国家医疗服务体系市场化改革的评价

英国实行的是典型的政府主导型卫生筹资模式,世界上许多国家都追随其医疗卫生体制,建立起税收制为基础的覆盖全民的国家医疗服务体系,如加拿大和北欧诸国等。然而,英国的国家医疗服务体系在运行中也遭遇了很多问题,主要包括卫生费用的不断膨胀对政府财政能力的挑战,以及公立医院低效等问题。

---

[1] 付明卫. 英国医疗体系的市场化改革[J]. 中国经济信息,2015,(18):18—19.

[2] Ferlie, E.. The Creation and Evolution of Quasi Market in the Public Sector: Early Evidence from the National Health Service [J]. Policy and Politics, 1994, 22(2): 105 - 112.

[3] Flynn, R., Williams, G., Pickard, S.. Markets and Networks: Contracting in Community Health Services [M]. Buckingham: Open University Press, 1996.

[4] Ovretveit, J.. Cordinating Community Care [M]. Buckingham: Open University Press, 1993.

英国从微观经济学理论中所暗含的市场改革逻辑（即厂商之间的竞争创造其质量的改善和微观效率提高的激励）出发，引入诸多市场化政策，如给予患者或其他医疗服务需方选择就诊机构的权利，试图通过"资金跟随患者走"的策略，使资金流向那些能吸引更多患者的医疗服务提供者，同时使那些不具有吸引力的供方自然倒闭①。英国的市场化改革取得了较大成功，挽救了面临财务危机的国家医疗服务体系，使其重新回归健康发展的轨道。

当前，英国面临人口老龄化、民众医疗需求复杂化等诸多挑战，卫生资金日益紧张。2017年，特雷莎政府承诺，在未来至少三年时间里，将对国家医疗服务体系额外投入28亿英镑以维持其持续运行。

英国虽然在卫生筹资的构成上坚守了以公共筹资为主，但在资金的使用和分配上却引入市场机制，体现了政府政策的灵活性和应变性，也为其他国家的卫生筹资改革提供了借鉴，即卫生经费筹集中政府的主导作用可以与卫生经费使用过程中的市场机制相结合，二者并不矛盾，可相容互补。

第二节　美国政府对市场化卫生筹资模式的干预

一、美国市场化卫生筹资模式及其弊端

美国长久以来以市场为主导的卫生筹资模式源自其崇尚自由、反对集权的文化和政治传统。美国是由早期一批欧洲移民建立的国家，他们逃离欧洲旧制度的束缚与压迫，因而拥有冒险精神和反叛勇气，并崇尚个体的独立与自由，这种价值观已渗透到美国社会各阶层，成为获得社会大众认同的价值标准。美国的政治制度在设计之初即考虑到用权力的分散化对权力的滥用予以制衡，这也加大了一项具有争议的决策获得通过的难度。因而，美国历史上多次尝试推行强制性医疗保障制度最终都未成功。此外，美国社会中存在大量既得利益集团，来自商业健康保险公司、医生协会等各方势力对政府进行游说，以稳固其在市场化医疗卫生模式下的获利地位，也加大了打破商业健康保

① Department of Health of United Kindom . Reforming NHS Financial Flows: Introducting Payment by Results [M]. London: Department of Health, 2002. http://webarchive. nationalarchives. gov. uk/＋/www. dh. gov. uk/en/Consultations/Closedconsultations/DH_4016901.

险制度模式的难度。

因此，从卫生筹资的结构来看，公共筹资（广义政府卫生支出）在其中的比重一直处于较低水平。奥巴马政府新医改后，虽然广义政府卫生支出在政府财政支出中的比重有所上升（由改革前 2009 年的 18.7% 提高至 2013 年的20.7%[①]），但其在卫生筹资总额中的比重在经历了小幅提升后跌至改革前的水平（由改革前 2009 年的 47.1% 上升至 2010 年的 47.4%，2013 年又跌至47.1%）。2013 年，在美国的卫生筹资结构中，公共筹资占比仍处于约 47.1%的较低水平，不仅大大低于绝大部分发达国家的水平，而且低于 57.6% 的世界平均水平。同时，私人筹资占比高达 52.9%[②]。

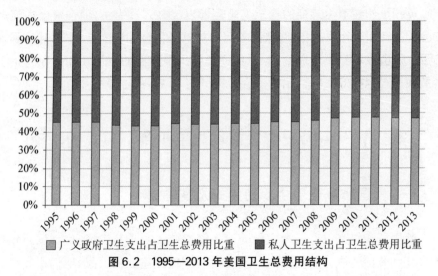

图 6.2　1995—2013 年美国卫生总费用结构

资料来源：WHO. http://apps. who. int/gho/data/view. main. HEALTHEXPRATIOUSA？lang＝en.

长期以来，在美国的卫生筹资来源中，政府提供的医疗保障计划只覆盖少部分人群，主要包括四类社会弱势群体和特殊人群，第一类是老年医疗保障计划（Medicare），由联邦政府向特定的老年人及重病患者等人群提供；第二类是

---

① World Health Organization. Global Health Observatory Data Repository—United States of America Statistics Summary（2002 - present）[EB/OL]. http://apps. who. int/gho/data/node. country. country-USA？lang＝en.

② World Health Organization. World Health Statistics 2015[EB/OL]. http://www. who. int/gho/publications/world_health_statistics/2015/en/.

贫困医疗救助计划（Medicaid），为有未成年儿童的家庭提供资助项目（AFDC）和补充保障金项目（SSI），由联邦和州政府联合提供；第三类是州立儿童医保计划（SCHIP），专门为部分低收入儿童提供；第四类为军人保健计划，主要为现役军人及其家庭、退伍及残疾军人等群体提供医疗服务。2008 年，以上四类政府举办的医疗保障计划仅涉及总人口的 32.2%，其中老年医保、贫困救助及儿童医保、军人保健计划的人口覆盖率分别为 14.3%、14.1%、3.8%，仅占总人口的 32.2%[①]。

商业健康保险制度在美国的卫生筹资中一直占据重要地位，在卫生总费用中的私人筹资部分，2013 年，以商业健康保险为主要内容的私人预付计划（Private Prepaid Plans）所占比重高达 63.3%，大大高于 36.2% 的世界平均水平。个人自付部分较少，约占私人卫生筹资的 22.3%[②]。2008 年，美国参加商业健康保险的人口比例为 66.7%，其中，由雇主购买医保的人群占全国总人口的 58.5%，另外约占总人口 8.9% 的个人自行购买商业医保[③]。

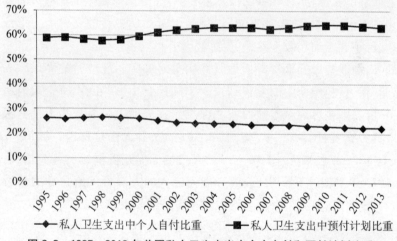

图 6.3　1995—2013 年美国私人卫生支出中个人自付和预付计划比重

资料来源：WHO. http://apps. who. int/gho/data/view. main. HEALTHEXPRATIOUSA？lang＝en.

---

①③ U. S. Census Bureau. Housing and Household Economic Statistics Division [EB/OL]. www. census. gov/hhes/www/hothins/hlthin08/hlthfigs08. html.

② World Health Organization. World Health Statistics 2015[EB/OL]. http://www. who. int/gho/publications/world_health_statistics/2015/en/.

美国已形成对商业健康保险高度依赖的医保模式,政府只在市场严重失灵的领域(如老人、儿童、贫困者、军人等特殊群体)提供社会医疗保险或免费/低价医疗服务,而大部分社会中间阶层需要依靠私人保险进行自我保障。美国以商业健康保险为主要筹资来源的医疗卫生制度在长期运行过程中累积了一些较为突出的市场缺陷,给美国医疗体制的公平性与效率造成一定的负面影响。

首先,商业健康保险不利于促进社会公平。其行为具有逐利性,因此往往通过逆向选择对健康状况较差的参保者进行拒保或提高保费,对缴费更高的参保者提供更好的医疗保障服务,而具有过往病史的高风险个体需要缴纳更多的保费才能获得同等的保障待遇。然而,理论和事实都表明,健康状况与经济条件往往是互为因果、紧密相连的,低收入者由于不具备良好的生活和就医条件,其健康状况也较差;而高收入者往往通过较为先进完备的预防和治疗手段,使自身保持较好的健康水平。因此,在商业健康保险的制度下,其缴费水平具有明显的累退性,在同等的保障水平下,健康水平更差的低收入者需要缴纳更多的医保费用,"终生最高赔付限额"也对重病患者的支付能力形成了挑战,这些都不利于缩小收入差距、促进社会公平。

此外,商业健康保险常常根据既往病史对健康状况较差的高风险人群做出"撇脂"行为,拒绝他们的参保请求。美国社会中那些既不符合政府医保计划的条件,又因主客观原因被商业医保排斥在外的人极易成为无任何医保的高危人群。据统计,2009 年,美国 16.7% 的人群无医疗保险,共计 5 070 万人[①]。自 1987 年以来,美国 65 岁以下人口的无保险人群比例普遍增长,只在1999、2000 年出现过下降[②]。这部分规模庞大的人群不仅给自身的健康和财产带来一定风险,也给整个社会的稳定和可持续发展造成威胁。可见,美国以商业健康保险为主体的医疗保障制度难以发挥社会保障作为社会稳定器的功能,而亟须政府的干预和调节。

其次,在信息不对称等条件的制约下,美国的商业医保市场呈现为不完全

① Denavaswalt, Carmen, Proctor, Bernadette D., Smith, Jessica C., U. S. Census Bureau. Income, Poverty and Health Insurance Coverage in the United States: 2009 [EB/OL]. Washington DC: U. S. Government Printing Office, 2010, (22). http://www. gensus. gov/prod/2010pubs/p60-238. pdf.

② Employee Benefit Research Institute Estimates from the Current Population Survey, March 1988 - 2006 Supplements [EB/OL]. https://ebri. org/publications/books/? fa=databook.

竞争市场,从而导致医疗费用的上涨。由于医疗保险的买卖双方都不拥有关于交易数量和价格的完全信息,导致信息搜寻成本、管理费用都较高,造成医保的交易成本非常高,2000 年以来,美国医疗保险保费的年均增长率约为5％—12％,大大超过其 2％—4％的通货膨胀率和工资增长率①;此外,医疗保险提供方较容易将新技术纳入保障范围以吸引投保人,但分担到每个投保人的参保费并没有显著增加,软化了采用新技术的预算约束。在这些因素综合作用下,最终推高了卫生费用水平②。2012 年,美国卫生总费用在国内生产总值中的占比高达 17％,居全球首位,几乎为世界各国平均水平 8.6％的两倍。

再次,在同时存在数量众多的商业医保机构和购买群体的竞争环境下,各方的谈判能力都受到限制,且在缺乏政府宏观协调和干预的情况下,个体行为的理性有时导致集体层面的非理性,从而使交易行为和水平无法达到最优状态。例如,由于个体参保者在购买保险时往往势单力薄,无法构成具有讨价还价能力的需求侧,从而无法形成迫使医保公司降低保费的约束力。再如,在参保者经常变换保险机构的情况下,医保公司对医疗机构的预防性服务缺乏激励措施,这也加剧了美国医疗卫生体制整体的低效及医疗费用的膨胀。

从 1973 年开始,美国建立了健康维护组织(HMO),把医疗服务的提供和所需费用的供给结合在一起,通过预付费和财务风险共担等机制控制费用增长、改善服务质量。由于美国医疗卫生模式未从根本上得到改变,其卫生费用仍然保持较高水平。然而,高昂的医疗费用并没有为美国带来卓越的健康产出,2009 年美国预期寿命为 79 岁,低于高收入组国家 80 岁的平均水平;2010 年,美国婴儿及儿童死亡率分别为 7‰和 8‰,高于 5‰和 6‰的高收入组国家平均水平③。

可见,无论从改善卫生筹资的公平性,还是提升卫生资金的使用效率角度来看,美国政府对医疗卫生筹资体制进行干预意义重大,且迫在眉睫。

二、美国奥巴马政府新医改的举措

在美国历史上,有多任总统提出过全民医保的改革方案,建立覆盖全民的

① Kaiser Family Foundation. Health Care Costs: A Primerer (2009) [EB/OL]. www. kff. org/insurance/7670. cfm.

② 孙祁祥,郑伟等. 商业健康保险与中国医改——理论探讨、国际借鉴与战略构想[M]. 北京:经济科学出版社,2010.

③ World Health Organization. World Health Statistics 2012[EB/OL]. http://www. who. int/gho/publications/world_health_statistics/2012/en/.

社会医疗保障制度也得到了许多经济学家的支持(Fuchs, 1974①;Krugman et al., 2006②)。但由于美国民众具有崇尚自由、偏好独立的价值取向,且向来青睐市场机制,加之商业医保机构等利益集团的游说,这些改革努力最后都以失败告终。

2010年,美国新医改法案——《患者保护与可及医疗法案》和《医疗与教育协调法案》终于在参众两院获得通过,并开始按近期和远期分阶段予以实施。奥巴马新医改的出台一方面是由于受到日益膨胀的卫生费用的压力,另一方面与民主党的一向政治立场与主张密切相关,在此次美国新医改的讨论与推进过程中,共和党与民主党争论的观点和依据充分体现在"大政府"和"小政府"的看法差异上,象征着政府扮演更多干预角色的新医改方案的最终通过与在任的民主党政府的坚定主张和力排众议分不开。

此次新医改法案集中体现了美国政府对医疗保障领域长期存在的诸多市场失灵问题的纠正和市场缺陷的弥补,以及政府职能的充分发挥,具体如下:

首先,政府对不利于促进社会公平、提高居民医疗保障水平的市场行为进行了纠正。例如,法案规定,从2010年起禁止保险公司因既往病史拒绝为儿童承保,从2014年起,对商业健康保险公司根据参保人过往病史进行拒保或收取高额保费的"撇脂"行为进行禁止,从而杜绝了市场的"逆向选择"行为;法案还限制保险公司根据参保者的健康风险情况设置不同的保费标准,而仅允许其依据个体的年龄、所在区域、生活习惯等因素设置差异化保费,从而使商业健康保险公司通过差别定价使自身利益最大化的行为模式得到扭转,使改革前不同健康状况个体之间的横向不公平得以消除;法案还规定保险公司不能设置终身最高支付限额,从而保障了参保者获得更高的赔付标准,避免了其陷入灾难性医疗支出的风险,将财务风险从参保者转移回商业健康保险公司。

其次,政府对信息不对称予以积极干预。例如,医改后,美国以州为单位建立由政府部门或非营利组织管理的医疗保险交易中心,并要求保险公司通过统一的信息平台向公众披露更多的信息。在政府的积极干预下,众多商业健康保险机构的信息将在这个交易平台上被充分展露出来,为参保者提供透明性高、可比性强的医保机构信息,不仅有利于减少医疗保险买卖双方的交易

① Fuchs, Victor R.. Who Shall Live [M]. New York: Basic Books, 1974.
② 保罗·克鲁格曼,罗温·威尔斯. 美国医疗保障体制的危机及其对策[J]. 比较,2006,(24):99—117.

成本,还可通过聚集效应增强医疗保险购买方的谈判能力,"挤出"医保费用中不合理的成分,使参保费用有所下降,提高了交易效率。

再次,政府运用税收进行转移支付,促进收入再分配。如政府拟向高收入群体和医保公司、制药商等征税,同时向低收入群体提供政府统一的公共医疗保险或一定额度的参保补助:家庭收入在一定水平以下的人群,可以通过医保交易中心获得基本保险;对于家庭年收入在贫困线133%—400%之间的个人和家庭,政府在参保费用方面给予一定的经济补助。政府预计在接下来10年里每年花费900亿美元用于医疗保障制度,其中大部分资金将用于对中小企业、老年人等弱势群体提供公共医疗补贴。这是对改革前美国医疗保障制度过于市场化、政府对不同收入阶层医疗保障状况分化严重现象干预不足的弥补,体现了政府促进社会公平的意愿和决心。

最后,政府通过一系列激励制度鼓励居民参保,提高医保覆盖率。新医改法案通过各种奖惩措施鼓励公司和个人为雇员或自己购买医疗保险:例如,对符合条件的低收入人群及家庭给予医保购买豁免;员工数大于50人的雇主如果不为其雇员购买保险,则将被处以约每位雇员2000美元的罚款;联邦政府对一些规模较小的公司实行保险费税收抵免政策,鼓励公司为员工购买医疗保险;个人如果有条件但不参加任何医疗保障计划,则将受到处罚。通过这些政策的实施,政府预期在未来10年里将医保覆盖率由85%提高至95%,以实现医疗保险的基本全覆盖。政府以税收优惠的诱导方式、征收罚款的惩罚方式等多种手段实现医疗保险向更多人群扩展,使原来被遗漏在医疗保障制度之外的人群通过各种渠道被重新吸纳到医疗保险网络中来,扩大医疗保险的风险分摊。

三、对美国奥巴马医疗改革的评价

在奥巴马政府的新医改方案中,充分体现了政府对医疗保障制度的强有力干预和政府透过医疗保障对其所肩负社会职能的充分发挥。政府的医改措施弥补了市场的缺陷与不足,对市场运行过程中破坏社会公平、降低服务效率的行为和机制予以了纠正和干预,发挥了政府的诸多社会职能,缓解信息不对称、促进公平等。虽然政府没有直接举办社会(公共)医疗保险,但对商业健康保险的诸多规制使其淡化了其商业险的典型特征,从而解决了由其本质决定的一些无法规避的问题,如逆向选择、差别定价(以谋求利润最大化)等,从而使商业医保在制度上向社会医保靠拢。因此，尽管此次医改并未建立全民社会医保，但医疗保险覆盖面的全面推进在实质上与实现全民社会医保的目标并无太大的差异。

实际上，美国奥巴马政府的新医改自始至终都伴随着来自内外部的双重压力，共和党反对和质疑新医改方案的主要理由是，新医改将导致税收负担增加、医保费用升高、医疗服务质量下降等后果。民主党内部也存在着意见分歧，如自由派民主党人认为应建立全新的政府公共医疗保险，与商业健康保险进行抗衡，通过这种加强竞争的方式降低医疗保险费用。而中立派和保守派则认为，政府建立医疗保险将对商业健康保险的发展构成不公平的竞争环境，政府职能的过分扩大不利于医疗保险市场的有序发展。

在充分考虑和平衡内外部不同意见之后，政府的方案对改革措施中政府与市场的比例划分十分谨慎，政府在对市场进行纠偏的同时努力保持了不逾越和取代市场的地位和功能，避免了政府的过分干预。在改革方案中，政府综合运用了包括规制、补贴、取消限价等多种手段在内的政策工具，针对不同问题和改革对象运用相应的手段进行改革和调整，因而取得了各界对方案较为一致的认同。

奥巴马最初为美国新医改提出了几大原则，包括降低成本、为所有人提供支付得起（affordable）并切实可及（accessible）的医疗保障、促进和加强预防保健性公共服务。后来通过的新医改方案中的改革内容表明，方案设计始终围绕着这些原则展开，思路清晰、重点突出，保证了方案实施的效果与其初衷保持一致。

由于改革涉及的利益相关方较多，改革重点改善的是低收入、无医保等脆弱人群的医疗状况，对中高收入个体、商业健康保险公司等主体的利益有所触及，因此可能会遭到抵制。有人担忧，对大企业实施惩罚性强制参保措施可能导致全职雇员工作机会的减少，从而引发美国失业危机。还有人提出，"强制医保"规定涉嫌违宪。未来美国在改革方案推行过程中还有很多类似困难和争议需要克服和解决，不可避免地会出现政策的负面效应、不同利益方的博弈等曲折经历，因此，未来改革的成效还无法过早给予定论。

无论如何，美国新医改作为政府对市场模式医疗卫生体制的修正和完善，在崇尚自由和独立性的美国成功推出实属不易。政府在改革方案中既体现了对过去医疗保障制度中市场诸多不足的矫正与补充，也控制了政府干预的"度"，仍然保留了市场机制和手段的主体地位，体现了对美国民众偏好市场习惯的尊重。此次新医改方案代表了政府与市场力量的互为补充和互相妥协，为其他国家的医改提供了很多有价值的参考。

特朗普政府上台后，意欲坚决废除奥巴马医改方案，在无法通过参议院表决后，又试图废除方案中的强制参保规定①，这可能使数千万人口重新丧失医疗保险。2018 年 8 月还推出了短期医保计划，取消对参保人的财务负担保护和对保险公司拒保的限制。其政策举措反映了对奥巴马政府主导型医改模式的不满和重回市场主导的立场。由于各党派和社会团体存在严重意见分歧与利益博弈，美国的卫生筹资模式如何发展还存在较大的不确定性，其势必在协调不同利益的同时使政府与市场的力量达到新的平衡。

第三节　德国社会医疗保险制度中政府干预与市场作用的平衡

一、德国社会医疗保险制度的运行模式与特征

德国是率先实行社会医保制度的国家，其体制源于 19 世纪后期俾斯麦政府时期，当时，在面对不断高涨的工人运动的形势下，俾斯麦总理希望通过推动有利于工人利益的社会立法，弱化马克思、恩格斯及其他学者的社会主义思想对工人的影响，削弱天主教在德意志南部（尤其是巴伐利亚地区）的影响，提高非德意志少数族裔对德意志帝国的忠诚度，于 1883 年起出台了多项保障工人社保权利的法律。德国社会特有的价值观系统对于社会医疗保险体系的推出也提供了社会环境，这些价值观可归纳为三大原则：团结原则、自我负责原则和基层决定原则，这些原则对德国医保制度的设计产生了直接影响，如在团结原则下，体现出社会共济与互助；在自我负责原则下，德国不像英国的国家医疗服务体系那样提供免费的医疗卫生服务，而是通过设定一定的需方共担机制对其行为进行约束；在基层决定原则下，部分高收入群体能决定是否参保。德国这种强调团结与个人责任的筹资模式后来为多国效仿。

从卫生筹资的结构来看，1995—2013 年间，德国公共卫生筹资（广义政府卫生支出）在卫生筹资总额中的比重一直稳定在 76%—82% 的范围，在公共筹

---

① 根据国会预算办公室的预测，撤销强制参保规定将在 2018—2027 年间为政府缩减 3 380 亿美元财政赤字。

资中,社会保障支出的份额又稳定在 82%—89%的水平。2013 年,德国广义政府卫生支出在卫生总费用中的占比为 76.8%,其中,社会保障支出占88.9%;私人卫生支出占 23.2%,其中,个人自付占 55.6%,私人预付计划(商业健康保险)占 40.3%。可见,德国的公共筹资长期占据主导地位。

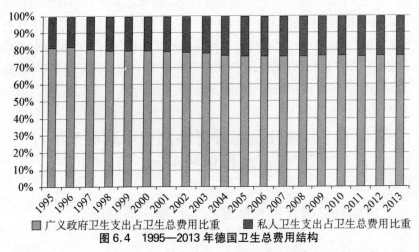

图 6.4　1995—2013 年德国卫生总费用结构

资料来源: WHO. Global Health Observatory Country Views—Germany Statistics Summary（2002-present）［EB/OL］. http://apps. who. int/gho/data/node. country. country-DEU.

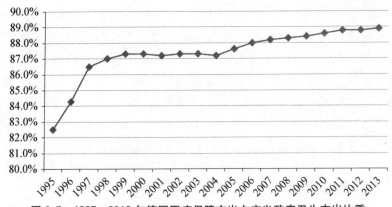

图 6.5　1995—2013 年德国医疗保障支出占广义政府卫生支出比重

资料来源:同图 6.4。

　　德国在医疗机构筹资方面,将政府的直接投入与医保购买服务结合起来,实行"双层体制",不同性质的医院都可同等地获得来自社会医保和财政的给付。政府以法律的形式将不同所有制性质的医院获得平等的政府资金投入的权利加以制度化,有利于构建医疗机构平等竞争的环境,倒逼公立医院运行效率的提高。离开了政府补助的资金优势,公立医院将努力提高自身的经营绩效以应对来自私立医院的竞争压力。公立医院在制度等各方面的低效在公平竞争的环境里将被暴露无遗,从而加速其被淘汰,德国许多公立医院在竞争压力下改制转型或停业运营。

在公共卫生筹资对医院的给付结构中,运营成本由社会医保支付,包括人力成本、耗材和其他费用;资本成本由政府财政支付,包括基建、设备等所需费用。社会医保机构对医疗机构的支付采取购买医疗服务的方式,且医院预算通过医疗保险协会与医疗机构协会集体谈判进行确定,谈判参与者包括社会医保基金组织、医生和医院代表,谈判的内容主要集中在价格细节以及相关的医疗服务数量和质量等方面[1]。只有当出现不可调和的矛盾时,政府才会出面予以协调。在社会医疗保险对医院进行给付的过程中,政府将干预的程度尽可能降到最低,保证了市场自身运行的高效和有序,避免了政府的不当干预对其进行的干扰,体现了德国政府对自身职能边界的清晰认识和准确定位。

德国社会医保机构对医疗机构的给付方式经历了较长时间的变化和改革,在不断摸索下探索更为先进和合理的方式,以促进医疗机构效率的提高。德国在很长时间内采用的按服务支付的模式后来被证明是低效率的。为应对这种落后支付方式带来的消极影响,20 世纪 80 年代,德国疾病基金对医院的补偿采取按日支付(per diem payment)的方式;但由于医疗费用明显上升,德国政府 1993 年起逐步实行按日及病例进行混合的付费模式,后来又在借鉴并修正澳大利亚按病种付费模式的基础上,于 2003 年引入该模式,并花费 9 年时间将其稳定和推广,在 2009 年全面铺开。在新的支付方式激励下,医疗服务提供方通过经济合理化再造提高效率,将实际发生的医疗成本减少到商定的费用补偿水平之下。通过支付方式的变化发展历程可见,政府将市场机制积极引入卫生资金的支付过程中并加以灵活运用,得以保证医保支付制度在不同经济发展时期的适宜性。

---

[1] Stolpe, Michael. Containing Public Health Spending through Market-Based Health Reform in Germany [A]. in Clements, Benedict, Coady, David, Gupta, Sanjeev. The Economics of Public Health Care Reform in Advanced and Emerging Economies [M]. Washington DC: International Monetary Fund, 2012: 245.

二、德国医疗卫生制度改革相关举措

德国的卫生筹资改革中始终伴随着政府的强力干预与市场机制的充分运用的结合，这与"二战"后德国开始逐步推行的社会市场经济模式有紧密关系。该模式源自奥尔多的自由主义理论，其核心思想为自由与竞争，他认为自由需要社会秩序的维护。"二战"后，德国建立社会市场经济体制，改变了以前自由放任的曼彻斯特自由主义，也放弃了由国家决定的统制经济体制。社会市场经济理论主张对自由与市场以及政府干预与调控的兼顾，该理论认为，政府应通过宏观调控消除市场缺陷，但同时不应忽略个人自由与市场竞争。在医疗卫生制度上，具体可体现为促进不同医疗机构之间的竞争，以防止其形成垄断地位；医院、医保、患者多方共同商定医疗费用给付标准等方面。

德国发达的经济发展水平使其一直以来保持了较高的医疗卫生支出水平，2012年按购买力平价计算的人均卫生总费用为4 635美元，位居经济合作与发展组织国家第六位。高水平的卫生费用从资金供给上保证了国民较高健康水平的获得与维持，2013年德国人均期望寿命达81岁，婴儿死亡率仅3.2‰，比高收入国家的5.3‰更低[1]。

如同过低的卫生总费用不利于健康水平的发展一样，过高的尤其是超越经济发展速度的卫生费用的增长同样会对整体社会经济产生负面影响。如社会医保缴费额的上升将提高劳动力的成本，给企业增加经济负担，从而有可能造成更多的失业，进而影响社会经济的稳定。近20多年来，德国政府干预医疗卫生体制的主要动机即控制非工资性劳动成本的上涨，尽管卫生总支出并不是德国政府的直接目标，但数十年来其主要成就确实是将卫生总费用的占比控制在稳定的水平。在1980—2012年的三十多年里，除1990年前后东西德统一期间的特殊情况外，德国卫生总费用在国内生产总值中的占比保持平稳上升，从1980年的8.4%缓慢增长至2012年的11.3%，年增长率仅9%。同期许多经济合作与发展组织国家（如日本、韩国、比利时、加拿大等国）的增幅都在10%以上，尤其如美国的增长率高达24%[2]。稳健性的费用增长机制

---

[1] World Health Organization. World Health Statistic 2013［EB/OL］. http://www.who.int/gho/publications/world_health_statistics/2013/en/，2013.

[2] 2012年数据来自WHO官方网站，1998年数据来自《2014年中国卫生总费用研究报告》。

策略使医疗卫生支出不仅没有给德国经济的长期健康发展带来负担,反过来帮助医疗保障制度平稳地渡过了经济波动周期。

德国政府为控制卫生费用的增长,运用了各种手段和途径,其中包括1993年采取总额预算制度,这一制度在运行之初充满吸引力,政府试图通过对医生的工资设置封顶线来达到控制费用的目的,但它忽略了对医院和医生的有效激励,尤其很难解决由技术推动型创新引起的费用上涨问题,因而对降低费用的效果有限;因此,德国政府于1997年出台了疾病基金竞争机制,但它并没有如政府所愿带来劳动生产率的明显提高,相反导致医保逆向选择的盛行;于是政府又在1999—2004年间推动了六轮改革,包括对具体某类医疗费用的总额预付、加大个人共付的需方管理等措施;2009年政府成立全国医疗保险基金,将所有法定医疗保险的保费都先统一归到该基金,然后再根据各个法定医疗保险机构承保人的人数、性别、年龄等风险结构支付相应的保费金额[①]。通过以上一系列不断变化的政策措施的实施,德国终于将卫生费用的增长速度控制在合意水平。就政府控制卫生费用的增长情况来看,政府既采取了促进竞争等市场化的改革手段,也动用了政府对医疗保险基金进行统一规划协调的能力,在政策和制度设计上实现了政府与市场手段的高度融合。

进入2000年后,德国许多公立医院由于床位多,运行效率低而且费用高,医院内部管理又过于分权,公立医院医务人员工作积极性普遍不高。在有管理的竞争展开后,公立医院压力重重,导致许多医院经营困难。2004年,有将近一半的公立医院拥有超过危险水平的负债规模[②]。在此背景下,政府展开各种改革以改善运营绩效。

一方面,公立医院通过改善内部管理以提高效率,如首要领导负责制,医院实行自治管理甚至是公司化管理,提高医院在人、财、物方面的自主权,保留医院利润的权利;另一方面,公立医院通过合并重组,尤其是以民营化的方式引入社会资本、提高运行效率,甚至掀起了私有化的浪潮,特别是在那些经济

① Stolpe, Michael. Containing Public Health Spending through Market-Based Health Reform in Germany [A]. in Clements, Benedict, Coady David, Gupta, Sanjeev. The Economics of Public Health Care Reform in Advanced and Emerging Economies [M]. Washington DC: International Monetary Fund, 2012: 239.

② 王禅,陈瑶,杨肖光等.德国公立医院私有化的影响因素与启示[J].中国卫生经济,2014,(12): 114—115.

发展相对落后的农村地区和东德地区进行大量私有化改革①。德国公立医院民营化收到了一定的效果,不仅降低了医院的公共债务,减轻了政府财政负担,为公立医院化解了财务危机,并优化了管理,提升了整体竞争力。

与此同时,医疗机构的私有化也带来了一些负面的影响,如转制后的医院实施大规模裁员带来失业增加与员工的不稳定感;大型连锁医院收购行动导致其市场份额膨胀,出现市场集中度增加的趋势,以至于联邦卡特尔办公室出面阻止了一些针对公立医院的收购以防止市场竞争秩序遭到破坏②。德国的经验表明,公立医院私有化是化解公立医院财政来源紧张、运营不力的有效手段,不但能吸引社会资本的注入,以弥补政府投入的不足,还能引进其先进的管理理念和手段,促进医疗机构市场的充分竞争。但也要注意私有化带来的不利影响,如私立营利性医院在以利润最大化为目标的模式下可能会严格考虑削减运营成本以提高效率,但对服务质量和声誉等方面重视不足。可见,政府在引入市场资金和机制时应充分考虑到其弊端和社会不良效应,最大化地利用市场的力量,同时尽可能规避其弱势与不足,以达到取长补短的效果。

德国政府对竞争等市场机制的运用还体现在对医保机构竞争的鼓励方面,德国实施有管理的竞争改革后,医保基金的参保成员被允许拥有自由选择不同医保基金组织的权利,这意味着医保基金在改革以前存在的生存隐性担保被剥夺,医保基金组织只能依靠更具有竞争力的保险费率和服务质量争夺成员,这也在一定程度上帮助德国的保费得以一直稳定在一定水平③。

三、对德国医疗卫生筹资制度改革的评价

德国的医疗卫生政策发展路径提示我们,医疗卫生政策应是动态变化的,不能永远依靠单一的制度或政策手段达到一劳永逸的效果。因为政策的实施有赖于该国的经济发展阶段、社会环境、人口结构等条件,一国生产力的提升

---

① Stolpe, Michael. Containing Public Health Spending through Market-Based Health Reform in Germany [A]. in Clements, Benedict, Coady, David, Gupta, Sanjeev. The Economics of Public Health Care Reform in Advanced and Emerging Economies [M]. Washington DC: International Monetary Fund, 2012: 244.

② 王禅,陈瑶,杨肖光等. 德国公立医院私有化的影响因素与启示[J]. 中国卫生经济,2014,(12): 114—115.

③ 托马斯·格林格尔. 德国医疗改革的范式转变及其影响[J]. 苏键译. 江海学刊,2011,(6): 21—27.

或下降、人口结构的变化、社会发展环境的变迁都会对政策的实施造成或利或弊的影响,因而政府的医疗卫生政策也应进行及时的适应性调整和修正。

通过对德国医疗卫生(筹资)制度改革中重要内容的大致梳理与回顾,我们看出,德国在改革过程中十分巧妙地运用了政府和市场的优势与特点,灵活应对新的矛盾和困难。在适当的领域,降低政府干预,积极发挥市场作用。德国政府还善于利用不同机构之间的竞争促进效率的提高,如以授予医疗服务需方自由选择的权利以促进医院之间以及医疗保险基金机构之间展开激烈的竞争。

当然,德国政府在一些宏观目标的把握和控制方面承担了相应的责任,如稳定卫生费用的增长、降低医疗机构的运行成本、激励各方提高自身效率、为弱势群体提供参保补助等,在实现这些目标的过程中,政府又灵活地运用了市场的手段和机制,借以达到政府所期望的目标。政府在政策的制定和实施过程中明确自身职责边界,既发挥其把握全局的主导功能,又避免对市场的不当干预。

第四节　英美德三国卫生筹资制度比较及对我国的启示

前文通过对英、美、德卫生筹资制度进行分析,发现这三个西方发达国家医疗卫生制度的演变历程离不开其社会传统和经济环境影响,许多改革都是在紧迫的经济形势和社会矛盾下被催生出来的。他们的经验表明,卫生筹资制度的不断完善既离不开政府强力的主导和干预,也与市场机制的有效运作密不可分。这三国的发展历程对于已经进入医改深水区的我国具有十分宝贵的借鉴意义,为我们在卫生筹资发展与改革上更好地运用政府与市场的力量提供了重要的启示。

一、英美德三国卫生筹资制度改革历程的特征总结

从英、美、德三国卫生筹资制度的变迁和改革历程来看,基本都延续了各自的基本医疗卫生模式。英国在保持政府在卫生筹资中主导地位的同时引入了内部市场化,美国的新医改法案并未改变其商业医保的主体地位,德国的相关改革从未脱离其社会医保模式。其发展脉络的连续性在卫生筹资的结构方

面则体现为广义政府卫生支出所占的比重未发生大的改变,由 1995 年的 84%
逐步降至 2000 年的 79%,其后逐渐回升至 2013 年的 84%;美国从 1995 年的
45%微弱上升至 2013 年的 47%;德国则从 1995 年的 81%缓慢下降至 77%,
并在这个水平上稳定了十年。

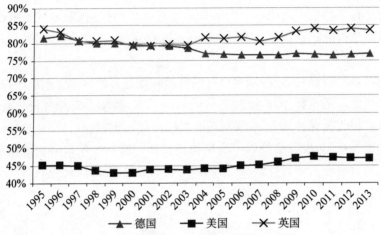

图 6.6　1995—2013 年英美德广义政府卫生支出占卫生筹资总额比重

资料来源:世界银行网站数据[EB/OL]. http://data. worldbank. org/indicator/
SH. XPD. PUBL. ZS? order=wbapi_data_value 2011+wbapi_data_value+wbapi_data_
value-last&sort=desc.

　　可见,各国的基本医疗卫生体制比较稳定,不随时间的变化和改革的推进
而发生本质的改变。从这三个国家的改革实践来看,诸多改革措施和手段都
是在这个卫生体制的基本框架内进行的调整和修正,试图对宏观医疗卫生模
式进行颠覆性的改革尝试最后都被推翻,说明每个国家的卫生制度都是基于
各自的政体、文化和经济模式做出的较优选择。由于制度惯性和路径依赖的
存在,难以通过短期内的改革在模式和方向上进行根本性扭转,而且不一定存
在扭转的必要。对于一国改革的评判,应从其国情出发,而非主观的标准
(Djankov et al.,2003)[①]。政府对经济过程的介入水平在很大程度上取决于

① Djankov, Simeon, Glaeser, Edward, Porta, Rafael La, Lopez-de-Silanes, Florencio, Shleifer,
Andrei. The New Comparative Economics [J]. Journal of Comparative Economics, 2003, 31: 595 -
619.

一个社会的总体合作能力(张杰,2005)①,因此,政府在对医疗卫生体系进行介入时,必须尊重其社会偏好与社会合作能力的特殊性(锁凌燕,2010)②。

从卫生筹资改革的诱因来看,很多改革都是在卫生筹资系统遇到财务压力的情况下发生的,如英国国家医疗服务体系通过引入市场资本缓解卫生资金不断膨胀的压力;美国的新医改也是迫于其医疗费用持续增长的压力;德国通过引入购买服务机制使政府筹资得到有效利用。资金上的难以为继往往是将改革推上议事日程的关键动力,也加大了政府改革的决心。

政府在上述改革中起到了主导与推动作用,如美国2010年新医改方案在讨论和酝酿过程中曾遭遇反对党阻挠、内部分歧等重重困难和障碍,最终在奥巴马政府的极力倡导和运筹下才得以通过并实施;英国的内部市场化改革也离不开多任政府的强势干预,如撒切尔政府在面临改革阻力时,果断撤换主张渐进式改革的保守派部长,以保证改革顺利推进。卫生改革过程还体现了政府通过对政策的修正以实现对不同意见的妥协和对环境变化的适应,如美国奥巴马政府在充分考虑美国的自由传统以及民主党内的不同意见之后最终放弃建立公共医疗保险的计划;德国政府在控制卫生费用增长的诸多措施不断失效之后,研究新的政策工具进行应对,以达到控费的目标。改革离不开政府的决策与推动,但同时也需要政府以灵活应变的姿态应对改革过程中出现的各种困难与问题,依据对情势的判断和对各种干预手段的甄选,做出"相机抉择"的政策选择。

二、英美德三国卫生筹资制度改革中政府和市场作用分析

虽然英、美、德三国的基本医疗卫生体制历经改革却无本质变化,但从其政府与市场在卫生筹资中作用的变迁过程来看,政府和市场在其中的作用向着更为混合的"中间道路"发展,二者的力量变得更为均衡,在政府失灵与市场失灵的不同领域相互补充,起到了良好的协同作用。

(一)卫生筹资改革中政府职能的体现

市场失灵是政府发挥其社会职能的理论依据,政府针对这些失灵所发挥

---

① 张杰. 究竟是什么决定一国银行制度的选择[J]. 金融研究,2005,(9):1—18.
② 锁凌燕. 转型期中国医疗保险体系中的政府与市场[M]. 北京:北京大学出版社,2010,94—97.

的作用包括提供公共物品、破除垄断、消除外部性、减少信息不对称、消除逆向选择行为，避免道德风险、促进收入分配公平、维护社会稳定等诸多方面内容，可概括为提高效率、促进公平、维护稳定三个方面功能。

从英、美、德三国政府对卫生筹资制度的干预来看，其共同特点是政策的实施都紧密围绕这些职能的范畴展开，将干预的手段与目的进行了较好的结合。例如，美国新医改方案中的对商业健康保险的禁止"撇脂"行为等相关规定即对市场逆向选择的规制；美国建立医疗保险交易中心，并要求保险公司通过统一的信息平台向公众披露更多的信息，即对市场竞争中信息不对称问题的纠正；美国向富人征税的同时向贫困人群加大医保补贴力度，体现了政府的收入再分配职能；德国政府允许需方自由选择医疗服务机构，打破其垄断，促进充分竞争；英国的内部市场化改革是对公立医院在垄断地位下低效的治理，以达到改善其运行效率的目的；德国政府想方设法对卫生费用水平的控制即出于对维护经济与社会稳定的考虑。他们改革的目标非常明确，理论依据也很清晰，保证其在改革实施过程中能一以贯之，不偏离改革宗旨和初衷，并取得相应的良好效果。

英、美、德三国政府对卫生筹资干预的经验表明，政府卫生投入建立在一定的经济条件之上。皮凯蒂（2014）提出，"二战"后30年中政府角色的迅速扩张即受到特殊时期经济快速增长的促进和推动；当收入以每年5%的速度增长时，人们自然愿意将更多的收入用于社会开支，尤其当人们需要更好的医疗等社会保障条件时；但从20世纪80年代开始，人均收入年增长率仅为1%时，情况即发生了变化，虽然政府可以通过调整税制或累进税率来实现收入再分配，但政府支出水平难以长期保持上升趋势[①]。

在这些国家的卫生筹资改革中，政府综合采用了多种形式的手段和工具，如通过财政工具对部分群体进行补贴，通过监管等手段对医疗机构进行规制。

政府的规制性监管手段在三个国家中运用非常广泛，如价格管制（例如德国政府对保费的统一规制，美国政府对商业健康保险的差别化定价机制和给付限额的限制）、进入与退出管制（如政府对非公立医院、商业健康保险公司的准入）、数量和质量规制（如美国对商业医保公司的拒保行为进行规制）等，由于其直接以行政命令的方式实行，功效较强，但负面效应也非常明显。医疗卫生领域政府监管手段实施的初衷应是促进市场更公平、有序、高效的发展，但

---

① 托马斯·皮凯蒂.21世纪资本论［M］.北京：中信出版社，2014：496.

可能由于受到利益集团的政府俘获行为影响,政府的管制行为对市场的运行秩序造成破坏和扭曲。施蒂格勒(1972)指出,监管者经常会被监管对象俘获,因此监管很少甚至从未使市场变得更加有效[①]。

不同的手段各有利弊,以税收、政府支出为主的预算类政策工具的推行和实施需要经过立法程序,历时长、政治成本高,而且容易引起既得利益集团的反对,如美国新医改法案对高收入人群增加税收负担则引起其对政府进行诉讼。监管手段的直接成本更低,但可能由于缺乏效率、破坏市场机制造成负面影响和间接成本的上升,且相关部门通过向政府施压可推动有利于自身的监管政策出台,并由此获利。

(二) 卫生筹资改革中市场作用的运用

在英、美、德三国卫生筹资制度的运行中,市场发挥了非常重要的作用。从医疗费用给付标准的制定过程,到医保支付方式的不断变革,再到医疗机构的充分竞争与多元化格局,都体现了市场作用的大量运用。这些国家的共同之处是充分利用市场经济的供求、价格和竞争机制,在卫生筹资政策的制定过程中充分考虑和反映供求状况,避免资源浪费,并通过竞争机制改善效率。

从供求机制来看,三国都通过增加各类医疗机构的供给种类和数量以使供求关系稳定在供方高度竞争的状态,促使其效率的提高和质量的改善。如英国允许数量众多的全科医生在基层执业,促使他们通过提高服务质量吸引患者并与其建立长期合作关系;德国给予公立医院和私立医院同等获得政府补助的权利,使其具有为患者提供服务的均等机会;美国则通过准入星罗棋布的商业医保公司,给予参保者更多选择。

从竞争机制来看,三国都鼓励医疗机构的充分竞争,如英国通过赋予参保者选择全科医生的权利促进全科医生之间的竞争,还通过给予全科医生向上购买服务的资金使用权利,加强医院竞争;德国通过允许参保者自由选择医保机构和医疗服务机构的方式加强各类医疗机构之间的竞争;美国则大力鼓励商业医保公司之间的竞争,此举有利于改善其服务品质。

从价格机制来看,三国都非常灵活地运用价格的信号显示和资源调配功能为其医疗卫生制度服务。例如,德国在制定医院补偿标准的过程中,采取的

---

① 维托·坦茨.政府与市场变革中的政府职能[M].王宇等译.北京:商务印书馆出版,2014:240.

是各利益相关方共同协商议定的方式,在此过程中,各方的利益诉求被充分表达出来,最终议定的价格是各方所能接受的均衡价格。因此,最终商定后的政府对医院的给付价格能体现其医疗服务的真实价值,反映其供求关系和稀缺性,因而也能提升医生的积极性。

(三) 卫生筹资改革中政府和市场综合发挥作用

从经济学理论角度看,政府与市场有各自的功能,政府在弥补市场缺陷方面肩负着十分重要的社会职能,但其自身也存在诸多不足,同样会产生失灵。从 18 世纪以来,二者之间的关系问题,始终是学界关注的热点。1848 年,法国及欧洲出现大范围的社会动荡,暴乱危机之后,关于究竟是政府干预还是自由放任政策更有利于解决贫困问题的理论争辩更加激烈,一种担忧来自于政府干预对国民工作积极性和储蓄倾向的削弱,以及拔高民众对政府的期望。还有观点推崇将政府作用降低至最小,让公民自己设法获得社会保障以抵御老龄、早逝与疾病①。

随着世界各国政府逐渐在社会保障领域以各种形式发挥越来越重要的作用,如何协调政府与市场二者的作用及探寻其范围边界成为经济学家和社会各界探索与争论的话题。通过三国的发展实践来看,卫生筹资模式没有统一的最优标准,不存在一种适合所有国家的完美模式。各国在自己的医疗卫生制度框架下根据自身国情和具体问题努力寻找最佳平衡点,使政府和市场的手段有机结合,充分发挥各自的优势。他们的经验表明,政府在干预的过程中应对其职责边界划分非常谨慎,以避免对市场作用空间的挤压。

从三国近几十年的发展历程来看,其共同之处是向更为混合的"中间道路"靠拢,即原来主张政府主导的英国逐渐引入市场资金与机制,而向来崇尚市场与自由主义的美国开始进行大力的政府干预,德国则一直注重政府与市场手段的巧妙结合与灵活运用。在医疗卫生领域,世界上几乎找不出纯粹的政府模式和市场模式,都存在一定程度的混合,如果单纯依靠一方会出现许多问题。因此,需要将两者的优势结合起来进行互补,某一方面的力量过强会产生对另一方的削减和挤占,从而不利于最优效应的发挥。

---

① 维托·坦茨. 政府与市场变革中的政府职能[M]. 王宇等译. 北京:商务印书馆出版,2014:125.

三、英美德三国卫生筹资制度及其改革的启示

当前,我国正处在医改的十字路口,在卫生筹资中存在着政府派与市场派的激烈争论,三国医疗卫生制度的发展演变可供我国参考。他们的发展与改革历程表明,一国的医改应结合自身国情制定相应的改革方案,而不能照搬其他国家模式。相反,应在充分尊重本国传统制度模式的基础上进行分阶段分步骤的渐进式改革,而不宜采取过于激进的方式,否则可能引起较大的制度冲击和负面效应。我国当前采取的是更靠近德国模式的社会医保筹资模式,有学者提出,我国可尝试税收筹资的英国模式。实际上,英国模式需要一国有非常雄厚的经济实力和强势的征税能力,这显然不符合我国的国情。因此,我国未来卫生筹资改革应在既有的模式框架下进行内部改革优化,而不是推倒重来式的变革。考虑到政策所发挥作用的宏观社会环境,有时必要的妥协是无法避免的。改革的路径也应随着经济社会环境的变化和发展做出相应的调整与应变,同一个国家在不同时期的改革方向和政策手段可能截然不同,因此,相关制度政策也应与时俱进。

此外,一国的社会保障制度改革往往需要一定的经济基础作为支撑,如加大政府卫生支出离不开政府财力的支持,因此,促进经济发展有利于优化卫生筹资结构。这对于我国的启示是,提升医保水平的同时不应放松经济的发展。尤其在目前我国经济形势面临严峻挑战的情况下,更应大力发展经济,为未来更好地完善医疗保障提供物质基础。

政府在制定相应制度政策时首先要明确其经济学理论依据,在科学的理论基础的依托下,政府的"有形之手"才能定位其作用的范围,与市场形成合理的边界划分。在制度形成之前,还应有清晰且坚定的价值观,任何制度都蕴含着某种意义的人文情怀,对制度背后的伦理逻辑进行梳理可使制定者明确制度推行的目的和初衷,使参与者在执行过程中不至于迷失,当制度的推进遭遇困难和挫折时,价值观的认同能团结更多的社会力量共克时艰。例如,我国医保机构作为政府掌管庞大社会医保资金的代理者首先应明确其根本宗旨和终极目标是提高广大民众的健康水平,围绕这个宗旨和目标所衍生出来的政策措施才是有社会意义和效果的,否则将陷入其与医疗机构无限的重复博弈中。当前,我国诸多医保机构已迷失在控费的短期目标上,而忽略了其宗旨与职责。理论与价值观的缺失将引发严重的社会后果,它使政府的行为变得短视化,甚至

被部门利益俘虏,限制了对更有效政策的探索精神,禁锢了改革的步伐。

在政府发挥"有形之手"的重要作用时,应充分运用市场机制与手段进行干预和调节,以使对市场的干扰降到最低。医疗卫生领域虽然存在许多区别于其他经济领域的特殊性,但其中各利益主体在本质上具有经济人性质,政府应充分利用激励机制进行引导,而非轻易动用直接干预的手段。如应通过更优厚的待遇条件吸引医生和患者向基层流动,而不是动用行政命令的手段进行强制实施。

与规制性监管手段相比,我国在卫生筹资方面对财政工具的运用是太少而不是太多。在未来的改革方案中,我国应加强对包括税收、补贴等内容在内的财政工具的作用,如增加对高收入人群的征税额度,实现向弱势群体的转移支付,在社会医保的保费设计上更多地体现累进性,加强政府统筹平衡的职能。在我国当前面临经济"新常态"的形势下,通过普遍增加税收加大政府卫生支出的方式在长期来看具有不确定性,而在不同收入水平的个体和地区之间通过卫生资金的转移支付实现收入再分配可能对整体经济的扰动更小,更具有可行性。

与其他先进国家和地区相比,市场机制在我国医疗机构筹资中的运用还很不足。医疗机构在种类和数量上远远达不到充分竞争的状态,制约了其服务效率的提高。因此,我国应加大对不同性质医疗机构的准入力度,让医疗服务需方有更为多元化的选择,通过供求关系的调节使市场的活力得以释放。当前,我国政府办公立医院在医疗机构中长期占据主体地位,而民营医疗机构的准入限制相对较为严格,导致医疗机构缺乏竞争与活力。类似的,我国的社会医疗保险机构也长期处于垄断地位,参保者没有在不同社会医保机构之间自由选择的余地,使社会医保机构普遍效率低下。从我国公立医院的医疗服务定价来看,目前的定价机制由政府单方面制定,医院基本不参与价格制定的过程,而医疗卫生服务定价普遍偏离真实价值,从而导致药价虚高等现象。

总的来看,英、美、德的经验表明,在卫生筹资制度中同时发挥政府与市场的作用,将二者进行有机结合是各国发展的大势所趋。因此,我国在卫生筹资改革中不应单纯强调某一方的力量,而使其结构有所偏废。既应强调政府对市场失灵的领域承担相应的责任,如对低收入群体进行转移支付或向其提供低价甚至免费的医疗服务;也应充分利用市场在资金和制度方面的优势,积极引入社会资本,加大非公立医疗机构的比重,发展商业健康保险,使卫生资金得到更高效的使用。

结　　论

　　当前,伴随我国经济发展步入"新常态",医疗卫生体制改革也已进入深水区。在这样的背景下,如何更有效地发挥政府与市场的作用变得十分重要。与一般行业相比,医疗卫生存在诸多特性,因而造成了不同程度的"市场失灵",这就需要政府予以干预和调控。如政府通过加大对公共卫生的投入可减少传染病的负外部性;提供免疫接种等医疗服务可避免市场对此类公共品的供给不足;加大信息披露力度可缓解信息不对称;推进社会医保的建立可规避商业医保无法解决的逆选择问题;加强监管可约束医生、患者和医保机构之间存在的多重道德风险问题等。与此同时,由于政府有时存在效率较低及寻租、腐败等问题,导致了政府失灵的发生,因此应充分利用市场灵活性与高效性等优势,为卫生筹资注入活力,弥补政府投入的不足。

　　本书从国家层面和医疗机构层面围绕政府与市场的作用问题展开研究,回顾了我国卫生筹资制度的发展历程与特征,分析了卫生筹资结构的公平性,并对英、美、德三国卫生筹资制度的改革趋势进行了比较与分析。本书还通过构建一次项和二次项模型,对广义政府卫生支出占比与预期寿命之间的关系进行了实证研究,并据此推算出卫生筹资中政府与市场作用的最佳比例水平。本书的研究发现与政策建议如下:

　　第一,本书利用国际数据对卫生筹资中政府与市场的最佳比例范围进行定量研究。本书构建了一次项和二次项模型,通过利用1995—2013年203个国家和经济体的数据对广义政府卫生支出占比与预期寿命二者之间的关系进行了实证研究。结果发现,世界各国总体层面和中低收入国家更接近于线性关系,而中高收入国家的政府卫生支出与健康之间呈倒U型关系,即当经济水平发展到一定阶段后,政府在卫生筹资中的占比对健康的正向影响将随着政府卫生支出比重的提高而逐渐减弱,甚至最终产生负向影响。通过测算,政府卫生支出对健康的正向作用达到峰值的拐点位于广义政府卫生支出占比达到

80%左右水平的位置。我国已迈入中高收入国家行列,此研究结果对我国卫生筹资相关目标的设定有一定的借鉴意义。

本书还对比了世界卫生组织卫生绩效排名前20国家的广义政府卫生支出占比,结果表明,除个别国家(如新加坡、瑞士)由于其医疗卫生筹资体制的特殊性导致政府卫生支出占比较低外,大部分国家的占比介于70%—80%之间,占比平均值为73%,占比中位数为75%,最高值超过87%。

根据以上实证分析结果,结合目前我国约为54%的广义政府卫生支出占比,本书建议,我国政府与市场在卫生筹资总量中的最佳比例可考虑广义政府卫生支出占比为75%—80%,私人卫生支出占比为20%—25%的水平。

此外,由于医疗费用比卫生总费用更贴近消费者的直观感受,因此,在对卫生总费用的最佳比例进行估计的基础上,我们对政府和个人支出在医疗费用中的占比提出了相应的政策目标。如上所述,我国广义政府卫生支出在卫生总费用中的占比的理想水平约为75%—80%,与这一水平相对应的政府医疗支出在医疗费用中的比重约为72%—78%,个人医疗支出占比约为22%—28%。即当我国的广义政府卫生支出上升到较高水平时,我国城乡居民的医疗费用负担也相应降低,由目前的负担比例占一半左右下降到30%以内。

第二,本书通过对我国卫生筹资结构的城乡、地区和医保制度之间的差距及公平性进行分析,认为产生这些不公平和差距的原因主要包括医保制度的碎片化、财政分权和转移支付方式的不合理等方面。因此,本书建议,从促进社会公平的角度出发,应改革财政分权制度,加大中央政府在卫生支出中的比重以及上级政府对下级政府的卫生共建力度;在提高医保统筹层次的基础上,扩大农民工在流入地的医保参保率,实施更为灵活和因地制宜的医保制度整合模式,促进不同医保制度之间的待遇均等化;改善现行的卫生转移支付制度,由专项向一般性支付方式转变,并推进其常态化和制度化。

考虑到我国目前卫生筹资中政府与市场占比的结构存在较大的城乡和地区差异,本书建议,应针对不同地区设定不同的政府卫生筹资政策。对于政府卫生筹资占比已经很高的经济发达地区,应更注重政府卫生筹资效率的提高,并通过更多地引入市场机制提高卫生资金的使用效率;由于农村等偏远地区经济发展落后,政策重点应以加大投入为主。

第三,本书通过对医疗机构层面筹资的相关问题进行研究,发现其中存在着一些不足,主要包括以下几方面:首先,政府对基层卫生机构的投入不到位,导致具有外部性、公共品性质的预防性医疗服务等公共卫生服务没有得到充分供给;其次,三级医疗机构筹资机制的市场化程度不足,使多元化的非基本医疗卫生服务需求没有被完全满足,有效竞争的格局尚未形成,医疗市场的活力未得到充分释放;再次,从医疗机构的微观激励来看,政府对公立医疗机构的医疗服务定价过低以及预防性服务激励不足导致其医疗行为偏离政府既定的社会目标,造成了过度医疗等扭曲性医疗行为的发生,从而不利于卫生筹资利用效率的提高。

基于以上研究发现,本书建议,政府对以承担具有外部性、公共品性质的医疗服务为主要任务的基层医疗机构加大投入力度,可采取"补供方"的模式,对其成本进行直接补偿,可把一、二级医院办成真正的廉价医院,覆盖全体国民,以提高初级保健服务的可及性与公平性,保证城乡居民对基本医疗服务更广泛的利用。可考虑对基层医疗机构实行按人头付费等预付制支付方式,以鼓励其更多地提供预防性医疗服务,将治疗关口前移。此外,可适当提高一、二级医院政府统筹层次,从县市级统筹提升到中央与省级共同统筹,以提高一、二级医院医疗服务的公平性和适应劳动力的跨地区流动性。

为了鼓励以提供私人品性质卫生服务为主的三级医疗机构之间的竞争,提高其服务品质,政府可更多地采取"补需方"的模式。同时,让市场在三级医疗的资源配置中发挥更大作用,放宽三级医疗机构的社会办医资本准入条件,尤其应鼓励更多的非营利机构进入三级医疗市场,以满足患者多元化的医疗需求,并可缓解政府卫生支出的压力。在支付手段方面,对三级医疗机构可重点实施按病种付费等支付方式,以通过精细化管理对其医疗费用进行有效控制。

此外,将医疗机构作为具有自身独立利益目标与行为模式的"经济人"来看待,避免或减少"坏的市场经济"对其行为的干扰和误导,积极扭转我国当前医疗服务定价过低及其导致的药价虚高的畸形格局。通过建立"好的市场经济"使医疗机构受到"正面激励",将市场的价格机制、供求机制和竞争机制更灵活地运用于公立医院的医疗服务定价、医保支付方式甄选等方面,避免其道德风险的发生,使其行为模式与社会目标保持一致,从而达到事半功倍的效果。

第四,本书通过对英、美、德三个国家卫生筹资制度的发展历程进行比较,发现这些国家的共同趋势是政府与市场的作用都向更为混合的"中间道路"靠拢,即在卫生筹资中政府作用较强的英国通过历次改革逐渐引入更多的市场机制,以应对政府筹资效率低下的矛盾;而向来以市场导向著称的美国则在奥巴马新医改中着重强调政府干预的积极作用;德国则一直以来保持着政府与市场作用的均衡与互补。这对于我国卫生筹资制度的发展具有十分重要的借鉴意义,即政府与市场某一方的力量过强或过弱都会产生不利影响,应保持二者的适当混合与均衡。

总体来看,由于市场失灵的存在,政府对卫生筹资的积极干预能起到消除负外部性、弥补公共品提供不足、改善收入再分配、促进社会公平等作用;同时由于政府失灵的存在,市场也是卫生筹资中不可或缺的力量,是对政府作用的有益补充。二者应形成优势互补、共同发展的格局,在卫生筹资中充分发挥各自的功能与作用,使卫生筹资的公平性与效率得到有效的发挥与提高。

附　　录

附表 1　　　　1978—2017 年我国卫生总费用水平及其结构占比

年份	卫生总费用（亿元）	政府卫生支出占比	社会卫生支出占比	个人卫生支出占比	人均卫生总费用（元）	卫生总费用占国内生产总值比重
1978	110	32.2%	47.4%	20.4%	11.5	3.02%
1979	126	32.2%	47.5%	20.3%	12.9	3.11%
1980	143	36.2%	42.6%	21.2%	14.5	3.15%
1981	160	37.3%	39%	23.7%	16	3.27%
1982	178	38.9%	39.5%	21.6%	17.5	3.33%
1983	207	37.4%	31.1%	31.5%	20.1	3.48%
1984	242	37%	30.4%	32.6%	23.2	3.36%
1985	279	38.6%	33%	28.5%	26.4	3.09%
1986	316	38.7%	34.9%	26.4%	29.4	3.06%
1987	380	33.5%	36.2%	30.3%	34.7	3.14%
1988	488	29.8%	38.9%	31.3%	44	3.23%
1989	616	27.3%	38.6%	34.1%	54.6	3.60%
1990	747	25.1%	39.2%	35.7%	65.4	3.96%
1991	893	22.8%	39.7%	37.5%	77.1	4.06%
1992	1 097	20.8%	39.3%	39.8%	93.6	4.03%
1993	1 378	19.7%	38.1%	42.2%	116.3	3.86%
1994	1 761	19.4%	36.6%	43.9%	146.9	3.62%
1995	2 155	18%	35.6%	46.4%	177.9	3.51%
1996	2 709	17%	32.3%	50.6%	221.4	3.77%
1997	3 197	16.4%	30.8%	52.8%	258.6	4.01%
1998	3 679	16%	29.1%	54.8%	294.9	4.32%
1999	4 048	15.8%	28.3%	55.9%	321.8	4.47%
2000	4 587	15.5%	25.6%	59%	361.9	4.57%
2001	5 026	15.9%	24.1%	60%	393.8	4.53%
2002	5 790	15.7%	26.6%	57.7%	450.7	4.76%

续表

年份	卫生总费用(亿元)	政府卫生支出占比	社会卫生支出占比	个人卫生支出占比	人均卫生总费用(元)	卫生总费用占国内生产总值比重
2003	6 584	17%	27.2%	55.9%	509.5	4.79%
2004	7 590	17%	29.3%	53.6%	583.9	4.69%
2005	8 660	17.9%	29.9%	52.2%	662.3	4.62%
2006	9 843	18.1%	32.6%	49.3%	748.8	4.49%
2007	11 574	22.3%	33.6%	44.1%	876	4.28%
2008	14 535	24.7%	34.9%	40.4%	1 094.5	4.55%
2009	17 542	27.5%	35.1%	37.5%	1 314.3	5.03%
2010	19 980	28.7%	36%	35.3%	1 490.1	4.84%
2011	24 346	30.7%	34.6%	34.8%	1 807	4.98%
2012	27 847	30%	35.6%	34.4%	2 056.6	5.20%
2013	31 669	30.14%	35.98%	33.88%	2 327	5.32%
2014	35 312	30%	38.1%	32%	2 581	5.48%
2015	40 975	29.96%	38.05%	31.99%	2 980.8	5.95%
2016	46 345	30.45%	40.29%	29.27%	3 351.8	6.23%
2017	52 598	30.01%	41.21%	28.78%	3 783.8	6.36%

资料来源：国家卫生健康委员会. 2018 中国卫生健康统计年鉴[M]. 北京：中国协和医科大学出版社,2018.

附表 2　　　**2016 年我国各省政府与社会卫生支出水平及占比情况**

省份	人均政府财政卫生支出(元)	人均政府和社会卫生支出(元)	政府和社会卫生支出占卫生总费用比重	卫生总费用占国内生产总值比重	财政卫生支出占地方公共支出比重
辽宁	723	2 154	63.5%	6.7%	6.9%
黑龙江	757	2 038	65.1%	7.7%	6.8%
河北	760	1 725	63.6%	6.3%	9.4%
山东	818	2 363	70.1%	4.9%	9.3%
湖南	821	1 911	67.7%	6.1%	8.8%
河南	833	1 735	66.9%	6.1%	10.7%
山西	841	1 827	68.9%	7.5%	9.0%
安徽	889	1 854	69.9%	6.7%	10.0%
江苏	942	3 136	74.7%	4.3%	7.5%
四川	949	2 295	70.9%	8.1%	9.8%
广西	983	1 888	73.8%	6.8%	10.7%
云南	992	1 963	71.3%	8.9%	9.4%
浙江	998	3 315	72.0%	5.5%	8.0%

续表

省份	人均政府财政卫生支出（元）	人均政府和社会卫生支出（元）	政府和社会卫生支出占卫生总费用比重	卫生总费用占国内生产总值比重	财政卫生支出占地方公共支出比重
福建	1 003	2 417	74.9%	4.3%	9.1%
江西	1 020	1 728	72.8%	5.9%	10.1%
吉林	1 025	2 314	66.1%	6.5%	7.8%
陕西	1 027	2 411	68.2%	7.0%	8.9%
湖北	1 039	2 176	66.5%	5.9%	9.5%
广东	1 053	2 880	75.5%	5.2%	8.6%
甘肃	1 088	2 048	70.9%	10.5%	9.0%
重庆	1 115	2 466	70.6%	6.0%	8.5%
贵州	1 134	1 895	76.6%	7.5%	9.5%
内蒙古	1 206	2 395	66.5%	5.0%	6.7%
新疆	1 247	2 980	74.3%	10.0%	7.2%
宁夏	1 268	2 647	71.0%	8.0%	6.8%
海南	1 271	2 566	77.6%	7.5%	8.5%
天津	1 356	3 671	69.3%	4.6%	7.8%
上海	1 780	6 167	81.2%	6.5%	6.2%
青海	1 886	2 931	72.5%	9.3%	7.3%
北京	2 154	7 893	83.7%	8.0%	7.3%
西藏	2 584	3 569	94.5%	10.9%	5.4%

注：财政卫生支出占财政总支出比重数据、政府和社会卫生支出占卫生总费用比重数据由作者计算得出。

资料来源：国家卫生健康委员会. 2018 中国卫生健康统计年鉴[M]. 北京：中国协和医科大学出版社，2018；国家统计局. 2018 年中国统计年鉴[M]. 北京：中国统计出版社，2018.

附表 3　　2000—2013 年广义政府卫生支出水平及比重的国际比较

收入组 \ 年份	卫生总费用占国内生产总值比重（%）		广义政府卫生支出占卫生总费用比重（%）		人均广义政府卫生支出（美元）(PPP)		广义政府卫生支出占政府总支出比重（%）	
	2012年	2000—2012年增长率	2013年	2000—2013年增长率	2013年	2000—2013年增长率	2012年	2000—2012年增长率
中国	5.4	17%	55.8	46%	367	182%	12.5	15%
世界平均	8.6	12%	60.0	8%	1 042	215%	14.1	9%
高收入国家	11.6	17%	61.1	3%	4 456	63%	16.8	12%
中高收入国家	6	13%	56.0	20%	466	8%	11.6	35%
中低收入国家	4.1	5%	37.4	10%	82	−5%	6.2	2%

资料来源：同图 3.4。

附表4　　2000 年世界卫生绩效先进国家广义政府卫生支出比重比较

国家	2000 年世界卫生组织卫生系统绩效排名	2000 年广义政府卫生支出占卫生总费用比重排名	2000 年广义政府卫生支出占卫生总费用比重
法国	1	30	79.40%
意大利	2	49	74.20%
圣马力诺	3	12	85.80%
安道尔	4	78	64.80%
马耳他	5	54	72.50%
新加坡	6	148	45%
西班牙	7	58	71.60%
阿曼	8	23	81.80%
奥地利	9	44	75.60%
日本	10	28	80.80%
挪威	11	19	82.50%
葡萄牙	12	75	66.60%
摩纳哥	13	9	87.10%
希腊	14	87	60%
冰岛	15	27	81.50%
卢森堡	16	13	85.10%
荷兰	17	79	63.10%
英国	18	34	79.10%
爱尔兰	19	50	74.10%
瑞士	20	106	55.40%

資料来源：WHO. World Health Statistics 2005 [EB/OL]. http://www. who. int/gho/publications/world_health_statistics/2005/en/.

附表5　　2006—2014 年我国城乡政府和社会筹资在卫生筹资中占比

	2006 年	2007 年	2008 年	2009 年	2010 年	2011 年	2012 年	2013 年	2014 年
城市政府和社会卫生筹资比例	57.0%	60.2%	63.5%	66.6%	68.6%	69.9%	70.1%	71%	72.1%
农村政府和社会卫生筹资比例	33.8%	41.3%	46.0%	48.8%	51.1%	50.3%	51.7%	51.8%	55.5%
城乡政府和社会卫生筹资差距	23.2%	18.9%	17.5%	17.8%	17.5%	19.6%	18.5%	19.2%	16.6%

注：作者根据历年城镇和农村居民个人现金卫生支出和城乡人均卫生费用金额计算得出城乡政府和社会卫生筹资占比数据。

資料来源：国家卫生健康委员会. 2018 中国卫生健康统计年鉴[M]. 北京：中国协和医科大学出版社，2018；2018 年中国卫生总费用研究报告[R]. 北京：国家卫生计生委卫生发展研究中心，2018.

附表 6　　2006—2014 年我国城乡居民个人卫生支出占个人收入比重

	2006 年	2007 年	2008 年	2009 年	2010 年	2011 年	2012 年	2013 年	2014 年
城市人均个人现金卫生支出占城市居民人均可支配收入比重	4.5%	4.2%	4.2%	4.1%	3.8%	3.7%	3.6%	3.5%	3.4%
农村人均个人现金卫生支出占农村居民人均纯收入比重	6.8%	5.2%	5.3%	5.8%	5.5%	6.2%	6.5%	6.5%	6%

资料来源：2018 年中国卫生总费用研究报告[R]. 北京：国家卫生计生委卫生发展研究中心，2018；国家统计局. 中国统计年鉴 2018[M]. 北京：中国统计出版社，2018.

附表 7　　　　　　　　健康水平的分省及国际比较

省份	2010 年预期寿命(岁)	2017 年围产儿死亡率(‰)	2017 年孕产妇死亡率(1/10 万)
西藏	68.17	12.94	30.9
云南	69.54	6.07	19.7
青海	69.96	7.53	14.5
贵州	71.1	4.96	23.5
甘肃	72.23	3.71	9.3
新疆	72.35	8.13	23.3
宁夏	73.38	7.32	29.4
江西	74.33	2.81	8.2
内蒙古	74.44	5.41	13.1
河南	74.57	3.68	10.4
陕西	74.68	15.94	95
湖南	74.7	4.37	12.7
四川	74.75	3.53	13.4
湖北	74.87	4.13	9.6
山西	74.92	6.25	13.5
河北	74.97	3.24	8.3
安徽	75.08	3.79	15.3
广西	75.11	6.36	14
重庆	75.7	4.17	15
福建	75.76	4.33	9.5
黑龙江	75.98	5.52	21.3
吉林	76.18	5.93	12.9

续表

省份	2010 年预期寿命(岁)	2017 年围产儿死亡率(‰)	2017 年孕产妇死亡率(1/10 万)
海南	76.3	3.97	23.7
辽宁	76.38	5.97	13.6
山东	76.46	4.3	9
广东	76.49	4.4	6.8
江苏	76.63	3.43	10.4
浙江	77.73	3.74	4.5
天津	78.89	5.83	6
北京	80.18	3.21	8
上海	80.26	2.02	1.1
世界平均水平	72.23(2017 年)	18(2017 年)	216(2015 年)
高收入国家	81(2017 年)	3(2017 年)	13(2015 年)

注：国际数据中对应围产儿死亡率的数据为婴儿死亡率。

资料来源：国家卫计委. 2015 年中国卫生和计划生育统计年鉴[M]. 北京：中国协和医科大学出版社，2015；World Health Statistics 2014.

参考文献

[1] Abel-Smith, Brian, Paying for Health Service [R]. Geneva: WHO, 1963 Public Health Paper No. 17.

[2] Abel-Smith, Brian, World Health Organization. An International Study of Health Expenditure and its Relevance for Health Planning [R]. Geneva: World Health Organization, 1967.

[3] Akerlof, George A.. The Market for "Lemons": Quality Uncertainty and the Market Mechanism [J]. The Quarterly Journal of Economics, 1970, 84(3).

[4] Anand, Sudhir, Ravallion, Martin. Human Development in Poor Countries: On the Role of Private Incomes and Public Services [J]. The Journal of Economic Perspectives, 1993, 7(1).

[5] Arikan, G. Gulsun. Fiscal Decentralization: A Remedy for Corruption? [J]. International Tax and Public Finance, 2004, 11(2).

[6] Arrow, Kenneth J.. Uncertainty and the Welfare Economics of Medical Care [J]. American Economic Review, 1963, (53).

[7] Arze del Granado, J., Gupta, S., Hajdenberg, A.. Is Social Spending Procyclical? [R]. IMF Working Paper No. 10/234. Washington: International Monetary Fund.

[8] Audit Commission. Learning the Lessons from Financial Failure in the NHS [M]. London: Audit Commission: 27.

[9] Baldacci, Emanuele, Callegari, Giovanni, Coady, David et al.. Public Expenditures on Social Programs and Household Consumption in China [R]. IMF Working Paper No. 10/69, 2010, Washington: International Monetary Fund.

[10] Barnett, S., Brooks, R.. China: Does Government Health and Education Spending Boost Consumption? [R]. IMF Working Paper No. 10/16, 2010, Washington: International Monetary Fund.

[11] Baumol, William J.. Markets: An Uprising in the Theory of Industry Structure [J]. The American Economic Review, 1982, 72(1): 1 - 15.

[12] Bennett, S., McPake, B., Mills, A.. The Public/Private Mix Debate in Health Care [A]. in Private Health Providers in Developing Countries: Serving the Public Interest [C]. London: Zed Books, 1997, 1 - 18.

[13] Berger, M. C., Messer, J.. Public Financing of Health Expenditures, Insurance and

Health Outcomes [J]. Applied Economics, 2002, 34.

[14] Berger, M. C., Messer, J.. Public Financing of Health Expenditures, Insurance and Health Outcomes [J]. Applied Economics, 2002, (17).

[15] Berle, Adolph A., Jr., Means, Gardiner C.. The Modern Corporation and Private Property [M]. Chicago: Commerce Clearing House Inc., 1932.

[16] Bhat, Ramesh, Jain, Nishant. Analysis of Public Expenditure on Health Using State Level Data [EB/OL]. https://ideas. repec. org/p/iim/iimawp/wp01831. html.

[17] Bidani, B., Ravallion, M.. Human Development in Poor Countries: On the Role of Private Incomes and Public Service [J]. The Journal of Economics Perspectives, 1993, (1).

[18] Brignall, Stan, Modell, Sven. An Institutional Perspective on Performance Measurement and Management in the "New Public Sector" [J]. Management Accounting Research, 2000, 11(3).

[19] Brown, H. Shelton. Managed Care and Technical Efficiency [J]. Health Economics, 2003, 12(2): 149-158.

[20] Brown, Sarah, Hole, Arne Risa, Kilic, Dilek. Out-of Pocket Health Care Expenditure in Turkey: Analysis of the 2003-2008 Household Budget Surveys [J]. Economic Modelling, 2014, 41: 211-218.

[21] Buauchamp, Tom L., Childress, James F.. Principles of Biomedical Ethics [M]. New York: Oxford University Press, 1983.

[22] Buchanan, James M.. An Economic Theory of Clubs [J]. Economica New Series, 1965, 32(125).

[23] Burgess, James F., Wilson, Paul W.. Hospital Ownership and Technical Inefficiency [J]. Management Science, 1996, 42(1): 110-123.

[24] Burgess, James F., Wilson, Paul W.. Variation in Inefficiency among US Hospitals [J]. Information Systems and Operational Research, 1998, 36(3): 84-102.

[25] Busse, R., Nimptsch, U., Mansky, T.. Measuring, Monitoring and Managing Quality in Germany's Hospital [J]. Health Affairs, 2009, 28(2).

[26] Castrol-Leal, F., Dayton, J., Mehra, K.. Public Social Spending in Africa: Do the Poor Benefit? [J]. World Bank Research Observer, 1999, 14.

[27] Cevik, Savas, Tasar, M. Okan. Public Spending on Health Care and Health Outcomes: Cross-country Comparison [J]. Journal of Business, Economics & Finance, 2013, 2(4).

[28] Chamon, M., Prasad, E.. Why are Saving Rates of Urban Households in China Rising? [J]. American Economic Journal, 2008, 2(1): 93-130.

[29] Chen, Mingsheng, Chen, Wen, Zhao, Yuxin. New Evidence on Financing Equity in China's Health—A Case Study on Gansu Province, China [J]. BMC Health Services Research, 2012, 12(1).

[30] Chernew, Michael E., Newhouse, Joseph P.. Health Care Spending Growth [A]. in Handbook of Health Economics [M], 2011, 2.

[31] Chou, S. Y., Liu, J. T., Hammitt, J. K.. National Health Insurance and

Precautionary Saving: Evidence from Taiwan [J]. Journal of Public Economics, 2003, 87: 1873 - 1894.

[32] Chou, Win Lin. Explaining China's Regional Health Expenditures Using LM-type Unit Root Tests [J]. Journal of Health Economics, 2007, (26).

[33] Clarkson, K.. Some Implications of Property Rights in Hospital Management [J]. Journal of Law and Economics, 1972, 15(2).

[34] Coady, David, Kashiwase, Kenichiro. Public Health Care Spending: Past Trends [A]. in Clements, Benedict, Coady, David, Gupta, Sanjeev eds.. The Economics of Public Health Care Reform in Advanced and Emerging Economics [M]. Washington DC: International Monetary Fund, 2012.

[35] Crémieux, Pierre-Yves, Ouellette, Pierre, Pilon, Caroline. Health Care Spending as Determinants of Health Outcomes [J]. Journal of Health Economics, 1999, 8(7).

[36] Croissant, A.. Changing Welfare Regimes in East and Southeast Asia: Crisis, Change and Challenge [J]. Social Policy and Administration, 2004, 38(5).

[37] Culter, David M., Zeckhauser, Richard J.. Chapter 11 the Anatomy of Health Insurance [A]. in Handbook of Health Economics [M], 2000, 1(Part A): 563 - 643.

[38] Dahlby, B. G.. Measuring the Effect on a Consumer of Stabilizing the Price of a Commodity [J]. The Canadian Journal of Economics, 1981, 14(3).

[39] Daidone, S., D'Amico, F.. Technical Efficiency, Specialization and Ownership Form: Evidences from a Pooling of Italian Hospitals [J]. Journal of Productivity Analysis, 2009, 32(3): 203 - 216.

[40] Denavaswalt, Carmen, Proctor, Bernadette, Smith, Jessica C., U. S. Census Bureau. Income, Poverty and Health Insurance Coverage in the United States: 2009 [EB/OL]. Washington DC: U. S. Government Printing Office, 2010, (22). http://www. census. gov/prod/2010pubs/p60-238. pdf.

[41] Deolalikar, A. B.. Government Health Spending in Indonesia: Impacts on Children in Different Economic Groups [A]. in van de Walle, D., Nead, K. eds.. Public Spending and the Poor: Theory and Evidence [M]. Baltimore, MD: John Hopkins University Press, 1995.

[42] Department of Health of United Kingdom. Reforming NHS Financial Flows. Introducting Payment by Results [EB/OL]. London: Department of Health, 2002. http://webarchive. nationalarchives. gov. uk/+/www. dh. gov. uk/en/Consultations/ Closedconsultations/DH_4016901.

[43] Doorslaer, Eddy van, Wagstaff, Adam, Burg, Hattem van der et al.. The Redistributive Effect of Health Care Finance in Twelve OECD Countries [J]. Journal of Health Economics, 1999, 18(3).

[44] Dranove, David, White, William D.. Agency and the Organization of Health Care Delivery [J]. Inquiry, 1987, 24(4): 405 - 415.

[45] Duggan, M.. Hospital Ownership and Public Medical Spending [J]. The Quarterly Journal of Economics, 2000, 115(4).

[46] Eggleston, Karen, Wang, Jian, Rao, Keqin. From Plan to Market in the Health Sector? China's Experience [J]. Journal of Asian Economics, 2008, 19: 400 – 412.

[47] Ellis, Randall P., McGuire, Tomas G.. Supply-Side and Demand-Side Cost Sharing in Health Care [J]. The Journal of Economic Perspectives, 1993, 7(4): 135 – 151.

[48] Esping-Anderson, G.. The Three Worlds of Welfare Capitalism, Cambridge [M]. UK: Polity Press, 1990.

[49] Ettner, S. L., Hermann, R. C.. The Role of Profit Status Under Imperfect Information: Evidence from the Treatment Patterns of Elderly Medicare Beneficiaries Hospitalized for Psychiatric Diagnoses [J]. Journal of Health Economics, 2001, (20): 23 – 49.

[50] Evans, Robert G.. Financing Health Care: Taxation and the Alternatives [A]. in Mossialos, Elias, Dixon, Anna, Figueras, Josep, Kutzin, Joe eds.. Funding Health Care: Options for Europe [M]. Buckingham, Philadelphia: Open University Press, 2002.

[51] Evans, Robert G.. Supplier-induced Demand: Some Empirical Evidence and Implications [A]. in Perlman, M. ed.. The Economics of Health and Medical Care [M]. Macmillan, 1974.

[52] Fama, E. F., Jensen, M. C.. Separation of Ownership and Control [J]. Journal of Law and Economics, 1983, 26(2).

[53] Fan, Victoria Y., Savedoff, William D.. The Health Financing Transition: A Conceptual Framework and Empirical Evidence [J]. Social Science & Medicine, 2014, 105.

[54] Feldstein, Martin. Balancing the Goals of Health Care Provision and Financing [J]. Health Affairs, 2006, 25(6).

[55] Feldstein, Martin. Rethinking Social Insurance [R]. National Bureau of Economic Research, Working Paper No. 11250, 2005 (3). http://www. nber. org/ papers/w11250.

[56] Feldstein, Martin S.. The Welfare Loss of Excess Health Insurance [J]. Journal of Political Economy, 1973, 81(2): 251 – 258.

[57] Ferlie, E.. The Creation and Evolution of Quasi Market in the Public Sector: Early Evidence from the National Health Service [J]. Policy and Politics, 1994, 22(2).

[58] Filmer, D., Hammer, J. S., Pritchett, L.. Health Policy in Poor Countries: Weak Links in the Chain [R]. World Bank Policy Research Working Paper. Washington DC: World Bank, 1997.

[59] Filmer, D., Pritchett, L.. Child Mortality and Public Spending on Health: How Much Does Money Matter? [R]. World Bank Policy Research Working Paper. Washington DC: World Bank, 1997.

[60] Flynn, R., Williams, G., Pickard, S.. Markets and Networks. Contracting in Community Health Services [M]. Buckingham: Open University Press, 1996.

[61] Fuchs, Victor R.. Economics, Values and Health Care Reform [J]. American Economic Review, 1996, 86(1): 1 – 24.

[62] Fuchs, Victor R.. From Bismarck to Woodcock: the "Irrational" Pursuit of National

Health Insurance [J]. Journal of Law and Economics, 1976, 19(2).

[63] Fuchs, Victor R.. Who Shall Live [M]. New York: Basic Books, 1974.

[64] Gaynor, Martin, Polachek, Solomon W.. Measuring Information in the Market: An Application to Physician Services [J]. Southern Economic Journal, 1994, 60(4): 815 – 831.

[65] Govindaraj, Ramesh, Ravindra, Rannan-Eliya. Democracy, Communism and Health Status: A Cross-national Study [R]. Data for Decision Making Project Working Papers, Harvard University, School of Public Health, 1994.

[66] Greene, Mark R.. The Government as an Insurer [J]. The Journal of Risk and Insurance, 1976, 43(3): 393 – 407.

[67] Grossman, Gene M.. On the Concept of Heatlh Capital and the Demand for Health [J]. Journal of Political Economy, 1972, 80(2).

[68] Grossman, Sanford J., Hart, Oliver D.. An Analysis of the Principal-Agent Problem [J]. Econometrica, 1983, 51(1).

[69] Gupta, Sanjeev, Clements, Benedict, Coady, David. The Challenge of Health Care Reform in Advanced and Emerging Economies [A]. The Economics of Public Health Care Reform in Advanced and Emerging Economics [M]. Washington DC: International Monetary Fund, 2012.

[70] Gupta, Sanjeev, Verhoeven, Marijin, Tiongson, Erwin R.. Public Spending on Health Care and the Poor [J]. Health Economics, 2003, 12.

[71] Gupta, Sanjeev, Verhoeven, Marijin, Tiongson, Erwin R.. The Effectiveness of Government Spending on Education and Health Care in Developing and Transition Economies [J]. European Journal of Political Economy, 2002, 18(4).

[72] Gwatkin, David R., Guillot, Michel. The Burden of Disease among the Global Poor: Current Situation, Future Trends and Implications for Strategy [J]. Chronic Diseases in Canada, 2000, 21(2).

[73] Hall, S. G., Swamy, P. A. V. B., Tavlas, G. S.. Generalized Cointegration: A New Concept with an Application to Health Expenditure and Health Outcomes [J]. Empirical Economics, 2012, 42.

[74] Hansmann, H.. Ownership of the Firm [J]. Journal of Law, Economics & Organization, 1988, 4(2).

[75] Hansmann, Henry B.. The Role of Nonprofit Enterprise [J]. The Yale Law Journal, 1980, 89(5).

[76] Hayek, Friedrich A.. The Use of Knowledge in Society [J]. American Economic Review, 1945, 35(4).

[77] Health Select Committee. NHS Deficits, Report, HC 1204 – II [M], Session 2005 – 2006. London: The Stationery Office.

[78] Hellowell, M., Pollock, A.. Private Finance, Public Deficits: A Report on the Cost of PFI and its Impact on Health Services in Britain [R]. Research Report, Centre for International Health Policy. Edinburgh: University of Edinburgh, 2007.

[79] Hellowell, M., Pollock, A.. The Private Financing of NHS Hospitals: Politics, Policy and Practice [J]. Economic Affairs, 2009, 29(1).

[80] Howard, White, Hanmer, Lucia, Lensink, Robert. Infant and Child Mortality in Developing Countries: Analysing the Data for Robust Determinants [J]. Journal of Development Studies, 2003, 40(1).

[81] Hsiao, William C.. Abnormal Economics in the Health Sector [J]. Health Policy, 1995, (32).

[82] Hsiao, William C.. "Marketization"—The Illusory Magic Pill [J]. Health Economics, 1994, (3): 355.

[83] http://www.who.int/health_financing/documents/shi-guidebook.pdf.

[84] Hubbard, R. Glenn, Cogan, John F., Kessler, Daniel P.. Healthy, Wealthy and Wise [M]. Washington: American Enterprise Press, 2005.

[85] Isaac, Ehrlich, Becker, Gary S.. Market Insurance, Self-Insurance and Self-Protection [J]. Journal of Political Economy, 1972, 80(4): 623 - 648.

[86] Issa, Haitham, Ouattara, Osman. The Effect of Private and Public Health Expenditure on Infant Mortality Rates: Does the Level of Development Matters? [J]. Damascus University Journal, 2012, 28(1).

[87] Jacobs P. A.. Survey of Economic Models of Hospitals [J]. Inquiry, 1974, 11(2).

[88] Jamison, Dean, Wang, Jia, Hill, Kenneth, Londono, Juam Luis. Income, Mortality and Fertility in Latin America: Country Level Performance, 1960 - 90[J]. Revista-de-Analisis-Economico, 1996, 11(2).

[89] Kaiser Family Foundation. Health Care Costs: A Primerer (2009) [EB/OL]. www.kff.org/insurance/7670.cfm.

[90] Keynes, John Maynard. The General Theory of Employment, Interest and Money [M]. New York and London: Harcourt Brace and Co., 1936.

[91] Kim, K., Moody, P. M.. More Resources Better Health? A Cross-national Perspective [J]. Social Science and Medicine, 1992, 34(8).

[92] Kleiman, E.. The Determinants of National Outlay on Health [A]. in Perlman, M.. The Economics of Health and Medical Care [C]. New York: 1974.

[93] Krugman, P.. 2006 Health Care Confidential [EB/OL]. [2006 - 01 - 27]. http://query.nytimes.com/gst/fullpage.html?res=9D0DE6DD113FF934A15752C0A9609C8B63.

[94] Laffont, Jean-Jacques, Martimort, David. The Theory of Incentives: The Principal-Agent Model [M]. Princeton, NJ: Princeton University Press, 2002.

[95] Lei, X., Lin, W.. The New Cooperative Medical Scheme in Rural China: Does More Coverage Mean More Service and Better Health? [J]. Health Economics, 2009, (18).

[96] Lien, H., Chou, S., Liu, J.. Hospital Ownership and Performance: Evidence from Stroke and Cardiac Treatment in Taiwan [J]. Journal of Health Economics, 2008, 27 (5): 1208 - 1223.

[97] Liu, Y., Hsiao, W. C., Eggleston, K.. Equity in Health and Health Care: The Chinese Experience [J]. Social Science and Medicine, 1999, 49(10).

[98] Lucas, Robert E., Jr.. On the Mechanism of Economic Development [J]. Journal of Monetary Economics, 1988,22.

[99] Makinen, M., Waters, H., Rauch, M., Almagambetova, N., Bitran, R., Gilson, L., McIntyre, D., Pannarunothai, S., Prieto, A. L., Ubilla, G., Ram, S.. Inequalities in Health Care Use and Expenditures: Empirical Data from Eight Developing Countries and Countries in Transition [J]. Bulletin of the World Health Organization, 2000, 78(1).

[100] Mayer, Susan E., Sarin, Ankur. Some Mechanisms Linking Economic Inequality and Infant Mortality [J]. Social Science and Medicine, 2005, 60(3).

[101] McGuire, A., Parkin, D., Hughes, D. et al.. Econometric Analyses of National Health Expenditures: Can Positive Economics Help Answer Normative Questions? [J]. Health Economics, 1993, (2).

[102] McKeown, Thomas. The Role of Medicine: Dream, Mirage or Nemesis [M]. Princeton NJ: Princeton University Press, 1980.

[103] Meade, James E.. Efficiency, Equality and the Ownership of Private Property [M]. London: George Allen and Unwin, 1964.

[104] Mirrlees, James A.. Notes on Welfare Economics, Information and Uncertainty [A]. in Balch, M., McFadden, D., Wu, S. eds.. Essays on Economic Behavior under Uncertainty [M]. Amsterdam, North Holland, 1974.

[105] Musgrave, Richard A.. The Role of the State in Fiscal Theory [J]. International Tax and Public Finance, 1996, 3(3): 247 - 258.

[106] Musgrave, Richard A.. The Theory of Public Finance: A Study in Public Economy [M]. New York: McGraw Hill, 1959.

[107] Musgrove, Philip. Public and Private Roles in Health: Theory and Financing Patterns [R]. Washington: The World Bank, 1996: 9 - 14.

[108] Neudeck, Werner, Podczeck, Konarad. Adverse Selection and Regulation in Health Insurance Markets [J]. Journal of Health Economics, 1996, 15: 387 - 408.

[109] Newhouse, Jorsphe P.. Medical Care Expenditure: A Cross-National Survey [J]. Journal of Human Resources, 1977, 12(1).

[110] Newhouse, Jorsphe P.. Toward a Theory of Nonprofit Institutions: An Economic Model of a Hospital [J]. American Economic Review, 1970, 60(1): 64 - 74.

[111] North, Douglass C., Thomas, Robert Paul. The Rise of the Western World: A New Economic History [M]. New York: Cambridge University Press, 1973.

[112] Oates, W.. Fiscal Federalism [M]. New York: Harcourt Brace, 1972.

[113] Ostrom, Elinor, Schroeder, Larry, Wynne, Susan. Institutional Incentives and Sustainable Development: Infrastructure Polices in Perspective [M]. Boulder: Westview Press, 1993.

[114] Ostrom, Elinor, Schroeder, Larry, Wynne, Susan. Institutional Incentives and Sustainable Development: Infrastructure Policies in Perspective [M]. Boulder: Westview Press, 1993.

[115] Ovretveit, J.. Cordinating Community Care [M]. Buckingham: Open University Press, 1993.

[116] Ozcan, Y. A., Luke, R. D., Haksever, G.. Ownership and Organizational Performance: A Comparison of Technical Efficiency across Hospital Types [J]. Medical Care, 1992, 30(9): 781 – 794.

[117] Pauly, Mark V., Redisch, M. S.. The Not-for-profit Hospital as a Physician's Cooperative [J]. American Economic Review, 1973, 63(2).

[118] Pauly, Mark V.. Medical Care at Public Expense: A Study in Applied Welfare Economics [M]. New York: Praeger Publishers, 1971.

[119] Pauly, Mark V.. Medical Staff Characteristics and Hospital Costs [J]. The Journal of Human Resources Supplement: National Bureau of Economic Research Conference on the Economics of Physician and Patient Behavior, 1978, 13: 77 – 111.

[120] Pauly, Mark V.. Overinsurance and Public Provision of Insurance: The Roles of Moral Hazard and Adverse Selection [J]. Quarterly Journal of Economics, 1974, 88(1).

[121] Pauly, Mark V.. The Economics of Moral Hazard [J]. American Economic Review, 1968, (58).

[122] Picone, G., Chou, S., Sloan, F.. Are For-profit Hospital Conversions Harmful to Patients and to Medicare? [J]. RAND Journal of Economics, 2002, 33 (3): 507 – 523.

[123] Pigou, Arthur Cecil. The Economics of Welfare [M]. London: Macmillan and Co., 1920.

[124] Posnett, Hitiris T.. The Determinants and Effects of Health Expenditure in Developed Countries [J]. Journal of Health Economics, 1992, 11(2).

[125] Poterba, James M.. Government Intervention in the Markets for Education and Health Care: How and Why? [A]. in Fuchs, Victor R.. Individual and Social Responsibility: Child Care, Education, Medical Care and Long-Term Care in America [M]. Chicago: University of Chicago Press, 1996.

[126] Preker, Alexander S., Harding, April. The Economics of Public and Private Roles in Health Care: Insights from Institutional Economics and Organizational Theory [EB/OL]. http://siteresources. worldbank. org/DEC/Resources/84797-1251813753820/6415739-1251814028691/preker_harding. pdf.

[127] Pritchett, L., Summers, L. W.. Wealthier is Healthier [J]. Journal of Human Resources, 1995, 31.

[128] Prud Homme, R.. On the Dangers of Decentralization [R]. World Bank Research Observer, 1995, (10).

[129] Rajkumar, Andrew Sunil, Swaroop, Vinaya. Public Spending and Outcomes: Does Governance Matter? [J]. Journal of Development Economics, 2008, (86).

[130] Romer, Paul M.. Increasing Return and Long-Run Growth [J]. Journal of Political Economy, 1986, 94.

[131] Rosenau, P., Linder, S.. Two Decades of Research Comparing for Profit versus Non-profit Performance in the US [J]. Social Science Quarterly, 2003, 84(2): 219 - 241.

[132] Rothschild, Michael, Stiglitz, Joseph. Equilibrium in Competitive Insurance Markets: An Essay on the Economics of Imperfect Information [J]. The Quarterly Journal of Economics, 1976, 90(4).

[133] Samuelson, Paul A.. The Pure Theory of Public Expenditure [J]. The Review of Economics and Statistics, 1954, 36(4).

[134] Savedoff, W.. What Should a Country Spend on Health Care? [J]. Health Affairs, 2007, 26(4): 962 - 970.

[135] Savedoff, William D., Ferranti, David, Smith, Amy L., Fan, Victoria. Political and Economic Aspects of the Transition to Universal Health Coverage [J]. The Lancet, 2012, 380.

[136] Schultz, Theodore W.. Capital Formation by Education [J]. Journal of Political Economy, 1960, 68(6): 571 - 583.

[137] Sen, Amartya Kumar. Development as Freedom [M]. New York and Toronto: Knopf and Random House, 1999.

[138] Sen, Amartya Kumar. Public Action and the Quality of Life in Developing Countries [J]. Oxford Bulletin of Economics & Statistics, 1981, (32).

[139] Sen, Amartya Kumar. Why Health Equity? [J]. Health Economics, 2002, (8): 659 - 666.

[140] Shaoul, Jean. "Sharing" Political Authority with Finance Capital: The Case of Britain's Public Private Partnerships [J]. Policy and Society, 2011, 30.

[141] Shen, Y., Eggleston, K., Lau, J. et al.. National Bureau of Economic Research Working Paper [R]. 2006.

[142] Sloan, F. A., Picone, G. A., Taylor, D. H.. Hospital Ownership and Cost and Quality of Care: Is There a Dime's Worth of Difference? [J]. Journal of Health Economics, 2011, 20(1): 1 - 21.

[143] Sloan, F. A.. Not-for-profit Ownership and Hospital Behavior [M]. in Culyer, A. J., Newhouse, J. P. eds.. Handbook of Health Economics [M]. Amsterdam: Elsevier, 2000.

[144] Staat, M.. Efficiency of Hospitals in Germany: A DEA-bootstrap Approach [J]. Applied Economics, 2006, 38(9): 2255 - 2263.

[145] Stiglitz, Joseph E.. Economics of the Public Sector (2nd Edition) [M]. New York: W. W. Norton & Company, 1988: 293 - 294.

[146] Stolpe, Michael. Containing Public Health Spending through Market-Based Health Reform in Germany [A]. in Clements, Benedict, Coady, David, Gupta, Sanjeev. The Economics of Public Health Care Reform in Advanced and Emerging Economies [M]. Washington DC: International Monetary Fund, 2012.

[147] Sun, X., Jackson, S., Carmichael, G. A., Sleigh, A. C.. Catastrophic Medical Payment and Financial Protection in Rural China: Evidence from the New Cooperative

Medical Scheme in Shandong Province [J]. Health Economics, 2009, (18).

[148] Tanzi, Vito, Schuknecht, L.. Reconsidering the Fiscal Role of Government: The International Perspective [J]. American Economic Review, 1997, (2).

[149] Tanzi, Vito. The Coming Fiscal Crisis? [C]. The Long Term Budget Challenge: Public Finance and Fiscal Sustainability in the G27. Washington DC: 2005.

[150] Tiebout, C.. A Pure Theory of Local Expenditures [J]. Journal of Political Economy, 1956, 64(5).

[151] Toms, Steven, Beck, Matthias, Asenova, Darinka. Accounting, Regulation and Profitability: The Case of PFI Hospital Refinancing [J]. Critical Perspectives on Accounting, 2011, 22(7).

[152] U. S. Census Bureau. Housing and Household Economic Statistics Division [EB/OL]. www. census. gov/hhes/www/hothins/hlthin08/hlthfigs08. html.

[153] Van de Ven, Wynand P. M. M., Ellis, Randall P.. Risk Adjustment in Competitive Health Plan Markets [A]. in Culyer, Anthony J., Newhouse, Joseph P. eds.. Handbook of Health Economics vols. 1A and 1B [M]. Amsterdam, North-Holland: Elsevier Science BV, 2000: 755 - 845.

[154] Wagstaff, A., Lindelow, M., Gao, J., Xu, L., Qian, J.. Extending Health Insurance to the Rural Population: An Impact Evaluation of China's New Cooperative Medical Scheme [J]. Journal of Health Economics, 2009, (28).

[155] Wagstaff, A., Lindelow, Magnus. Can Insurance Increase Financial Risk? The Curious Case of Health Insurance in China [J]. Journal of Health Economics, 2008, 27.

[156] Wagstaff, A., Watanbe, N.. Socioeconomic Inequalities in Child Malnutrition in the Developing World [R]. World Bank Policy Research Working Paper No. 2434. Washington DC: World Bank, 2000.

[157] Wang, Hufeng. Dilemma of Chinese Healthcare Reform: How to Redefine Government Roles? [J]. China Economic Review, 2009, 20(4): 598 - 604.

[158] Wang, L.. Health Outcomes in Poor Countries and Policy Options: Empirical Findings from Demographic and Health Survey [R]. Policy Research Working Paper No. 2831. Washington DC: World Bank, 2002.

[159] Weisbrod, Burton A.. The Nonprofit Economy [M]. Cambridge: Harvard University Press, 1988.

[160] Weisbrod, Burton A.. Toward a Theory of the Voluntary Nonprofit Sector in a Three-Sector Economy [A]. in Phelps, E. ed.. Altruism Morality and Economic Theory [M]. New York: Russel Sage, 1974.

[161] Wellisch, David. Theory of Public Finance in a Federal State [M]. New York: Cambridge University Press, 2000.

[162] Werblow, A., Robra, B. P.. Einsparpotenziale im Medizinfernen Bereich Deutscher Krankenhauser-eine Regionale Effizienzfront-Anayse [A]. in Klauber, J., Robra, B. P., Schellschmidt, H. eds.. Krankenhausreport 2006-Schwerpunkt: Krankenhausmarkt im

Umbruch. Stuttgart: Schattauer, 2006.

[163] Wilson, Charles. A Model of Insurance Markets with Incomplete Information [J]. Journal of Economic Theory, 1977, 16(2).

[164] Wilson, J. D.. A Theory of Interregional Tax Competition [J]. Journal of Urban Economics, 1986, 19.

[165] Wilson, J. D.. Theories of Tax Competition [J]. National Tax Journal, 1999, 52.

[166] Wofe, Barbara. Health Status and Medical Expenditures: Is There a Link? [J]. Social Science & Medicine, 1986, (22).

[167] World Bank. New Country Classifications [EB/OL]. http://data. worldbank. org/news/new-country-classifications.

[168] World Health Organization. Global Health Observatory Country Views—Germany Statistics Summary (2002-present)[EB/OL]. http://apps. who. int/gho/data/node. country. country-DEU.

[169] World Health Organization. Global Health Observatory Country Views—United Kingdom Statistics Summary (2002-present) [EB/OL]. http://apps. who. int/gho/data/node. country. country-GBR? lang=en.

[170] World Health Organization. Global Health Observatory Data Repository—United States of America Statistics Summary (2002-present) [EB/OL]. http://apps. who. int/gho/data/node. country. country-USA? lang=en.

[171] World Health Organization. The World Health Report 2000—Health Systems: Improving Performance [R]. Geneva, Switzerland: World Health Organization, 2000.

[172] World Health Organization. The World Health Report 2008—Primary Health Care Now More than Ever [R]. Geneva, Switzerland: World Health Organization, 2008.

[173] World Health Organization. The World Health Report 1999—Making a Difference [R]. Geneva, Switzerland: World Health Organization, 1999.

[174] World Health Organization. World Health Statistics 2012[EB/OL]. http://www. who. int/gho/publications/world_health_statistics/2012/en/.

[175] World Health Organization. World Health Statistic 2013[EB/OL]. http://www. who. int/gho/publications/world_health_statistics/2013/en/.

[176] World Health Organization. World Health Statistics 2015[EB/OL]. http://www. who. int/gho/publications/world_health_statistics/2015/en/.

[177] Wuthnow, Robert. Between States and Markets: The Voluntary Sector in Comparative Perspective [M]. Princeton, N J: Princeton University Press, 1991.

[178] Yip, Winnie, Eggleston, Karen. Addressing Government and Market Failures with Payment Incentives: Hospital Reimbursement Reform in Hainan, China [J]. Social Science & Medicine, 2004, 58: 267 - 277.

[179] Yip, Winnie, Hanson, Kara. Purchasing Health Care in China: Experiences, Opportunities and Challenges [J]. Advances in Health Economics & Health Services

Research, 2009, (21).

[180] Yip, Winnie, Hsiao, William C.. Non-Evidence-Based Policy: How Effective is China's New Cooperative Medical Scheme in Reducing Medical Impoverishment? [J]. Social Science and Medicine, 2009, (68).

[181] You, X., Kobayashi, Y.. The New Cooperative Medical Scheme in China [J]. Health Policy, 2009, 91(1).

[182] Zhang, Licheng, Wang, Hong et al.. Social Capital and Farmer's Willingness to join a Newly Established Community-based Health Insurance in Rural China [J]. Health Policy, 2006, (76): 233 – 242.

[183] 保罗·克鲁格曼,罗温·威尔斯. 美国医疗保障体制的危机及其对策[J]. 比较,2006, (24).

[184] 贝弗里奇. 贝弗里奇报告——社会保险和相关服务[M]. 社会保险研究所译. 北京: 中国劳动社会保障出版社,2008.

[185] 财政部社会保障司. "三医"联动,向综合改革要红利——福建省三明市公立医院改革调研报告[J]. 中国财政,2014, (6): 46—49.

[186] 蔡江南,胡苏云,黄丞等. 社会市场合作模式:中国医疗卫生体制改革的新思路[J]. 世界经济文汇,2007,(1).

[187] 蔡江南. 社会办医如何推进[J]. 中国社会保障,2015,(5).

[188] 蔡江南. 医改的方向是医疗资源社会化[J]. 中国民商,2013,(9).

[189] 陈春辉. 我国中央财政卫生转移支付方式探讨[J]. 中国卫生经济,2010,(1).

[190] 陈共,王俊. 论财政与公共卫生[M]. 北京:中国人民大学出版社,2007.

[191] 陈秋霖. 医疗卫生公共筹资对健康产出的影响:跨国面板数据证据[J]. 劳动经济研究,2014,2.

[192] 陈泽群,彭宅文. 全球化与中国劳动保障[A]. 莫道明,祁冬涛,刘骥. 社会发展与社会政策:国际经验与中国改革[M]. 北京:东方出版社,2014.

[193] 程令国,张晔. "新农合":经济绩效还是健康绩效?[J]. 经济研究,2012,(1).

[194] 崔欣,荆丽梅,孙晓明等. "按人头支付"改革对参合农民住院医疗费用的影响研究[J]. 中国卫生经济,2014,33(2).

[195] 代英姿. 公共卫生支出:规模与配置[J]. 财政研究,2004,(6).

[196] 戴维·L. 韦默,艾丹·R. 维宁. 政策分析——理论与实践[M]. 戴星翼,董骁,张宏艳译. 上海:上海译文出版社,2003.

[197] 丁纯. 世界主要医疗保障制度模式绩效比较[M]. 上海:复旦大学出版社,2009.

[198] 丁雪松. 宿迁市乡镇卫生体制改革的实践与思考[J]. 卫生经济研究,2011,(3).

[199] 杜传礼,谢栋良,何宏宣. 全民所有制医院体制改革的设想[J]. 经济体制改革,1985,(6).

[200] 杜乐勋,赵郁馨,刘国祥. 中华人民共和国成立60年政府卫生投入和卫生总费用核算的回顾与展望[J]. 中国卫生政策研究,2009,(10).

[201] 杜乐勋. "不给钱给政策"之误[J]. 中国医疗前沿,2006,(1).

[202] 杜乐勋. 公共财政职能转变对卫生发展的机遇和挑战[J]. 卫生经济研究,2001,(5).

[203] 杜乐勋. 探讨我国医改的成功和失误[J]. 中国医院院长,2005,(15).

[204] 方福前. 公共选择理论——政治的经济学[M]. 北京：中国人民大学出版社，2000：197.

[205] 方鹏骞，董四平，肖婧婧. 中国政府卫生投入的制度变迁与路径选择[J]. 武汉大学学报(哲学社会科学版)，2009，6(2).

[206] 方卓卓，王小丽. 中外政府卫生筹资的比较及思考[J]. 医学与哲学，2012，33(7).

[207] 封进，余央央. 医疗领域所有制和市场竞争效果的研究评述[J]. 中国卫生政策研究，2009，(9).

[208] 封进，余央央. 医疗卫生体制改革：市场化、激励机制与政府的作用[J]. 世界经济文汇，2008，(1).

[209] 付明卫. 英国医疗体系的市场化改革[J]. 中国经济信息，2015，(18).

[210] 傅勇，张晏. 中国式分权与财政支出结构偏向：为增长而竞争的代价[J]. 管理世界，2007，(3).

[211] 葛延风，王晓明. 中国医疗服务体系改革反思[J]. 中国卫生产业，2005，(9).

[212] 葛延风. 对我国医疗卫生体制改革的几点看法[J]. 中国卫生经济，2004，(8)：5—6.

[213] 葛延风. 医改前路在三岔口上做选择[J]. 中国社会导刊，2005，(9).

[214] 顾昕，高梦滔，姚洋. 诊断与处方——直面中国医疗体制改革[M]. 北京：社会科学文献出版社，2006.

[215] 顾昕，朱恒鹏，余辉. "神木模式"的三大核心：走向全民医疗保险、医保购买医药服务、医疗服务市场化——神木模式系列研究报告之二[J]. 中国市场，2011，(29).

[216] 顾昕. 公共财政转型与政府卫生筹资责任的回归[J]. 中国社会科学，2010，(2).

[217] 顾昕. 民生中国——新医改的公益性路径[M]. 昆明：云南教育出版社，2013.

[218] 顾昕. 医疗卫生资源的合理配置——矫正政府与市场双失灵[J]. 国家行政学院学报，2006，(3).

[219] 顾昕. 政府巨额投入，基层依然堪忧[J]. 中国医院院长，2012，(4).

[220] 顾昕. 政府转型与中国医疗服务体系的改革取向[J]. 中国卫生资源，2009，(2).

[221] 顾昕. 中国商业健康保险的现状与发展战略[J]. 保险研究，2009，(11).

[222] 顾昕. 走向全民医保——中国新医改的战略与战术[M]. 北京：中国劳动社会保障出版社，2008：167—168.

[223] 顾昕. 走向有管理的市场化：中国医疗体制改革的战略性选择[J]. 经济社会体制比较，2005，(6).

[224] 国家财政部. 历年中国财政年鉴[M]. 北京：中国财政杂志社.

[225] 国家统计局，人力资源，社会保障部. 历年中国劳动统计年鉴[M]. 北京：中国统计出版社.

[226] 国家统计局. 第六次人口普查[M]. 北京：中国统计出版社，2011.

[227] 国家统计局. 历年中国统计年鉴[M]. 北京：中国统计出版社.

[228] 国家卫计委. 历年中国卫生和计划生育统计年鉴[M]. 北京：中国协和医科大学出版社.

[229] 国家卫计委卫生发展研究中心. 历年中国卫生总费用研究报告[R]. 北京：国家卫生计生委卫生发展研究中心.

[230] 国务院发展研究中心课题组. 中国医疗卫生改革的挑战[J]. 财经界，2005，(10).

[231] 郝海,张双德,张庆云.我国公立医疗机构激励与约束机制研究[J].卫生软科学,2005,19(3).

[232] 胡善联.变革中的中国卫生筹资[J].卫生经济研究,2011,(2).

[233] 胡苏云.沪医保总额预付五大隐忧[J].中国医院院长,2012,(17).

[234] 黄玲萍,王锦福,于广军等.医保总额预付制对上海市三级医院医疗收入结构的影响分析[J].中国医院,2013,17(9).

[235] 贾智莲,卢洪友.财政分权与教育及民生类公共品供给的有效性——基于中国省级面板数据的实证分析[J].数量经济技术经济研究,2010,(6).

[236] 解垩.医疗保险与城乡反贫困:1989—2006[J].财经研究,2008,34(12).

[237] 解垩.与收入相关的健康及医疗服务利用不平等研究[J].经济研究,2009,(2).

[238] 解垩.中国卫生筹资的再分配效应[J].人口与发展,2010,16(4).

[239] 金春林,李芬,王力男等.从公平的视角看上海市卫生筹资[J].卫生经济研究,2012,(5).

[240] 金春林,李芬,王力男等.居民卫生筹资与医疗费用负担实证分析:以上海为例[J].中国卫生政策研究,2013,6(5).

[241] 荆丽梅,孙晓明,崔欣等.新型农村合作医疗"按人头支付"改革的实证研究[J].中国卫生经济,2014,33(2).

[242] 雷海潮,刘新亮.政府卫生支出的中外比较研究[J].中国卫生政策研究,2008,1(1).

[243] 黎燕珍.中国医改:20年再回首[J].中国改革,2005,(10).

[244] 李飞,梁鸿,郭有德.政府卫生支出对围产儿死亡率的效果研究[J].中国卫生资源,2013,16(4).

[245] 李玲.公立医院改革的"三明模式"[J].时事报告,2013,(9).

[246] 李玲.基层医改探索出中国医改道路[N].中国社会科学报,2012-10-15,(6).

[247] 李玲.健康强国——李玲话医改[M].北京:北京大学出版社,2010.

[248] 李玲.美国医改对我国医改的启示[J].中国卫生政策研究,2010,(5).

[249] 李玲.让公立医院回归社会公益的轨道[J].资治文摘(管理版),2009,(1):64.

[250] 李玲.医改方向:政府主导下市场补充[J].中国医疗前沿,2006,(1).

[251] 李玲.制度设计要更注重宏观效率[J].中国机构改革与管理,2015,(9).

[252] 李齐云,刘小勇.财政分权、转移支付与地区公共卫生服务均等化实证研究[J].山东大学学报(哲学社会科学版),2010,(5).

[253] 李松光,王颖,吕军等.适宜的中国卫生筹资构成探讨[J].中国卫生资源,2011,14(1).

[254] 李亚青.社会医疗保险的真实保障水平研究——兼论"保障水平幻觉"[J].人口与经济,2012,(5).

[255] 李玉娇.转型期公共财政对中国医疗卫生事业的投入问题及优化策略研究——对新医改的政策效果评估以及未来展望[J].财政监督,2013,(8).

[256] 厉传琳,宋国明,于广军等.医保总额预付制下上海市三级医院应对行为理论分析[J].中国医院,2013,17(9).

[257] 梁中堂.我国医疗卫生改革中一些基本问题的探析[J].中国行政管理,2006,(4).

[258] 林毅夫,蔡昉,李周.中国的奇迹:发展战略与经济改革[M].上海:上海人民出版

社,2010.

[259] 林毓铭. 中国社会保障的改革探索[M]. 南昌：江西人民出版社,2004.

[260] 刘国恩. 鼓励社会力量办医将演绎医改新局[J]. 中国医药科学,2011,1(5).

[261] 刘国恩. 经济增长与国家医改——关于"中国梦"的实质[J]. 卫生经济研究,
2014,(1).

[262] 刘建茂,张艳青. 重庆医改"七日维新"[J]. 决策,2015,(5).

[263] 刘军民. 过度市场化与分权化——中国医疗卫生改革的双重误区[J]. 卫生经济研究,
2005,(12).

[264] 刘军民. 新医改以来我国卫生筹资的进展、问题与面临的挑战[J]. 卫生经济研究,
2013,(11).

[265] 刘吕吉,李桥. 政府卫生支出城市偏向与中国城乡收入差距——理论分析与实证检验
[J]. 贵州财经大学学报,2015,(1).

[266] 刘民权,李晓飞,俞建拖. 我国政府卫生支出及其公平性探讨[J]. 南京大学学报(哲
学·人文科学·社会科学版),2007,(3).

[267] 刘远立,饶克勤,胡善联. 农村健康保障制度与卫生服务[J]. 中国卫生经济,
2002a,(5).

[268] 娄继权,荆丽梅,崔欣等. "按人头支付"改革对参合农民门诊医疗费用的影响研究
[J]. 中国卫生经济,2014,33(2).

[269] 马进. 卫生系统问题诊断与改革政策建议[J]. 中国卫生资源,2006,(2).

[270] 马克思,恩格斯. 马克思恩格斯全集(第二十一卷)[M]. 北京：人民出版社,1972.

[271] 马克思. 资本论[M]. 北京：人民出版社,1955：83.

[272] 毛晖,姬艳飞. 中国公共卫生财政投入状况分析[J]. 山东经济,2008,(2).

[273] 孟庆跃. 医疗保险支付方式改革对费用控制的影响分析[J]. 卫生经济研究,
2002,(9).

[274] 孟庆跃. 政府卫生投入分析和政策建议[J]. 中国卫生政策研究,2008,1(1).

[275] 苗水生. 松江区试行公立医疗机构收支两条线管理的探索与思考[J]. 卫生经济研究,
2008,(1).

[276] 潘杰,刘国恩,李晨赵. 我国政府卫生支出地区差异收敛性研究[J]. 财政研究,
2011,(10).

[277] 钱颖一. 避免坏的市场经济,走向好的市场经济[R]. 协商论坛,2005,(1).

[278] 钱颖一. 警惕滑入坏的市场经济论——论市场与法治[J]. 经营管理者,2001,(2).

[279] 钱颖一. 市场经济体制"基础设施"的建立与中央政府的作用[J]. 经济社会体制比较,
1993,(5).

[280] 钱颖一. 政府与法治[N]. 中国经济时报,2003-03-28.

[281] 饶克勤. 转型经济与卫生改革——深化卫生改革的几点思考[J]. 卫生经济研究,
2002,(12).

[282] 阮云洲. 完善卫生转移支付制度分析[J]. 卫生经济研究,2009,(3).

[283] 舍曼·富兰德,艾伦·C. 古德曼. 卫生经济学(第五版)[M]. 北京：中国人民大学出
版社,2010.

[284] 世界银行. 1993年世界发展报告——投资于健康[M]. 北京：中国财政经济出版

社,1993.

[285] 世界银行.中国卫生模式转变中的长远问题与对策[M].北京：中国财政经济出版社,1994.

[286] 世界银行网站数据[EB/OL]. http://data. worldbank. org/indicator/SH. XPD. PUBL. ZS? order=wbapi_data_value_2011＋wbapi_data_value＋wbapi_data_value-last&sort=desc.

[287] 宋晓梧.正确评价医疗改革[R].中国宏观经济与改革走势座谈会内容,2006.

[288] 宋元.香港地区医疗体制对内地的借鉴意义[J].中国卫生资源,2011,(5).

[289] 宋志华.中国政府卫生支出的规模、结构与绩效研究[D].沈阳：东北大学,2009.

[290] 孙璧珍.人均财政卫生支出比较分析[J].北京市工会干部学院学报,2013,28(4).

[291] 孙健夫,要敬辉.公共财政视角下中国医疗卫生支出分析[J].河北大学学报(哲学社会科学版),2005,30(3).

[292] 孙菊.中国卫生财政支出的健康绩效及其地区差异——基于省级面板数据的实证分析[J].武汉大学学报,2011,64(6).

[293] 孙祁祥,郑伟等.商业健康保险与中国医改——理论探讨、国际借鉴与战略构想[M].北京：经济科学出版社,2010.

[294] 锁凌燕.转型期中国医疗保险体系中的政府与市场[M].北京：北京大学出版社,2010.

[295] 托马斯·格林格尔.德国医疗改革的范式转变及其影响[J].苏键译.江海学刊,2011,(6).

[296] 托马斯·皮凯蒂.21世纪资本论[M].北京：中信出版社,2014.

[297] 汪德华,张琼.公共医疗保险与居民医疗负担——全球视野下的中国"全民医保"[J].南京大学学报(哲学·人文科学·社会科学版),2008,(6).

[298] 王保真.多元化支付方式是未来改革方向[J].中国医疗前沿月刊,2007,(5).

[299] 王保真.医疗保障[M].北京：人民卫生出版社,2013.

[300] 王禅,陈瑶,杨肖光等.德国公立医院私有化的影响因素与启示[J].中国卫生经济,2014,33(12).

[301] 王海平.宿迁市委书记张新实："宿迁医改经得起检验"[N].21世纪经济报道,2010-12-21.

[302] 王洪国,陈红敬等.我国慢性病流行趋势及应对策略[J].中国健康教育,2011,(5).

[303] 王俊.中国政府卫生支出规模研究——三个误区及经验证据[J].管理世界,2007,(2).

[304] 王岙,荆丽梅等.医保支付方式影响医疗机构经济运行的机理探讨[J].中国卫生经济,2013,32(5).

[305] 王绍光.巨人的瘸腿：从城镇医疗不平等谈起[J].读书,2005,(11).

[306] 王绍光.学习机制与适应能力——中国农村合作医疗体制变迁的启示[J].中国社会科学,2008,(6).

[307] 王绍光.政策导向、汲取能力与卫生公平[J].中国社会科学,2005,(6).

[308] 王伟健.宿迁医改在折腾吗？[N].人民日报,2011-8-18(13).

[309] 王小林.中国农村卫生事业发展的财政支持政策[J].财政研究,2006,(3).

[310] 王莹,周良荣,杜颖等.湖南省卫生总费用结构及增量升级路径研究[J].中国卫生质量管理,2014,21(2).

[311] 维托·坦茨.政府与市场:变革中的政府职能[M].王宇等译.北京:商务印书馆,2014.

[312] 卫生部政策法规司政策研究二处.世界卫生组织西太区卫生筹资战略中期评估会议召开[EB/OL].[1998-08-16/1998-10-04] http://www.cajcd.cn/pub/wml.txt/980810-2.html.

[313] 魏凤,金华旺.农民视角下新农合保障能力及影响因素评估——基于宝鸡市421户参合农民的调研[J].人口与经济,2012,(4).

[314] 魏众,B.古斯塔夫森.中国居民医疗支出不公平性分析[J].经济研究,2005,(12).

[315] 沃尔夫.市场或政府——权衡两种不完善的选择[M].谢旭译.中国发展出版社,1994.

[316] 吴联灿,申曙光.新型农村合作医疗制度对农民健康影响的实证研究[J].保险研究,2010,(6).

[317] 吴妮娜,周海清等.社区卫生服务中心不同收支两条线管理模式下的服务效率分析——基于北京市远郊区县的实证研究[J].中国社会医学杂志,2012,(4).

[318] 吴宛蕙,杨长兴.全民健保对健康差距之影响——以平均余命为测量[J].台湾卫志,2007,26(3).

[319] 夏冕,罗五金.我国医疗体制改革的路径分析[J].卫生经济研究,2009,(9).

[320] 香港食物及卫生局网站[EB/OL].http://www.fhb.gov.hk/statistics/chs/statistics/health_expenditure.htm.

[321] 香港特别行政区政府统计处.主题性住户统计调查第58号报告书[EB/OL].2015(10):119.http://www.statistics.gov.hk/pub/B11302582015XXXXB0100.pdf.

[322] 香港特别行政区政府卫生署网站.[EB/OL].http://www.dh.gov.hk/chs/useful/useful_dykt/useful_dykt.html.

[323] 肖海翔,刘乐帆.政府卫生支出规模的影响因素研究[J].中国社会科学院研究生院学报,2013,(2).

[324] 谢春艳,胡善联,孙国桢等.我国医疗保险费用支付方式改革的探索与经验[J].中国卫生经济,2010,29(5).

[325] 徐进,刘晓云,孟庆跃.美国退伍军人医疗服务系统改革综述与经验分析[J].中国卫生政策研究,2012,(5).

[326] 徐巍巍.对医院实行按绩效付费的国际经验[J].中国药物经济学,2006,(2).

[327] 徐伟,曹晶晶.我国个人现金卫生支出比例影响因素的实证分析[J].江苏社会科学,2013,(1).

[328] 雅诺什·科尔奈,翁笙和.转轨中的福利、选择和一致性:东欧国家卫生部门改革[M].罗淑锦译.北京:中信出版社,2003.

[329] 央视网.英国公立医院丑闻调查报告出台[EB/OL].http://news.cntv.cn/2013/07/17/VIDE1374060841728116.shtml.

[330] 杨玲,时秒.中国政府卫生支出健康绩效实证研究——基于2010年省际数据分析[J].中国地质大学学报(社会科学版),2013,13(3).

[331] 杨玉婷,乔丽名,王筱慧等.上海市三级综合医院总额预付制相关指标分析[J].解放军医院管理杂志,2013,20(11).

[332] 姚岚,陈子敏,罗五金等.我国卫生投入与支出现状及其使用效果分析[J].中华医院管理杂志,2005,21(2).

[333] 姚洋.转轨中国:审视社会公正和平等[M].北京:中国人民大学出版社,2004.

[334] 于广军,赵蓉,郑培永等.上海市实施医保总额预付制对三级医院的影响研究[J].中国医院,2013,17(9).

[335] 余晖.一个独立智库笔下的新医改[M].北京:中国财富出版社,2014.

[336] 俞卫,郑春荣.国际社会保障动态[M].上海:上海人民出版社,2013:255—256.

[337] 俞卫.医疗卫生服务均等化与地区经济发展[J].中国卫生政策研究,2009,2(6).

[338] 袁志刚,邵挺.国有企业的历史地位、功能及其进一步改革[J].学术月刊,2010,(1).

[339] 约瑟夫·斯蒂格利茨.中国已经越过河流[J].财经,2006,(6).

[340] 曾祥炎.国外医疗保障政府失灵问题研究综述[J].发展研究,2009,(1).

[341] 翟铁民,柴培培,魏强等.我国慢性非传染性疾病卫生费用与筹资分析[J].中国卫生经济,33(2).

[342] 张明敏,李古州,冷明祥.从政府卫生投入适宜性谈医药费用控制[J].卫生经济研究,2013,(2).

[343] 张鹏.医疗卫生产品供给及其制度安排研究[D].天津:南开大学经济学院,2009.

[344] 张倩,应晓华,王群.对中泰两国政府卫生投入差异的思考[J].中国卫生资源,2011,14(2).

[345] 张仲芳.国内外政府卫生支出测算方法、口径及结果的比较研究[J].统计研究,2008,25(4).

[346] 张仲芳.卫生筹资结构的国际比较与计量分析[J].统计与决策,2011,(2).

[347] 郑永年.国家与市场之间:中国社会政策改革的政治逻辑[A].莫道明,祁冬涛,刘骥.社会发展与社会政策:国际经验与中国改革[M].北京:东方出版社,2014.

[348] 重庆医改调价"短命"专家称因医保改革未配套光明网[EB/OL].[2015-04-07].http://health.gmw.cn/2015-04/07/content_15299881_2.htm.

[349] 重庆医疗调价实施7天后喊停 患者称价格部分飙升[EB/OL].http://finance.people.com.cn/n/2015/0402/c1004-26787063.html

[350] 周超,任苒.城乡卫生费用与医疗保障筹资差异分析[J].中国卫生经济,2011,30(1).

[351] 周海沙,阮云洲.财政分权与公共卫生政府间责任分担的现实选择[J].卫生经济研究,2009,(3).

[352] 周其仁.公医改革、抓小放大[J].中国医院院长,2011,(17).

[353] 周其仁.宿迁医改的普遍意义[J].决策探索,2007,(10)

[354] 朱恒鹏,顾昕,余晖."有管理的竞争"是神木模式为新医改走出的一条新路[N].中国劳动保障报,2011-01-18(3).

[355] 朱恒鹏,昝馨,向辉.财政补偿体制演变与公立医院去行政化改革[J].经济学动态,2014,(12).

[356] 朱恒鹏.放开民营医院管制,激活公立医院改革[N].中山日报,2012-04-23.

[357] 朱恒鹏.宿迁:可复制的民营化医改路[J].中国医院院长,2011,(12).

［358］朱恒鹏.医疗财政投入为何只能面向公立机构［N］.中国医药报,2010-11-1.

［359］朱恒鹏.政府不再直补公立医院,如何?［N］.健康报,2015-03-30.

［360］朱明君.德国法定医疗保险的筹资［J］.中国医疗保险,2012,(3).

［361］左学金,胡苏云,谢白羚.建立和加强医疗服务机构的内部成本制约机制——关于深化中国城市医疗保险体制改革的思考［J］.上海社会科学院学术季刊,1999,(2).

［362］左学金,胡苏云.城镇医疗保险制度改革:政府与市场的作用［J］.中国社会科学,2001,(5).

［363］左学金,金彩红.我国卫生筹资目标的可行性与筹资能力［J］.改革,2007,(8).

后　记

　　本书是以我的博士论文为基础修改完成的，在博士论文的写作和书稿的修改过程中，历经无数困难与挑战，幸得众多老师、同学、朋友和亲人们的鼓励、帮助与支持，最终得以完成。在本书即将付梓之际，心怀无限感激之情！

　　首先感谢我的导师左学金研究员。左老师儒雅睿智，治学严谨，平易近人，在工作、科研和生活中都给我无微不至的关怀和帮助，师恩如山，终生难忘！在我多年求学和工作中，左老师悉心指导，诲人不倦。老师广博的知识和视野将我领入更高层次的学术境界，左老师在学术上实事求是和精益求精的态度始终激励我在科研工作中追求真理、不敢懈怠。当我在写作过程中遇到困难，甚至感到绝望的时候，左老师总是给我莫大的鼓舞与坚定的支持，使我重拾信心与勇气。没有导师自始至终的关怀和帮助，我不可能完成这本书稿。

　　感谢我的硕士导师权衡研究员和陈维研究员。两位老师给予我诸多关心、指导和帮助，带领我进入经济学研究大门，并始终在学术上鼓励我不断进步；感谢经济所沈开艳、李正图、钟祥财、杨宇立、韩清、姜国麟等老师提出的宝贵修改意见；感谢袁恩桢、张兆安、韩汉君、唐忆文、朱平芳、王红霞、雷新军等老师的关心和帮助；感谢张启新、金彩红、肖严华、王耀忠等老师的专业意见与建议；感谢邸俊鹏博士在论文定量部分的指导与帮助；感谢朱婷、李凌、徐琳、谢华育、陈国政、刘玉博、邓立丽等老师在博士论文撰写过程中的热情支持；感谢所办公室谈倩、周晓庄、沈秋生、韩冰、黄凤莲等老师在行政事务方面的支持与协助。还有许多前辈和老师给予我无私的关怀和帮助，使本书得以完成并出版，限于篇幅无法一一列出他们的名字，在此，谨对求学和成长过程中所有帮助过我的老师、同学和朋友们表示由衷的谢意！

　　此外，还要感谢上海市卫生和健康发展研究中心事业发展部主任李芬博士为我提供宝贵的专业资料，并与我分享最新行业动态；感谢研究生邓郴宜在书稿数据更新方面所做的工作；感谢我的博士同窗吴治忠、王永刚、覃利春、杨溢等同学在博士论文完稿期间的鼓励与帮助。

特别感谢经济所对本书的出版给予慷慨资助，为我解决后顾之忧。感谢上海社会科学院出版社应韶荃和陈慧慧编辑，他们的专业与敬业保证了本书的及时出版。

最后，感谢我的家人。多年来，父母对我的学业予以坚定的支持和无私的付出，他们的爱是我不断前进的动力。父母和公婆承担了照顾小孩的繁重任务，为我顺利完成博士论文及书稿工作默默付出。我的爱人在论文写作期间给予我极大的鼓励和支持，陪伴我走过最艰难的时光。两个女儿梓葳和梓嵘活泼可爱，当写作遇到困难和瓶颈时，她们天真无邪的笑脸给我莫大的鼓舞，催我奋进。感谢他们给予我的爱和付出！

由于水平有限，书中还存在诸多欠缺与不足。我将在未来的研究工作中不断努力，争取做出更多更好的科研成果。

周婷

2019 年 7 月

图书在版编目(CIP)数据

中国卫生筹资中政府与市场的作用研究 / 周婷著.
—上海：上海社会科学院出版社，2018
ISBN 978 - 7 - 5520 - 2525 - 5

Ⅰ.①中…　Ⅱ.①周…　Ⅲ.①集资医疗—研究—中国
Ⅳ.①R199.2

中国版本图书馆 CIP 数据核字(2018)第 275609 号

中国卫生筹资中政府与市场的作用研究

著　　者：周　婷
责任编辑：陈慧慧
封面设计：右序设计
出版发行：上海社会科学院出版社
　　　　　上海顺昌路 622 号　邮编 200025
　　　　　电话总机 021 - 63315947　销售热线 021 - 53063735
　　　　　http://www.sassp.org.cn　E-mail：sassp@sassp.cn
照　　排：南京前锦排版服务有限公司
印　　刷：上海信老印刷厂
开　　本：710×1010 毫米　1/16 开
印　　张：15
字　　数：249 千字
版　　次：2019 年 10 月第 1 版　2019 年 10 月第 1 次印刷

ISBN 978 - 7 - 5520 - 2525 - 5/R·045　　定价：78.00 元